朱莹全国名老中医药专家传承工作室项目

脾胃传薪

全国名老中医药专家朱莹教授 40 年临床经验集萃

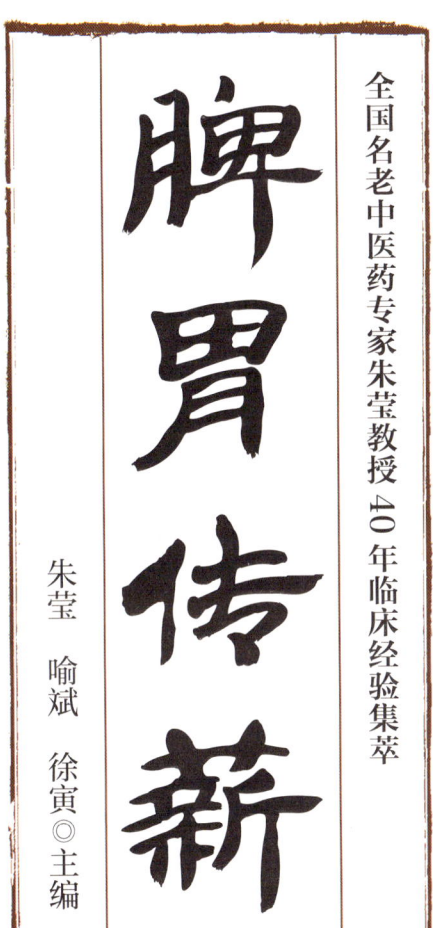

朱莹 喻斌 徐寅◎主编

CS K 湖南科学技术出版社·长沙

国家一级出版社 全国百佳图书出版单位

《脾胃传薪》编委会

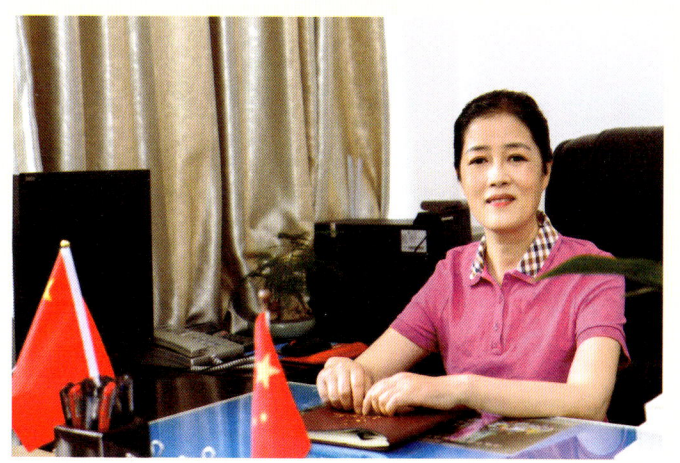

朱莹教授简介

　　朱莹，女，1962年10月出生，湖南衡阳人。1984年毕业于湖南中医学院（今湖南中医药大学），湖南中医药大学二级教授、主任中医师、博士研究生导师，第六批全国老中医药专家学术经验继承工作指导老师，系享受国务院政府特殊津贴专家，湖南省名中医，第二批全国优秀中医临床人才培训学员。曾先后担任湖南中医药大学第二附属医院大内科主任、第二附属医院副院长、第一附属医院副院长，袁长津名老中医继承工作室负责人，任中华中医药学会脾胃病分会副主任委员、中国民族医药学会脾胃病分会副会长、湖南省中医药和中西医结合学会脾胃病专业委员会名誉主任委员。获得"湖南省科学技术进步奖三等奖"等科技奖项4项。荣获卫生部"全国卫生系统先进个人""湖南省中医药和中西医结合学会工作先进个人""湖南省抗击新冠肺炎疫情先进个人""湖南省科学技术协会最美科技工作者""全国五一巾帼标兵""芙蓉百岗明星""中国好医生"等多项荣誉称号。

　　朱莹教授在明悉《黄帝内经》《伤寒杂病论》《脾胃论》等经典著作的基础上，从医、执教近40载，临床经验丰富，中医理论功底扎实，擅长应用中医药治疗内、外、妇、儿各科疾病，尤擅脾胃疾病，并在通读各家学说之后，结合自身的治学和临证经验形成独特的学术体系。临证圆机活法，尊古而不泥古，遣方用药知常达变，不囿于常俗。

朱莹教授中医学术思想与临证经验独具特色，灵活运用脏腑辨证、六经辨证、气血津液辨证，尤其重视脾胃，认为脾胃在内科疾病的发生、发展、转归过程中发挥着重要作用，倡"调脾胃以安五脏"之说。脾胃共居中州，执中央以灌四傍，为气血生化之源，乃后天之本也。除精通于脾胃疾病防治之外，从脾胃调理其他脏腑疾病及疑难杂病也是朱莹教授常用之法。在中医药传承与创新基础上，遣药融汇经典，根据"脾旺不受邪"理论，首次提出溃疡性结肠炎中医病机为脾肾阳虚夹瘀，首创融"温肾暖脾、化瘀止泻"为一体的溃结宁膏穴位敷贴外治的治疗方案，临床疗效显著。该治疗方案多次在全国脾胃病学术会议上报告，自 2009 年开始在全省多家医院推广应用并作为临床路径使用，促进了脾胃病学科的发展，并产生了良好的社会效益和经济效益。

朱莹教授的脾胃病学术思想传承源远流长，上溯至《黄帝内经》《黄帝八十一难经》中"有胃气则生，无胃气则死""胃气壮则五脏六腑皆壮"，以及《伤寒杂病论》中"保胃气、存津液""四季脾旺不受邪"思想；中取金元四大家之一"补土派"代表李东垣的《脾胃论》《内外伤辨惑论》中的学术思想和临证经验；近取叶天士"脾胃分治学说""络病学说"，并参考全国名中医袁长津等现代诸贤的脾胃病学见解。临床看似简单平淡的方药，却能从根本上解决病患难题，临床疗效显著，值得效法。

朱莹教授主持国家级和省级科研课题 20 余项，获湖南省科技及教学成果奖5 项，先后主编及参编《袁长津病证辨证实录》《湖湘当代名医医案精华：袁长津医案精华》《情志病学》《呼吸病名家医案·妙方解析》等中医专著 5 部，以第一作者 / 通讯作者发表学术论文 100 余篇，以主要负责人承担多项中药新药临床观察项目，指导全国老中医药专家学术继承人 2 人，培养硕士 90 余人、博士 10 余人。

作为全国老中医药专家学术经验继承工作指导老师，朱莹教授将毕生的精力全部投入到中医临床及科学探索当中，把自己宝贵的学术思想及经验毫无保留地传授给学生及热爱中医之人，为弘扬发展中医瑰宝贡献了自己的力量。

编写说明

中医药学凝聚着深邃的哲学智慧和中华民族几千年的健康养生理念及其实践经验，是中国古代科学的瑰宝，也是打开中华文明宝库的钥匙。中医临证经验是中医学宝库不可或缺的部分，中医学发展离不开经验的积累，因此，深入挖掘、整理名中医经验是传承发展中医学术的重要手段之一。年轻中医学习名医经验的方式不外乎两种：一是系统学习古代医籍，梳理古代医家辨证论治的脉络，可以让我们知道过去；二是针对现代疾病，跟名医、读名案，学习体会现代医家的独特经验，可以让我们知道当下，可谓捷径。

本书是有关名中医朱莹教授学术思想与临证经验的集成之作。本书的编写宗旨为突出实用性，力争动态化再现朱莹教授疾病诊治过程中的辨证思维、遣方用药心得，确切反映其学术思想。本书分为学术思想、辨治钩玄、方药传真、医案撷英、医话荟要五个部分。学术思想部分包括朱莹教授学术思想的理论探源、个人临证的独特见解和治学理念等；辨治钩玄部分是弟子依据中医经典理论，结合跟师体会，总结朱莹教授治疗脾胃疾病与其他脏腑杂病的临证经验；"医生不精于药，难以成良医"，方药传真部分主要包括经典名方和常用对药及角药两个部分，集中反映朱莹教授的临证用药经验和心得体会；医案撷英部分为弟子所整理的近年来朱莹教授门诊验案，主要涉及消化、呼吸、心血管等系统常见多发病，皆附以弟子心得体会，围绕案例集中阐述该类病证的证治特点、朱莹教授的辨证思路、医理阐释和独特认识，内容不求面面俱到，只求突出其个人特色，简洁精练。医话荟要部分是不拘体裁的医学随笔，主要探讨中医药学术问题，涉及范围较广，重在抒发己见。

本书的编撰过程中，主要围绕脾胃疾病开展，此部分占据较大篇幅。朱莹教授临床善调脾胃，亦善从脾胃论治各科疑难杂病，其"理、法、方、药"的独特经验皆值得学习，故书名《脾胃传薪》，意指"调脾胃以安五脏"为其核心学术思想，当传火于薪，递相授受。

《脾胃传薪》编委会

于湖南中医药大学

目录

第一章

学术思想

第一节　脾统四脏，杂病调脾

朱莹教授崇尚李东垣"内伤脾胃，百病由生"理论，推崇"脾统四脏"之说，主张杂病调脾。临证善于运用"脾统四脏"理论医治内伤杂病，强调以脾胃为核心调摄五脏，处方用药以脾胃先行，脾胃调则五脏易愈，脾胃和则五脏易安，临床疗效卓著。

"脾统四脏"理论发端于《黄帝内经》(《黄帝内经》分为《素问》和《灵枢》两部分)。《灵枢·五味》云："胃者，五脏六腑之海也，水谷皆入于胃，五脏六腑皆禀气于胃。"指出了胃主受纳之功能在五脏六腑之气输布运行中的重要枢纽作用。《素问·玉机真脏论》曰："脾脉者，土也，孤脏以灌四傍者也。"《灵枢·本神》载："脾气虚则四肢不用，五脏不安。"五行之中土载四行，五脏之中，脾土居中焦，为气血生化之源，为其他脏腑的生命活动提供物质基础，脾气不运则全身之生化供给缺乏，自然杂病丛生，如缺、损、壅、塞等病理情况皆可因此而发。由此可见，自中医学发源起，脾胃的重要地位就一直被强调。汉代张仲景又提出"四季脾旺不受邪"，重视脾胃之气在防治未病中的作用，同时为后世脾胃病学的建立与发展打下理论基础。唐代孙思邈亦意识到了脾胃的关键作用，著有"五脏不足，求于胃"的观点，其对胃气的顾护在《千金翼方》《千金要方》中也多有体现。至金元四大家，李东垣创立了脾胃专说，认为："元气之充足，皆由脾胃之气无所伤，而后能滋养元气；若胃气之本弱，饮食自倍，则脾胃之气既伤，而元气亦不能充，此诸病之所由生也。"在此基础上，进一步强调"内伤脾胃，百病由生"，认为脾胃乃元气之本，而元气又是五脏六腑之本，若脾胃强健，元气充沛，则身健而无疾；脾胃内伤，不能抵御病邪之侵袭，则百病由生，故《脾胃论》中提出了"治脾胃即以安五脏""善治者，唯在调和脾胃""诸病以脾胃而生"等理论。明末李中梓将脾胃功能明确提高至"后天之本"的地位，与"先天之本"的肾相提并论，他认为"谷入于胃，洒陈于六腑而气至，和调于五脏而血生，而人资之以为生者也，故曰后天之本在脾"。张景岳着重发挥了"治五脏以调脾胃"观点，主张"五脏中皆有脾气，而脾胃中亦皆有五脏之气"，因脾胃生化气血，是以五脏之气全由脾气而来，与李东垣"调脾胃以安五脏"之说各有侧重，互为补充，即所谓"能调五脏，在以治脾胃也"。沈金鳌将"脾胃既为后天之本，又为诸病之源"明确概括为"脾统四脏"，在《杂病源流犀烛·脾病源流》中载有"盖脾统四脏，脾有病，必波及之；四脏有病，亦必待养脾，故脾气充，四脏皆赖煦育，脾气绝，四脏不能自生……凡治四脏者，安可不养脾哉"的论述，总结了脾与其他脏腑之间的密切关系，强调了调治脾胃的重要性。至此，"脾统四脏"形成了完整的理论体系。

朱莹教授认为"脾统四脏"的内涵主要包括以下三个方面：

1. 脾胃为气血精微生化之源，五脏六腑之精皆依赖于脾胃运化充养　因此，脾胃之气的充盛与否直接影响五脏六腑之气的充盛。脾胃的功能旺盛，气血、津液生成有源，脏腑、经络等组织才能得到充分滋养，从而维持正常生理活动。同时脾胃又为元气之母，元气乃五脏六腑功能发挥与抵御外邪的关键，《脾胃论》云："真气又名元气，乃先身生之精气也，非胃气不能滋也。"若脾胃虚弱而致元气不足，则五脏六腑不仅会失去精微营养，还会失去元气之卫护，内外之气皆虚损，生理功能的运行与抗邪的能力都将下降。因此，唯有脾气健旺，化源充足，正气充盛，其他脏腑才得旺盛。

2. 脾胃五行属土，居于中央，乃人体气机升降之枢纽　气化运动是生命的最基本特征，气的升降出入运动贯穿于生命过程的始终。正如《素问·六微旨大论》所言："非出入则无以生长壮老已，非升降则无以生长化收藏。"脾主升清，胃主降浊，同居中州，通上连下。脾宜升则健，脾气升则清阳之气上输，经吸收后的水谷精微首先上输于肺，肺主宣发肃降，将其布散全身；胃宜降则和，胃气降则浊阴之气下运，一者降浊于大肠、小肠，保障其正常功能，二者，为胃的继续受纳提供条件，是以胃不得壅塞，必承上而启下。脾升清时，肝肾之气并之而上行；胃降浊时，心肺之气随之而下达。故脾胃气机升降协调，则五脏之气机升降协调，可见脾胃为脏腑气机升降的轴心。因此，脾胃调和，气机升降出入有序，气血阴阳相得，则五脏六腑气机运动正常。

3. 从五行乘侮及藏象关系上来看，脾与肝、肺、心、肾桴鼓相应　脾胃与其余四脏生理病理上密切相关，脾胃病变，可殃及他脏；反之，他脏病变，亦可损及脾胃。心主血脉，脾主运化，心血的生成不离脾胃的运化；心主行血，脾主统血，心血的运行也不离脾气的固摄；若脾失健运，气血生化乏源，或统摄无权而失血过多，可致心血亏虚；火为土之母，心阳的温煦与心血的滋养也对脾的运化起促进作用，若思虑劳神过度，不仅暗耗心血，也可影响脾的运化。脾与肺的功能联系主要在于气的生成，脾气旺则宗气、元气生成有源，脾气虚则运化功能减退，土不生金，宗气、元气生成不足，肺为娇脏又易受外邪，便易致肺气虚弱，李东垣有"肺之脾胃病"之说法，即强调了脾胃虚损对肺气的影响；而肺主一身之气，肺气久虚，又可引起脾气亦虚。肝是五脏中对脾胃影响最大的脏，因肝克脾土，故肝的疏泄功能对脾运至关重要。肝主疏泄，条达气机，能令脾胃升降功能正常发挥，又同时分泌胆汁，辅助脾胃的消化；若肝失疏泄，气机不畅，可横逆犯胃克脾，形成肝胃不和、肝郁脾虚等病变；反之若脾失健运，湿邪内生，或夹热、痰、瘀等病理产物，熏蒸肝胆，也可影响到肝气的冲和与条达。脾为后天之本，肾为先天之本，先天后天相互资生，相互为用。肾主水液，依赖脾气的助推以代谢，脾主运化，依赖肾阳的温煦而不至于水湿内生；脾虚化源衰少，则五脏之精少而肾失所藏；肾虚阳气衰弱，则脾失温煦而运化失职。二脏都畏寒湿，互不资生则两阳皆亏，致脾肾阳虚之证。是以诸脏病之本在脾胃，脾胃受损必累及他脏，脾胃健则四脏健，脾胃衰则四脏衰，临证中治病需求于本，不得忽视脾胃之作用。

朱莹教授十分重视"脾统四脏"理论的运用，认为脾胃虚则他脏易虚，故治病先治脾，其所提杂病调脾即源于此。然临床亦多见心脾、肝脾、脾肺、脾肾同病等病证，朱莹教授又擅从调和五脏入手调理脾胃诸疾，不忘兼顾他脏，尊古而不泥古，灵活运用，疗效确切。具体而言，朱莹教授的常用治法如下：

1. 健脾益气法　适用于脾虚气弱所致病证，脾虚气弱是脾胃疾病临床最常见的证型，证型单纯，以脾气的虚损为主要病机，但本证往往发病时间较长，治疗也需一定周期。本证可见于胃肠功能减退及各种慢性消耗性疾病，多采用健脾益气法，宜以健脾补虚为要，佐升清、化湿，常用四君子汤、香砂六君汤等方药。

2. 健脾化痰法　适用于脾虚生痰所致病证，脾失健运易生湿邪、痰邪，如遇肝风，夹痰上逆，形成脾虚夹痰的虚中夹实证。本证可见于慢性支气管炎、小儿癫痫等，多采用健脾化痰法，标本同治，健脾以扶本，化痰散标实，常用六君子汤、平胃散、三子养亲汤等方药。

3. 温中健脾法　适用于阳气虚损，脾失健运所致病证，脾畏阴邪，外受寒邪或内生寒湿皆可困遏脾阳，形成脾阳亏虚。本证可见于慢性肾炎、小儿单纯性泄泻等，多采用温中健脾法，重在温阳，兼以健脾，宜用实脾饮、附子理中汤等方药。

4. 消食导滞法　适用于食滞胃脘所致病证，食积可见于暴饮暴食过后导致的食积实证，亦可为脾胃虚弱不能负担正常饮食而导致的脾虚夹积证。本病证临床中常见于小儿及青少年，如小儿厌食症、消化不良等，多采用消食导滞法，依据病情虚实，选用不同的疏导之法，喜用保和丸、健脾丸等方药。

5. 疏肝健脾法　适用于肝脾不和、肝郁脾虚所致病证，肝旺常致脾病，肝脾同病在临床上十分多见，且证型较多，可导致的脾胃疾病广泛，如复发性口腔溃疡、腹泻型肠易激综合征等，治疗以疏肝健脾为主，常用柴芍六君子汤、逍遥散等方药。

6. 疏肝和胃法　适用于肝胃不和、肝胃郁热所致病证，如反流性食管炎、胆汁反流性胃炎等，善用柴胡疏肝散、逍遥散、肝胃百合汤等方药。

7. 健脾益肺法　适用于脾土虚弱、不能生肺金所致病证，肺本就为娇弱之脏，土虚不能生金，肺脾二脏皆虚，卫表不固。本病证常见于素体虚弱之人，如体虚易感、汗证等，多采用健脾益肺法，并在补益脾肺的同时调和营卫肌理，常用玉屏风散加减。

8. 养胃益肺法　适用于素体内火旺盛、复感燥邪所致肺胃阴伤者，或饮食不节、嗜食烟酒辛辣而致脾胃受损、胃阴耗伤、肺失濡养者，本病证可见于支气管肺炎、功能性消化不良等，常用生脉散、麦门冬汤、沙参麦冬汤、益胃汤等方药化裁治疗。

9. 温肾补脾法　适用于肾元亏损、脾失温煦所致病证，脾肾阳虚证在肠道疾病中多见，以大便异常为主诉，多表现为泄泻。本病证以虚证为主，病程长，治疗难度大，常见于溃疡性结肠炎、慢性肠炎等，以温肾补脾为治法，常用四神丸、附子理中汤等方药。

10. 补益心脾法　适用于心血不足、心失所养而导致的心脾两虚病证，心脾两脏失调极易相互影响，因心为脾之母，二者又与血液生化运行关系密切，故病理上也多有牵涉。本病证可见于顽固性失眠、疲劳综合征等，喜用归脾汤化裁治疗。

总之，五脏之中皆有脾胃之气，而脾胃中亦有五脏之气，可分不可离。脾健则四脏皆健，机体功能活动正常。脾衰则四脏俱衰，百病丛生。正如《慎斋遗书·卷二·辨证施治》所载："诸病不愈，必寻到脾胃之中，方无一失。"而且从培土生金、补后天以养先天、补脾养心、培土抑木等临床常用治法之中，不难看出调补脾胃在治病过程中的重要地位。故朱莹教授在病证合参的同时，尤擅长从脾胃论中治多种内伤杂病。

第二节 调畅气机，重视升降

　　朱莹教授崇尚李东垣"内伤脾胃，百病由生"理论，认为脾胃病的发生主要在于脾胃气机功能失调、升降失司，故重视调畅气机，以恢复脾胃的升降平衡。正如《吴医汇讲》所载"治脾胃之法，莫精于升降"。其临证亦善于运用脾胃升降理论医治内伤杂病，以脾胃为核心调摄五脏，恢复脾胃升降之机。

　　升降理论源于《黄帝内经》，《素问·六微旨大论》云："出入废则神机化灭，升降息则气立孤危。故非出入，则无以生长壮老已；非升降，则无以生长化收藏。是以升降出入，无器不有。故器者生化之宇，器散则分之，生化息矣。故无不出入，无不升降。"升降出入是人体生命赖以存在的基本条件。《素问·经脉别论》云："饮入于胃，游溢精气，上输于脾，脾气散精，上归于肺，通调水道，下输膀胱。"由此可见，脏腑、经络、器官是气机升降出入的场所，正是由于脏腑不断地升清降浊、吐故纳新，机体才能正常新陈代谢，从而维持人体的生命活动。《素问·阴阳应象大论》曰："清气在下，则生飧泄，浊气在上，则生䐜胀。"《黄帝内经》通过升降失常解释机体病理变化，同时也为后世医家根据升降失常治疗疾病奠定了坚实的基础。张仲景继承了《黄帝内经》的基本理论，《伤寒杂病论》论及升降失常所致的病证颇多，并首先将升降理论应用于临床实践，"胸中痞硬，气上冲咽喉不得息者，此胸中有寒也，当吐之，宜瓜蒂散"，即"其高者，因而越之"之理。隋唐时期，脾升胃降理论进一步发展且为医家所用，其记载散见于各医籍，如孙思邈提出调治脾胃可使"气得上下，五脏安定，血脉和利，精神乃治"。金元时期，大量医家对升降理论进行了充实，李东垣的《脾胃论》云："饮食入胃，而精气先输脾归肺，上行春夏之令以滋养周身，乃清气为天者也。升已下输膀胱，行秋冬之令，为传化糟粕转味而出，乃浊阴为地者也。"李东垣注重脾升胃降的论述，认为脾居中央，禀气于胃浇灌四旁，为和济水火之机，升降金木之轴，是人体气机升降的枢纽，五脏生理活动的中心。清代医家黄元御更为清晰、充实地论述了脾胃升降理论，其所著的《四圣心源》曰："脾升肝肾亦升，故水木不郁；胃降则心肺亦降，故金木不滞；火降则水不寒，水升则火不上热，于人下温而上清者，以中气善运故也。"进一步强调了脾胃的升降对整体气机的升降出入至关重要，脾胃居中焦是五脏生理活动的中心。至此，"脾胃升降学说"形成了完整的理论体系。

朱莹教授认为脾升胃降的理论内涵主要体现在其生理功能、病理变化及临床意义三个方面：

1. 脾升胃降的生理功能　升降正常是脾胃功能的生理基础，脾胃是五藏为主体的人与自然的生态平衡之枢纽。《名医杂病著》曰："胃司受纳，脾司运化，一纳一运，化生精气，津液上升，糟粕下降，斯无病矣。"脾胃五行属土，居于中央，乃人体气机升降之枢纽。脾胃同居中焦，脾的运化功能，是以升清为主，即指水谷精微等营养物质的吸收和上输于心、肺、头、目，通过心肺的作用化生气血，以营养全身，故曰"脾以升为健"。胃为"水谷之海"，饮食入胃，经胃的受纳、腐熟后，必须下行于小肠，进一步消化吸收，所以说胃主通降，以降为和。脾胃主受纳运化，输布水谷精微，升清降浊，为后天之本，气血生化之源，是五脏气血津液升降出入的枢纽，而人体气机的升降出入，均要通过脾胃这个枢纽，方能完成正常的生理功能。脾主升清，宜升宜运，胃主通降，宜降宜和。脾之升，是为了胃之降；胃之降，是为了脾之升。脾胃相表里，一脏一腑，互相依存，互相制约，燥湿相济，升降相因，对立统一，以维持正常的生理功能。脾胃正常生理功能的实现是脾升胃降的结果，正如刘奉五所言："脾胃互为表里，一阴一阳，一升一降，相互为用，脾为阴脏，其用在阳，不升则阳无所用，用阳则必升；胃为阳脏，其用在阴，阴主降，不降则阴无所用，治脾必知其欲升，治胃必知其欲降。"另外，脾胃的升降功能有赖于肝胆之气的升发、疏泄才能生生不已，此所谓"肝和脾升，胆和胃降"。升和降是脏腑气机的一对矛盾运动，脾的升清是和胃的降浊相对而言的。

2. 脾升胃降的病理变化　升降异常是脾胃功能的病理基础，诸种致病因素均可导致脾胃升降失调而变生多种病证。李东垣言："脾胃之气既伤，而元气亦不能充，而诸病之所由生。"周学海于《读医随笔》云："内伤之病，多病于升降，以升降主里也。"说明了脾胃虚弱，升降失调，乃是诸病由生的内在根源。若脾气不能升清，则水谷不能运化，气血生化无源，可出现神疲乏力、头目眩晕、腹胀、泄泻等症。胃失通降，不仅可影响食欲，还会因浊气在上而发生口臭、脘腹胀闷或疼痛，以及大便秘结等症状。朱莹教授进一步指出，"气机升降失常的病机可分为虚实两端。气血精微传输受阻，形成如痰饮、瘀血等病理产物，日久凝滞积郁于上，致使浊阴不降，浊邪害清，导致气机升降紊乱的发生；气血阴阳亏虚，升提无力，精微物质无法上荣诸窍而发头面诸疾。"故此，不通则升降紊乱，不荣则升降无力。脾胃虽可各自发病，但由于表里关系，往往彼此互为影响。脾升失常，则脾失运化，化源日竭致气虚血弱，脏腑失养，功能失调而复生多种疾病。如脾气不升，甚至中气下陷而出现的飧泄、脱肛；脾不制水而生的水肿、哮喘等；血不养心而导致的失眠、惊悸等；脾不统血而致崩漏、月经过多、紫癜等；脾不主四肢而发生的痿证等。若脾胃升降失调，健运失职，还会影响津液代谢，凝聚成痰成饮，故有"脾为生痰之源"的说法；水湿潴留，漫而成肿，故古人称"诸湿肿满，皆属于脾"。水湿痰饮病，虽与肺肾等脏腑有关，但脾主升，转输运化，故其关键还在于脾。痰湿既是病理过程的产物，又是一种致病因素，常可引起呕、咳、喘、满、痛、肿、惊、悸、眩等多种病症。胃降不畅则胃腑不能正常的受纳降浊，不仅会累及脾运升清，而且会使浊汁不能及时下传肠腑，留滞中州而变生他病，临床多以脘腹胀闷、食纳不佳、便秘不调为基本见症；若胃气不降而反升，便会出现胃气上逆的呕吐、嗳气、呃逆、反胃等症状。

3. 脾升胃降的临床意义　脾胃为全身气机升降的枢纽，在正常生理情况下，脾升胃降有序，升清降浊则阴阳平和，而一旦脾升胃降失调，便会导致气机逆乱，变证由生。由于脾升胃降乃气机升降之枢纽，脾升胃降失常则导致疾病发生，故临床上调理脾胃升降具有重要意义。张景岳论及脾胃言："善治脾者，能调五脏，治脾胃使食进胃强，即能安五脏也。"脾胃病的关键病机是脾胃升降气机失常，治疗脾胃病重在恢复脾胃升降气机的正常平衡状态。朱莹教授在疾病治疗上推崇李东垣关于健运脾胃、升清降浊的主张，擅于运用脾胃升降理论医治内伤杂病。脾胃是气机升降的枢纽，肝肺是气机升降的途径，因此，治疗疾病当着眼于调整气机升降，以使人体内脏的"气化"功能复归平顺。治法重点在于一个"通"字，即调整"脾升"与"胃降"的对立统一，使其恢复生理平衡状态，其实质就是"调畅气机"。"通"是指针对不同的病因采用与之相应的手段，使脾胃恢复其"升清"与"降浊"的通畅，即所谓"中寒者散寒即为通，食积者消食导滞即为通，气滞者理气行滞即所谓通，热郁者泄热即所谓通，血瘀者化瘀即所谓通，气虚者补气即所谓通，气陷者升清即所谓通，阴虚者养阴即所谓通，阳虚者温运即所谓通"。故调畅气机法是治疗脾胃病的关键。

朱莹教授认为调畅气机，首先需要熟悉脾胃特性。脾的特性主升，喜燥恶湿，喜温恶凉，因此健脾常取温补脾阳、燥湿行气的治法。胃的特性主降，喜润恶燥，喜凉恶热，故和胃常用消导润燥的治法。临床上脾胃发病，常相互影响，治时须二者兼顾。此外，脾胃发病可以影响其他脏腑，而其它脏腑有病，亦可以影响脾胃，故应注意脏腑的互相关系，及时全面处理。其次应顾护脾胃功能，权衡邪正斗争的情况，重视正气，特别注意治病勿伤胃、祛邪无伤正。具体而言，其常用治法如下：

1. 健脾化湿　适用于脾虚湿困所致病证，常用平胃散、藿香正气散、不换金正气散等方药。

2. 清热祛湿　适用于湿热阻滞中焦所致病证，常用连朴饮、三仁汤、葛根芩连汤等方药。

3. 益气健脾　适用于脾胃气虚所致病证，常用四君子汤、参苓白术散、补中益气汤等方药。

4. 温运脾阳　适用于中焦虚寒证，常用附子理中丸、温脾汤、良附丸等方药。

5. 清热和胃　适用于胃热炽盛所致病证，常用清胃散、玉女煎、白虎汤、黄连解毒汤、竹叶石膏汤等方药。

6. 滋养胃阴　适用于胃阴不足所致病证，常用益胃汤、麦门冬汤。

7. 扶脾抑肝　适用于脾虚肝乘所致病证，常用痛泻要方。

8. 疏肝和胃　适用于肝胃气滞所致病证，常用柴胡疏肝散、肝胃百合汤等方药。

9. 消食导滞　适用于饮食停滞，消化不良所致病证，常用保和丸、枳实导滞丸、枳术丸、健脾丸等方药。

10. 化痰祛瘀　适用于气血瘀滞、痰瘀胃络所致病证，常用失笑散合丹参饮、血府逐瘀汤等方药。

总之，脾升胃降对阐释人体生理功能、病理变化及指导临证治疗都有重要意义。脾胃升降乃气机升降之枢纽，脾胃升降失常则导致疾病发生。朱莹教授在论治多种内伤杂病时尤擅长从脾胃调畅气机，重视升降，正如《吴医汇讲》所述"治脾胃之法，莫精于升降"。

第三节　久病多瘀，气血同调

朱莹教授重视叶天士络病学说、王清任瘀血理论的继承与发展，认为脾胃系统疾病久病入络、久病多瘀，治疗时重视气血关系，常气血同调，或理气化瘀，或益气活血，或补益气血，效如桴鼓。《素问·痹证》曰："病久入深，荣卫之行涩，经络时疏，故不通。"王肯堂《证治准绳》曰："人知百病生于气，而不知血为病之胎也……"林佩琴《类证治裁》论胃脘痛："初病邪在经，久痛必入络，经主气，络主血也。"清代叶天士提出"络病学说"，他在《临证指南医案》中指出："胃痛久而屡发，必有凝痰聚瘀。""凡经主气，络主血，久病血瘀……初为气结在经，久则血伤入络，或久病气机逆乱，气有一息之不通，则血有一息之不行，气滞则瘀血易生。"王清任的瘀血理论与叶氏"久病入络"之说有异曲同工之妙，王氏云："元气即虚，必不能达于血管，血管无气，必停留而瘀。"先圣之言，无不切中要害，疾病缠身，久治不愈，皆因气虚日久，无力鼓动血运，气机逆乱，血滞留于经络或络脉空虚，气滞而血瘀，故一旦血液为病则百病遂生。李东垣《脾胃论》云："饮食不节，劳逸所伤，以致脾胃虚弱，乃血所生病。""夫脾胃不足，皆为血病……诸阳气根于阴血中。"饮食不节、情志不调、邪犯脾胃、阳气不足，或它脏病变影响脾胃功能，脾胃疾患日久不愈，皆可导致血瘀。唐容川《血证论》提出："人之一身，不外阴阳，而阴阳二字，即是水火，水火二字，即是气血。气为血之帅，血为气之守。""气结则血凝，气虚则血脱，气迫则血走。"气为血之帅，血为气之母，气行则血行，气滞则血瘀，可知气血同调的重要性。《血证论》又言："治血者，治气者，都必以治脾为主。"可见气血同调又必须建立在脾胃的基础之上，气血与脾胃密不可分，脾胃既是气机升降的枢纽，又主运化水谷精微，当脾胃功能出现异常时，会影响气机运行，气机不畅日久影响血液运行而产生瘀血，形成的瘀血又会成为新的致病因素，进一步阻碍气血运行，影响脾胃运化功能，导致气滞血瘀、气虚血瘀、气血亏虚等病证，形成恶性循环。由此可见，脾胃系统疾病久病多瘀，气血同调在治疗过程中显得尤为重要。

气与血是构成人体和维持人体生命活动的重要物质，气血充沛，周流全身，运行不息，是人体健康的必要条件。气是构成人体和维持人体生命活动的最基本物质，《灵枢·决气》："上焦开发，宣五谷味，熏肤，充身，泽毛，如雾露之溉，是谓气。"而"血"是运行于脉道中富有营养的红色物质，《素问·五脏生成》："肝受血而能视，足受血而能步，掌受血而能握，指受血而能摄。"《素问·调经论》："人之所有者，血与气耳。"《景岳全书·血证》："人有阴阳，即为血气。阳主气，故气全则神旺；阴主血，故血盛则形强。人生所赖，唯斯而已。"龚廷贤《寿世保元》："气血乃人生之根本。""气血不和，百病乃变化而生。"可见气血对人身的重要作用，人体的各种生命功能无不是以气血为基础。气血与脏腑的关系密切，气血由脏腑化生输布，脏腑又赖之以进行正常的生理活动，脏腑病变影响气血，而气血病变也累及脏腑，气血病变是脏腑病变的重要部分，气血的状态影响着人体的脏腑功能活动，尤其易影响多气多血的脾胃系统。《普济方》谓："人之一生，不离于气血，凡病经多日，治疗不愈，须当为之调血。"指出治疗久病须气血同调。故朱莹教授常以气血同调为法治疗脏腑病变，对于脾胃系统久病患者尤喜此法，疗效满意。

气血之间关系十分密切，二者生理上相互联系，相互依存，相互协调，病理上相互影响。《灵枢·营卫生会》："夫血之与气，异名同类，何谓也？曰：营卫者，精气也；血者，神气也。故血之与气，异名同类焉。"气为血之帅，血为气之母，即气能生血、行血以及摄血，血能载气、养气，气是血液生成和运行的动力，血是气的化生基础和载体。如《诸病源候论》曰："血之在身，随气而行，常无停积。"《血证论》言："平人之血，畅行脉络，充达肌肤，流通无滞，是谓循经，谓循其经常之道也。"若气虚则血液化生乏源，无力推动血液运行，日久发为血瘀；血失气之固摄则血行脉外成离经之血。气分受病，气机不畅，或气虚推动无力，是导致瘀血产生的重要机制，故临床常有气滞血瘀、气虚血瘀的基本病机。瘀滞经脉，瘀阻气血，瘀遏清窍，瘀着脏腑，为病多端。因此，气血失调为百病之始，气血失调为百病之机，故而临证诊治须重视气血同调。

朱莹教授认为，气血与脾胃关系密切。脾胃是多气多血之脏腑，患病常同时累及气分、血分。李东垣在《内外伤辨惑论·辨阴证阳证》指出："夫元气、谷气、荣气、清气、卫气、生发诸阳上升之气，此六者，皆饮食入胃，谷气上行，胃气之异名，其实一也。"孙一奎《赤水玄珠全集》有云："夫血者，水谷之精气也……补脾和胃，血自生矣。"张景岳有言："血者水谷之精气也，源源而来，而实生化于脾。"张璐《张氏医通》亦说"气之源头在于脾"。由是可知，脾胃受纳水谷，化生精气，中焦受气取汁，变化为血，脾胃为气血生化之源、五脏六腑之海，六气皆赖脾胃所生，脾胃为诸气之本、后天之本，是人体生命活动的动力和源泉。喻嘉言《寓意草》中"一胃分为三脘，上脘多气，下脘多血"的论述，进一步从经络穴位方面论证脾胃属多气多血之脏腑。《黄帝内经》云："气血不和，百病乃变化而生。"朱丹溪又道："气血冲和，万病不生。一有怫郁，诸病生焉。"是故脾胃失和，升降失序，运化无力，气血乏源，百病诸起。气血支持、供养着脾胃及其全身的气机升降运动，而脾胃的升降运动又促进运化着水谷精微以产生气血。脾胃气血调和，升降相因，则脾气健运，胃气顺畅，人体安和；气血不和，可致血脉瘀滞，从而影响胃之和降、脾之健运。

朱莹教授临证重视调气，然气血关系难舍难分，在调气之时同样注重调血，常常气血同调，尤其注重以下四个方面：

1. 气血同调从肝治　久病患者常见肝气不舒、肝郁气滞，气滞则血瘀。《灵枢·百病始生》载："若内伤于忧怒，则气上逆，气上逆则六输不通，温气不行，凝血蕴里而不散……"此上逆之气，为心情忧郁，日久生瘀所致。肝主疏泄，调畅气机，又主藏血，司血之贮藏，生命活动基本物质之气血两端，均属于肝的生理范畴。明代魏玉璜在《续名医类案》中提出"治病不离肝木"。气血为病多责之于肝，肝失疏泄则诸病生焉，调肝气、养肝血可以防治诸多疾病。《素问·五藏生成》云："脾之合肉也，……其主肝也。"《素问·宝命全形论》："土得木而达之。"脾胃与肝木之疏泄密切相关。《血证论》对《黄帝内经》的观点进一步阐发，谓"木之性主乎疏泄。食气入胃，全赖肝木之气以疏泄之，则水谷乃化。设肝不能疏泄水谷，渗泄中满之证在所不免"。现代生活节奏加快，工作压力增加，易使人心情不畅，肝气失于条达。故朱莹教授临证时非常关注患者的情绪变化，擅用调肝理脾之法治疗脾胃系统疾病及内科杂病，如不寐、眩晕、汗证、口疮等。

2. 重视舌下脉络　《古今医案按》云："证有真假凭诸脉，脉有真假凭诸舌。"说明舌诊是最为可凭的辨证依据。临床望舌一般以舌体为主，但朱莹教授除望舌体外，亦非常重视舌下脉络望诊。朱莹教授认为观察舌下脉络能较早地反映疾病的性质和变化趋势，而且不受气候、神志、生理、饮食、药物等因素的影响，有助于辨治疑难杂症。舌下脉络是位于舌系带两侧纵行的大络脉，中医学认为舌下络脉是脏腑经络通于舌体的直接脉络，与脏腑、经络、气血具有直接联系。望舌下络脉可测知气血津液的盈亏瘀畅。临床实践证明，舌下脉络颜色的变化能较客观地反映血液微循环，舌下脉络的曲张则重在辨病邪的深浅。舌下络脉是舌象的重要组成部分，是舌苔、舌质的必要补充，对辨别病邪深浅、邪正消长、脏腑虚实、气血津液的盛衰以及病变部位之所在均具有不可忽视的临床价值。正常人舌下两根静脉隐现于舌下，脉色淡紫，脉形粗细均匀，不怒张，不紧束，不弯曲。舌下静脉若粗长怒张、色暗则为肝郁气滞；短缩不充盈、色淡则为气血亏虚；两侧静脉粗细长短不等，提示阴阳失调，气血偏枯；血瘀证舌下络脉颜色以青紫、紫暗多见，多变长、增粗，常有结节、分枝、弯曲。对于舌下脉络迂曲、久病入络有瘀者，朱莹教授喜用延胡索、三七、川芎、桃仁、牛膝等，取其血行则气行、祛瘀生新之效；病位在下者，如便秘，常用牛膝引药下行，并取其活血之用；对于热秘夹有瘀血者，常以虎杖清热活血通便；脾胃亏虚者，喜用丹参以活血化瘀；瘀血胃痛者，多用刺猬皮化瘀止痛。

3. 辛润通络调气血　久病多瘀，久病入络，久病血瘀当属于络病。络病理论首见于《黄帝内经》，治法萌芽于《伤寒杂病论》，经过历代医家的丰富发展和沉淀，终至清代叶天士《临证指南医案》，络病理论体系基本形成，现已发展成一门独立学说，在多种慢性疑难杂病辨证诊疗中广泛应用。络病的病机为络虚则邪气留滞，脉络痹阻不通，久病入络，病程胶着，缠绵难愈。叶天士认为治疗络病当宗《黄帝内经》"疏其气血令其条达"之旨，以"络以通为用"为指导原则，但络病病位狭细幽深，非辛味不能达病所，同时络脉细微易损易伤，非滋润之品不能濡养，故主张以辛润通络法为络病的治疗大法。华玉堂在《临证指南医案·诸痛》的按语中对"辛润通络法"评价为："症之虚者气馁不能充运，血衰不能滋荣，治当养气补血而兼寓通于补……若撮其大旨，则补泻寒温，惟用辛润宣通，不用酸寒敛涩以留邪，此已切中病情。然其独得之奇，尤在乎治络一法。盖久痛必入于络……此乃古人所未及详言，而先生独能剖析明辨者。"名老中医俞岳真先生也评价道："络为血络，血为濡润之质，故药取辛润，辛则能通，润则入络。"朱莹教授指出络脉病变不论出现络虚气滞，还是络脉瘀阻、热毒滞络等变化，其病理本质为"不通"，络脉通畅、气血运行正常才能使络脉系统正常运行。辛能开散郁结，宣通血气，且辛味药可通过疏通阳气使水液正常输布，达到辛以润之的目的；辛润者，即以辛通与柔润的药物相伍治疗络脉瘀滞不通的疾病。辛润之法旨在"宣通而不伤阴"，旋覆花汤为辛润通络的代表方。朱莹教授认为"凡补脾药多燥"，故在治疗中常加入质润之桃仁、当归、柏子仁；临证时根据病情酌情加减，肺气不宣加瓜蒌皮，食积腹胀加麦芽，气阻络痹加橘红，心悸胆怯加茯神，阴虚胃痛常合用麦冬门汤加减。其用药注重脏腑特性，动静结合，寓辛通于柔润之中。

4. 分期论治调气血　　朱莹教授在治疗脾胃系统及内科杂病时，多采用分期论治，认为在晚期时病变以脾虚血瘀多见，与叶天士"久病入络""久病多瘀"相吻合，主张以健运脾胃为基本治法，并贯穿于疾病治疗的始终。朱莹教授喜用六君子汤、香砂六君子汤、黄芪建中汤、补中益气汤等方药，用药强调灵动平和、调畅气机，忌妄投滋腻之品，在健运脾胃的基础上酌情加理气醒脾、消食和胃、活血化瘀等药物，从而达到补而不滞、通不伤正的目的。如患者以脾气虚为主，朱莹教授常用黄芪、太子参、白术、茯苓、薏苡仁、山药、白扁豆等益气健脾类药；食积夹瘀者，常用神曲、鸡内金、麦芽、谷芽、丹参、三七等消食化瘀之品；若气机不畅常予陈皮、法半夏、郁金、佛手、紫苏梗、香附、木香、延胡索、柴胡等理气调中药；若湿阻脾胃，喜用绿萼梅、藿香、白扁豆、佩兰、砂仁等醒脾和胃之品；若伴有肠上皮化生和（或）异型增生之品，喜用丹参、三七、桃仁、五灵脂、莪术、土鳖虫等活血化瘀兼抗异型增生，并酌情加用半枝莲、白花蛇舌草、蒲公英、土茯苓等清热解毒药防止癌变；若患者有胃脘部刺痛感，疼痛拒按，舌质黯，舌下脉络迂曲等症状，考虑瘀血停滞，多加刺五加、红景天、三七以化瘀。

总之，朱莹教授临证重视调气，同时也非常重视调血，常常气血兼顾，气血同调。擅从肝论治调气血，注重舌下脉络，采用辛润通络之法，常分期论治脾胃系统及内科杂病。如叶天士所言"凡久恙必入络，络主血，药不宜刚""胃为阳明之土，非阴柔不肯协和"。

第四节　和法缓治，轻可去实

在朱莹教授数十年的临证当中有一点经验尤为突出，便是讲究用药的和缓与轻灵。"和法缓治"的学术观点最早出自清代名医费伯雄，其核心内涵即强调处方用药以"和缓"为贵。"和"者，《说文解字》曰"相应也"，"缓"者，取意缓缓、舒缓，故"和缓"旨在强调辨证施治应准确相宜、缓缓除之。秦有名医和缓，有名言曰："天下无神奇之法，只有平淡之法，平淡之极乃为神奇；否则，眩异标新，用违其度，欲求速效，反速危亡，不和不缓故也。"费伯雄之思想亦有此意。费氏的"和法缓治"思想包括了以下三个方面的观点：

1. "师古人之意，而不泥古人之方。"　费伯雄所属的孟河医派擅长博采众长，以《伤寒论》《金匮要略》等经典为师，尊重其丰沛的内涵与意义，但并不完全泥于古法，临床运用时，多结合自己的临床体会。例如，其曾言："东垣，丹溪，一补阳，一补阴，实开两大法门。惟升、柴、知、柏，非可常用，故方中凡有此四味者，概不多录，后人但师其温补脾胃及壮水养阴之法可也。"以自制的和中养胃汤代替补中益气汤，以薄荷代升麻，再加茯苓、薏苡仁、砂仁等缓进之品和中化湿，从而贯彻了和缓用药之则。

2. "顾护脾胃"　即强调脾胃中气的重要性，认为"保障灵府之法，无如治脾胃以实中州，脾气旺，则积湿尽去而痰气不生；胃气和则津液上行，而虚火自降。治疗大法，无过于斯"。诊治内伤杂病也首重脾肾，并补脾重于补肾，欲补肾前先防耗伤胃气，顾护脾胃的重要性贯穿于费氏的整个学术思想体系。

3. 体现在其制方用药以"和缓"为准则　费氏留有自制方近两百首，其组方喜用药性和缓之品，剂量亦轻，从始至终坚持内伤杂病皆可以缓药治疗，并不必急攻猛进。费氏同时兼顾正气的盛衰，重视正气在疾病发展过程中的关键作用，而提倡和缓之法则，也是护卫正气的体现。

在此基础之上，朱莹教授又结合北齐徐之才的"轻可去实"理论，与"和法缓治"法共同应用于临床，形成了独特的诊疗思路。"轻可去实"出自徐之才的《雷公药对》，书中将药物分成宣、通、泻、轻、重、滑、涩、燥、湿、补十类，"轻"是指用轻剂，如麻黄、葛根、荆芥、薄荷等轻扬宣散之药，以透泄实邪。元代王好古《汤液本草》一书中明确提出了"轻可去实"之说："轻可去实，麻黄、葛根之属是也。"之后"轻可去实"作为一种处方用药原则，经常可见于各家经验当中，如张从正以轻清之剂解风寒邪凑之表证，李东垣作为脾胃大家，用药轻巧，最为著名者有"甘温除大热"之理论。至清代，温病学家们更擅用轻剂，叶天士首创三焦辨证，创辛凉轻剂与辛凉平剂的概念，当温病尚属上焦时，最适合以轻剂宣之，"治上焦如羽，非轻不举"。名老中医颜德馨教授曾作评"轻可去实"并非理解为重病用轻药，也非药味少、分量轻，而应是所用之药性轻扬、敏捷、活泼、轻灵，药味宜薄，药量宜中，用药轻灵而平淡，但绝非平凡，故有四两拨千斤之效。费伯雄的学术主张中也有用药轻灵的体现，其医案中时刻体现着重药轻投的原则，如用承气汤："盖三承气汤，有轻有重，原为胃实大症而设，故用此重剂，彼盖以大手笔自居，又恐药力太猛，故将重药减轻，用如不用，免得力减败坏，以巧为藏身耳。殊不知重药即可轻投，何不轻药重投，岂不更为妥当乎？"正是在这样长期的临床验证中，"轻可去实"理论得到了更多、更广的应用与完善。朱莹教授在临证中提炼总结出的主要观点如下：

1. 以和为贵，以缓为则　和法讲究通过调和作用来调整脏腑阴阳气血的功能运行，万物抱阴而负阳，阴阳调和乃五脏六腑功能赖以正常运行的基础。治病亦是如此，一味的攻伐或一味的守卫都非良策，攻守相兼，以期使阴阳调和乃为最佳，故此处之"和"其意并非限于八法中的和法，而是包含了更深刻的含义。在辨证论治时，和法的应用体现在以调和阴阳为治病的根本目的，审证求本，找到阴阳不平衡的病机之关键所在，正如《素问》所言："谨察阴阳所在而调之，以平为期。"在处方用药时，和法体现在选方用药的平和，朱莹教授临床选方用药多以平和为主——药性宜平、剂量宜轻，如常用之柴胡，并不以量大为先，反用量审慎，讲究中病即止，也常以太子参、西洋参等药性更平和的参类入方。缓法强调缓缓图之，急攻猛进未必便能药到病除，甚至可能导致脾胃大伤，故用药不能求急求切，一方面，不能用药太峻猛，看似邪气退却，实则正气亦随之损耗殆尽；另一方面，治病不能图疾，看似表证已解，但病本未除，日后依然有复发风险，手疾无益。《医醇賸义》云："夫疾病虽多，不越内伤外感，不足者补之以复其正；有余者去之以归于平，即和法也，缓治也。"和缓治则看似平淡，实则至简至精，诊病直求根本本不复杂，而能够坚持一个原则并一以贯之才是最难。

2. 轻扬灵动，以轻驭实　一方面，"轻灵"之药通常皆具有轻扬、敏捷、活泼等特性；另一方面，"轻灵"还体现在用药的味少、量轻，两方面结合在一起，才可全面体现"轻灵"的含义所在。在实际运用中，轻灵药物发挥作用拨动实邪的机制分别体现在轻宣、轻清、轻化、轻泻等多个方面：轻宣者，宣畅肺卫之邪气，当病邪尚浅时，用轻药以清透之，达到宣通表里、畅达气机的作用，阻拦病邪的入里传变，只因轻药入肺，轻灵上升而引外邪透出，此即宣也；轻清者，以凉药清温热，但药并不大寒，如清代医家章虚谷所言："始初解表，用辛，不宜太凉，恐遏其邪，反从内走也。"以轻药解热，强调在不伤正气的前提下驱邪外出，故用药平和平淡，但功效不可忽视；轻化者，化湿邪也，湿邪最难消，病程缠绵，迁延日久之时易合他邪共同为患，而以轻药化湿邪，仍可取其轻灵上扬、宣发透散之性，无需非予大量利湿之品下之，而是宣而化之，如朱莹教授常用砂仁、佩兰等芳香之品化中焦之湿，效果极佳；轻泻者，乃泻中焦厚重之痰、湿、饮，此时宜引湿邪下行，然用药仍不离"轻"，以淡渗而利湿，不以大量峻猛之品苦泄，缓缓而行其水气也，泻中有补，健运脾胃，恢复气机升降，则水湿津液之运行自调。而在药味及剂量的使用上，"轻灵"体现在药味精简不赘、剂量小于常规用量、煎药时间不宜过长、服药以频服为主等，药简、量轻则可发挥药物的敏捷特性，正邪抗争阶段，敏捷便可获得先机，时间与频次的控制则能令药效得到最大程度的利用。《黄帝内经》曰"邪气盛则实"，实既指表里相争阶段的实邪之气，也可指病情较重的实证阶段，并非所有实邪都需以厚重之品抗衡之，若能在恰当时机选择恰当之药，则以轻驭实并不失为一个攻守并举的优良策略。

3. 顾护脾胃，中焦为先　朱莹教授十分强调中焦脾胃的作用，擅长治疗杂病以脾胃为先导，处方用药时刻顾护脾胃之气。轻灵、平和的方药于顾护脾胃有至关重要的作用，如益气健脾之太子参、白术、山药，非必要少用补气滋腻之黄芪，少用黄连、黄芩以防苦寒败胃，必要时药量也应控制在 5 g 内为宜，滋阴以南、北沙参或麦冬代替厚重之生地黄，以佛手、郁金、陈皮等味轻之品行气以防伤阴。脾土居中焦而灌溉四方，脾胃为后天之本，人身之正气的强弱有无全赖脾胃的健运与否，若因处方用药过度而伤及脾胃，则无异于助长邪实进展。中正平和之品看似效弱，然实则以助长脾胃之气为基本原则，主张用人体自身之正气抗邪，药物仅起辅助之作用。费伯雄言："保障灵府之法，无如治脾胃以实中州，脾气旺，则积湿尽去，而痰气不生；胃气和则津液上行，而虚火自降。治疗大法，无过于斯。"故不可轻视顾护脾胃之观点的重要性，而即便补益脾胃，也不可用过刚过速之品，当徐徐补之。

4. 协调诸脏，并和气血　《金匮要略》云："若五脏元真通畅，人即安和。"诊病是一个从上至下、从内至外的整体过程，治病的最终结果要求人体五脏、气血的调和，此乃为大"和"。人体之和，包括五脏六腑的调和、气血津液的调和以及经络血脉的调和。五脏六腑之和，谓多脏同治，在治疗一处疾病时务必关切到邻里他脏，如"见肝之病，知肝传脾，当先实脾"，而其中脾胃又为五脏气机升降的关键，脾气主升，胃气主降，脾气升则肾气、肝气皆升，胃气降则心气肺气皆降，运脾消积的同时亦可调畅五脏气机，故调理五脏之气机，须先调理脾胃。气血津液之和体现在人体全身精微物质的流转输布上，气血乃人体营养之根本，丰沛的气血经由脾胃而化生精微供养全身，脾胃亏虚则气血化生无源，最终导致全身五脏六腑的供给不足。经络维系与沟通全身各部，《灵枢》载："夫十二经脉者，人之所以生，病之所以成，人之所以治，病之所以起。"经络是中医学整体思维的重要体现之一，对中医临证影响深远。经络病机的实质是综合分析患者的症状、体征，判断邪气侵袭体表何部位，通过何经传入体内，病属何脏、何腑，确定发病原因、病变性质、病理机转的辨证方法，能反映病邪传变的轨迹及证候变化规律，说明病位、病性、正邪的盛衰、病势的走向以及传变关系。故"和"者，以经络为框架，调和全身上下内外脏腑、气血、津液、阴阳，注重整体的调和。

在临床实战中，朱莹教授的"和法缓治，轻可去实"主要运用在以下四个方面：

1. 疏导脾胃法　三焦乃人体升降出入之通路，而脾胃居中焦，掌三焦中最重要的交通，吴鞠通言："中焦如衡，非平不安。"治理中焦即治理脾胃，当如平如衡。《灵枢》有云"中焦如沤"，脾胃为饮食水液汇集之处，最易堵塞，故提倡疏导之法。脾为太阴，胃属阳明，脾证多虚，胃病多实，疏导脾之关键在于一个"运"字，疏导胃则在于"消"。调脾时，朱莹教授惯常以六君子汤、柴芍六君子汤、二陈汤等为底方，非必要并不使用猛进之剂，以和缓之法运脾，湿重者加白扁豆、佩兰等芳香化湿，痰重者添陈皮、竹茹等。胃病虽实，但施治时仍消补兼施，以麦芽、莱菔子、稻芽等温和之品化食，木香、陈皮、厚朴、枳实等虽为缓消积滞的良药，但使用时剂量应严格把握，并不随意添加。

2. 理气化瘀法 脾胃为气机升降枢纽，最易气机阻滞，久病多入血络，脾胃疾病迁延日久，又易出现血瘀病机，故理气化瘀也是治疗脾胃病不可忽视的一个方面。气为血帅，血为气母，气血的运行本就有密切不可分割的联系，当中焦产生气滞时，以逍遥散、小柴胡汤等方疏肝行气，用药当轻清平淡，如使用小柴胡汤，柴胡剂量通常不超过 5 g，辅以郁金、玫瑰花等理郁气，药品丰富，但每味剂量却并不大，不用过辛过温之品。气滞久则入络化瘀，朱莹教授理气必兼化瘀，酌情以牛膝、川芎、丹参等活血化瘀，丹参既行血又补气血，适用于虚、瘀兼并的患者，体现了和缓化瘀之则。而虫类药品，如僵蚕、蝉蜕、地龙等，非络脉瘀阻重者不予轻易使用。中焦血络瘀阻者因虚致实者居多，培补脾胃也为关键，不令气血再度瘀阻。

3. 平补平泻法 平补平泻为针灸学常用的一种治法，始见于《神应经》："其余诸疾，只宜平补平泻，须先泻后补，谓之先泻邪气，后补真气。"此法与"和法缓治"有异曲同工之妙。朱莹教授在补益脾胃时也不采用峻补，中焦又为三焦之通路，全身气机升降之枢纽，又易于壅滞，故补益也需注意勿用滋腻壅滞之品，常以二陈汤、六君子汤等为底方，加减以山药、白扁豆、白术等为主，不妄投生石膏等苦寒之品，以免败坏脾阳。中焦易生湿热等病邪，祛除湿热时以平泻为主，如三仁汤、温胆汤，二方皆有补脾之效，又不损脾胃、伤阴液，此乃平泻之法。

4. 交通上下法 "轻可去实"中寓轻宣、轻清、轻化、轻泻等意，轻宣肺气、轻清温热、轻化湿邪、轻泻实滞，朱莹教授强调从此四轻入手来通畅三焦，从而达到交通上下的目的。上下不通时，人体易出现上热下寒、虚实夹杂等病证，临床许多症状看似复杂，其实究其根本皆因上下不通所致，尤其脾胃壅滞不通时最易导致水谷精微无法上传下达、病理因素积于上、脏腑虚于下，如心肾不交、肺肾同病、心肝同病等。《临证指南医案》曰："上下交病，治在中焦。"故交通脏腑之重点亦在调治中焦。交通上下之法，在前文言疏导脾胃法的基础上，分别协调各脏腑，心肾不交者清心火、补肾水，肺肾同病者补肺气、纳肾气，心肝同病者降心火、升肝气……牛膝、茯苓、泽泻、丹参、山药等为常用的交通上下之品，可根据脏腑的不同病机斟酌选用。

　　"和法缓治"与"轻可去实"思想的根基来源为顾护正气，正气盛衰决定着病情的进退与疾病的最终预后。以顾护正气为临床诊治的首要任务，则诞生出"和缓图之""以轻驭实"的治疗法则，犹如太极之绵而不弱、柔而能克。从古至今，"和法缓治"与"轻可去实"于临床运用之多不胜枚举，同时也贯彻于朱莹教授数十年的临床生涯中。朱莹教授作为脾胃专家，应用此二法诊治疾病的心得总结于此，以期为中医临证提供更多宝贵经验，令广袤中医药领域的优秀学说思想得以传承发扬。

第五节　治肝安胃，肝胃同治

朱莹教授根据多年临证经验，结合中医五行藏象理论及前辈先贤相关论述，提出"治肝以安胃，安胃必治肝"之说，主张"肝胃同治"。临床上，由于肝胃关系失调而导致的消化系统疾病非常多见，因此在诊治胃病时佐以治肝之法，可以起到四两拨千斤之效。

肝与胃同居于人体中焦，位置邻近，二者在生理活动相互依存、相互协同、相互制约，在水谷饮食的受纳腐熟运化及人体气机调节方面有着重要作用，而在病理变化上又能相互影响，如叶天士所言："肝为起病之源，胃为传病之所。"且二者在经络上亦有所关联。《灵枢·经脉》有道："肝足厥阴之脉，起于大趾丛毛之际……挟胃，属肝，络胆。"

《素问·灵兰秘典论》曰："肝者，将军之官，谋虑出焉。"肝脏，其性刚强，又属厥阴风木，气急易动。肝为刚脏，其体阴柔，其用阳刚，若刚柔相济，阴阳调和，则肝之疏泄等功能正常；若刚柔不济，阴阳失和，则肝失疏泄，其病易延及他脏，从而乘脾、犯胃、侮肺、冲心、及肾，故肝有"五脏之贼"之称，而其中又以乘犯脾胃最为多见，如《素问·六元正纪大论》所言"木郁之发……故民病胃脘当心而痛，上支两胁，膈咽不通，食饮不下。"

《难经·七十七难》曰："见肝之病，则知肝当传之与脾，故先实其脾气，无令得受肝之邪。"仲景先师于《金匮要略》中进行了更详细的阐述："见肝之病，知肝传脾，当先实脾……夫肝之病，补用酸，助用焦苦，益用甘味之药调之……此治肝补脾之要妙也。"通过肝病传脾之例，告诫医者治疗疾病之时需要考虑到各个脏腑之间的联系、疾病在脏腑之间的传变，例如治肝时佐以甘味实脾之药，利用五行之间的生克制化，多管齐下，则脾不受邪、肝病自愈，此即"治肝实脾"法之奥妙。此外，针对"干呕，吐涎沫，头痛"的肝寒犯胃、浊阴上逆之证，创立"吴茱萸汤"，仍为后世医家所学习沿用。

金元时期，李东垣师从张元素，继承其"脏腑辨证"和"扶养胃气"的学术思想，经过长期的临床实践，积累了大量经验，形成了独具一格的脾胃内伤学说，提出"内伤脾胃，百病由生"，成为"补土派"代表医家。李东垣在《脾胃论》中有言："肝木旺，则挟火势，无所畏惧而妄行也，故脾先受之。"脾胃作为人体气机升降之枢纽，与肝之疏泄密切相关，而脾为太阴湿土，喜燥恶湿，脾气与肝气均有升发之性，二者之间关系密切，故其治法多以甘温补中、辛甘升阳为主，遣方时除了运用黄芪、人参、甘草等温补脾气之药，也多配伍柴胡、防风、羌活等升发肝阳之品，如补中益气汤、清暑益气汤、升阳益胃汤、升阳除湿汤等，然究其方药本质，实则重于脾而略于胃。

明清时期，各个医家对于肝胃相关疾病则有了更多更深的认识。在症状方面，张景岳在《景岳全书》中提到："气逆作呕者，多因怒郁，致动肝气，胃受肝邪，所以作呕。"沈金鳌于《沈氏遵生书·杂病源流犀烛》中指出："胃痛乃邪干胃院也……惟肝气相乘为尤甚，以木性暴，且正克也。""此四者（嗳气、嘈杂、吞酸、恶心），皆胃家之病，而治之之法，故不离乎胃矣，而亦有时不专主胃者，盖胃司纳食，主乎通降，通降则无此四者之病，其所以不通降而生病之故，皆由肝气逆冲，阻胃之降也。"在治法方面，温病大家叶天士提出了"肝胃同治"之法，并于医案中多有论述——"木火郁而不泄，阳明无有不受其戕……肝木宜疏，胃府宜降""胃土久伤，肝木愈横""夫胃为阳土，肝属阴木，腑宜通，肝宜柔宜凉，治胃必佐泄肝，制其胜也"，肝属木，胃属土，土得木而达，当肝气郁滞失于疏泄时，往往会乘犯阳明胃腑，导致受纳通降等功能失常，出现腹胀嘈杂等不适，此时治宜疏达肝木、通降阳明；而胃腑受纳通降不利时，也需和胃制肝、泄肝通胃；叶天士在结合李东垣的脾胃学说的基础上，结合自身临证经验，认为脾胃虽然互为表里，共同腐熟运化水谷，但又有不同之处，提出了"脾胃分治"之说，如"肝木肆横，胃土必伤……夫胃为阳明之土，非阴柔不肯协和，与脾土有别故也""凡醒胃必先制肝，而治胃与脾迥别"，土壅则木郁，木郁则土虚，而土有阴阳之分，其治也有不同，东垣术甘之守、升柴之升，实为治脾之法，治胃则鲜克奏效，如林佩琴在《类证治裁》中有道："夫胃司纳食，主乎通降，其上逆而呕吐者，乃肝邪犯胃，或胃虚肝乘。故治呕吐，必泄肝安胃。用药主苦降辛通，佐以酸泄。"

综上所述，《黄帝内经》为肝胃同治奠定了理论基础，后世诸多医家经过临床验证，对此有了更加深刻的认识，并形成了较为完备的理法方药体系，至今仍能指导着临床实践。朱莹教授基于以上理论知识和自身经验，提出了"治肝安胃，肝胃同治"之法，其主要意义包括以下几个方面。

一、土得木而达

胃主受纳、腐熟水谷，是人体营养之源泉。水谷饮食入胃，在胃中腐熟有赖于胃阳的温煦推动，而胃阳也需要有少阳相火之辅佐才能发挥其正常作用，正如赵献可于《医贯》所言："饮食入胃，犹水谷在釜中，非火不熟……全借少阳相火之无形者。"少阳肝木春生之气，具有生发和温煦的作用，能够鼓动胃阳，为胃之受纳、腐熟和通降功能提供温运的热量和动力，故有助于胃阳更好地发挥其温煦和推动作用。然而，少阳相火易亢而妄动，故朱丹溪认为"阳常有余"，若五志过极，或肝气郁滞，或阴精不足，导致肝之相火妄动或不归其位，即《格致余论》所谓"气有余便是火"，张景岳则称之为"邪火"，此火最易横逆犯胃，《医宗金鉴》有云："盖肝性急善怒，其气上行则顺，下行则郁，郁则火动而诸病生矣……发于中，则胸满、胁痛而或作吞酸。"相火易亢易动，亢动则易耗，妄耗则易衰，故张景岳提出"阳非有余"，而若阴精亏损较重、阴损及阳，或阴邪内盛，或久病内伤，或过用苦寒等，皆会导致肝之相火不足，失于温煦，影响及胃，即《景岳全书》所谓"气不足便是寒"，导致胃中虚寒，甚则水谷不化，反而变生寒浊。

中医学认为，气是宇宙的本原，也是构成人体和维持人体生命活动的最基本物质。运动是气的根本属性，有升、降、出、入四种运动方式，气的运动是自然界一切事物发生发展变化的根源，故气的运动又称为气机，有枢机、关键之意。人体之气同样处于不断的运动之中，它不断流行于全身脏腑经络，时刻调控着人体的各种生理活动，如呼吸运动、水谷消化吸收、血液运行等，气的升降出入运动一旦停止，人体的各项生命活动就无法维持，即《素问·六微旨大论》曰："出入废则神机化灭，升降息则气立孤危。故非出入，则无以生长壮老已；非升降，则无以生长化收藏。是以升降出入，无器不有。"肝属木，其气通于春，春木内孕生升之机，故肝主升生之气，有启迪诸脏生长化育之功，正如《沈氏尊生书·杂病源流犀烛》中所言："肝气和则生气，发育万物，为诸脏之生化，若衰与亢，则能为诸脏之残贼。"清代医家张璐亦有"肝脏升发之气，升气旺则五脏环周，生气阻则五脏留著"之论述。胃主通降，即胃腑宜通、胃气宜降，是胃行使受纳、腐熟饮食水谷功能的前提，也是人体能够消化吸收饮食的保证。饮食入胃，经过胃的受纳、腐熟后必须下行进入小肠，再经过小肠的分清泌浊，其浊者下移于大肠，然后变为糟粕排出体外，整个过程中都需要胃保持通降的状态，才能使胃肠虚实更替正常、水谷饮食畅通无阻，故《素问·五脏别论》曰："水谷入口，则胃实而肠虚；食下，则肠实而胃虚。"所以，胃贵乎通降，以下行为顺。而胃之通降功能，虽以胃阳之温煦推动和胃阴之濡润下行为基本条件，但也离不开肝之疏泄、调畅气机作用的配合，唐容川在《血证论》中有云："木之性主于疏泄，食气入胃，全赖肝木之气以疏泄之，而水谷乃化。设肝之清阳不升，则不能疏泄水谷，渗泻中满之证在所不免。"若肝之疏泄功能异常，则可引起胃之通降失常，导致胃中浊气滞留甚或上逆，出现胃痛呕吐等种种表现，故《知医必辨》曰："肝气一动，即乘脾土，作痛作胀，甚则作泻，又或上犯胃土，气逆作呕，两胁痛胀。"

二、木得土则荣

《灵枢·五味》曰："胃者，五脏六腑之海也，水谷皆入于胃，五脏六腑，皆禀气于胃。"胃为人体"水谷之海"，能够初步地将饮食水谷腐熟以便更好地消化吸收，充养五脏六腑，故张景岳有云："凡平常之人，受气于谷，谷入于胃，五脏六腑皆以受气，胃为脏腑之本。"若胃失其常，则水谷难化，因使五脏不安、百病丛生，正如《张氏医通》所言："人赖水谷以生，水谷敷布则五脏安和，水谷逆阻则百病丛生，水谷废绝则性命倾危。以胃为水谷之海，五脏之本也。"肝藏血，以血为体，主疏泄，以气为用，故为体阴用阳之脏，其各种功能的正常发挥均以充足的阴血为物质基础，而血液来源于水谷精微，又与胃密切相关，故《医宗金鉴》曰："盖肝为木气，全赖土以滋培，水以灌溉。若中土虚，则木不升而郁。阴血少，则肝不滋而枯。"

脾胃同居人体中焦，为人体气机升降之枢纽——脾气上升，胃气下降，影响着肝气的升发、肺气的肃降、心火的下降、肾水的上升，清代著名医家黄元御在其著作《四圣心源》中提出了"左升右降，中气斡旋，一气周流"的理论模型，即人体之气在运行过程中，水木主左升，火金主右降，而中土脾胃则为"中轴"。由此可见，胃虽为腑，但胃气的通降在全身气机的升降调节中同样有着至关重要的作用和意义，正如《灵枢·平人绝谷》所言："胃满则肠虚，至食下，肠满则胃虚，更虚更满，故气得上下，五脏安定，血脉和利，精神乃居。"因此,不仅木郁可引起土虚,土壅也能导致木郁,如外邪直犯,或素体虚弱,气、血、痰、火、食、湿等邪气壅滞中土,气机升降失常,从而使得肝失疏泄、肝气郁滞,病证丛生。

随着社会的发展、物质的丰富,人们的生活水平较之上个世纪有了巨大的提升,但随之而来的是生活、工作、学业等各个方面的压力,越来越多的人开始出现了精神心理方面的问题甚至疾病,这严重危害到了人们的健康,现代医学也因此提出了新的医学模式,即"生物—心理—社会医学模式"。据统计,综合医院各科心身疾病占患者总数的25%~35%,在发达国家心身疾病的发病率占疾病谱的80%,我国大中城市心身疾病的发病率也占40%,特别是消化系统心身疾病的病种和发病率居内科心身疾病的首位,占本系统所有疾病的45%~75%。因此,朱莹教授在临床诊疗之中非常重视"肝胃同治"理论,而其中尤重"治肝安胃"法的运用,并在前人的基础上,根据不同的病证,提出了疏肝、泻肝、平肝、化肝、柔肝、温肝等"治肝安胃"之法,临床疗效确切。

1. 疏肝和胃法 此法适用于肝气犯胃之证,也是临床上最为常见的一种证型,多因七情内伤,肝气郁滞,横逆犯胃,胃失和降,也可因胃气素虚,肝气相对偏盛,克伐太过,症见胃脘胀痛、痛连两胁、嗳气频作、泛酸呕吐、精神抑郁或烦躁易怒、胸闷太息、食欲不振、舌苔薄白、脉弦等,临床上常用柴胡疏肝散加紫苏梗、香附等理气和中之品治疗此证。

2. 泻肝安胃法 此法适用于肝胃郁热之证,多因肝气郁滞,日久化热,邪热犯胃,胃气壅滞,症见胃脘灼热、胁肋胀痛、口苦泛恶、嘈杂吞酸、烦躁易怒、口干口苦、舌红、苔黄、脉弦数等,临床上常用肝胃百合汤合左金丸加减治疗此证,若气郁化火动血,则可用化肝煎(《景岳全书》)加减治疗此证。

3. 平肝降胃法 此法适用于肝胃气逆之证,与肝气犯胃证有所不同,本证以气逆上冲为主要表现,症见呕吐反胃、呃逆嗳气、或吐涎、或泛酸、头痛眩晕、肢体麻木、舌淡、苔薄白或薄黄、脉弦或紧等,临床上常用旋覆代赭汤加牛膝、天麻、钩藤、蒺藜等平肝息风之品治疗此证。

4. 化肝和胃法 此法适用于肝胃瘀阻之证,多因肝郁日久,久病入络,肝血瘀滞,胃络受损,瘀血内停,症见胃脘疼痛、痛如针刺、且有定处、拒按、大便发黑、甚或吐血、舌暗红、舌边瘀点、舌下络脉粗紫、舌苔薄黄、脉弦细涩等，临床上常用血府逐瘀汤合丹参饮加减治疗此证。

5. 柔肝养胃法　此法适用于肝胃阴虚之证，多因气郁化火，日久伤阴，失于濡养，症见胃脘隐痛、灼热心烦、饥不欲食、口燥咽干、五心烦热、大便干结、舌红、少苔、脉细数等，临床上常用一贯煎合益胃汤加减治疗此证。

6. 温肝暖胃法　此法适用于肝胃虚寒之证，多因肝胃受寒，寒凝气滞，胃气不和，症见胃脘冷痛、喜温喜按、胆怯善恐、泛吐清水、神疲乏力、舌淡、苔薄白、脉沉迟无力等，临床上常用吴茱萸汤加减治疗此证。

总而言之，胃病虽然病位在胃，但受肝的影响较大，临床诊治胃病之时不可只知胃而不见肝。除了"治肝实脾"法之外，"治肝安胃"法同样需要重视。此外，胃病的发生发展与情志失调关系甚为密切，作为一名医者，除了运用药物治疗此类疾病之外，也应当加强对患者的心理疏导，通过真诚沟通、耐心劝导，逐步缓解患者情绪，则肝木得疏，纳运自调，诸证得消。

第六节 药食同源，未病先防

自古以来，中国传统医学理论即强调"防重于治"，认为疾病的预防能够有效地减少疾病发生，促进身心健康。而"药食同源"思想的发展演化更为"未病先防"思想的继承和发展提供强有力的基石与保障。

一、药食同源

"药食同源"，从字面意思上理解，即是指药物与食物具有相同的起源。"药食同源"的理论从雏形到形成，再到成熟、发展，经历了漫长的历史时期。在远古时期，人类需要不停地在大自然中获取食物以维持生存、繁衍，在不断寻找食物的实践过程中，人类逐渐对食物与药物有了初步的认识：对疾病有治疗、缓解的天然动植物划分为药物，而用于饱腹充饥的天然动植物归纳为食物，"药食同源"理论的雏形由此而来。《淮南子·修务训》中记载："神农尝百草之滋味，水泉之甘苦，令民知所避就，当此之时，一日而遇七十毒。此其尝百草为别民之可食者，而非定医药也。"可知当时药和食还没有明确的界限。战国秦汉时期，《黄帝内经》的问世不但奠定了中医基础理论，还形成了食药的整体理论体系，如四气、五味、升降浮沉、气味厚薄以及毒性等，认为食物和药物一样具有四气五味，反映了"药食同源"思想。《素问·五常政大论》中提到："大毒治病，十去其六，常毒治病，十去其七；小毒治病，十去其八；无毒治病，十去其九；谷肉果菜，食养尽之。无使过之，伤其正也。不尽，行复如法。"以及"食宜同法""药以祛之，食以随之"等观点，来说明食物作为药物治病的辅助功能；《素问·脏气法时论》中记载："毒药攻邪，五谷为养，五果为助，五畜为益，五菜为充，气味合而服之，以补精益气。此五者，有辛酸甘苦咸，各有所利，或散或收，或缓或急，或坚或软，四时五藏，病随五味所宜也。"体现了药食在维持人体生命活动的基本功能不同，揭示了"药食同源"理论治疗疾病的重要性。此后"药食同源"理论在各类思想相互交流、相互碰撞中日趋成熟、完善，并在不断继承与创新发展的基础上，衍生了"食养""食疗""药膳"等形式，以便更好地防病、治病。

对于从事脾胃病专业教学、科研及临床工作近四十载且尤其擅长治疗脾胃及相关心身疾病的朱莹教授来说，由"药食同源"理论到实践再到理论的反复过程中，治疗脾胃疾病始终倡导"胃病三分治，七分养"与"药补不如食补"的思想。认为脾胃疾病的产生，不是一天两天形成的，而是长期不注意养生导致的，所以调养脾胃，需要一个过程，且在此过程中疾病易反复发作。因而在治疗期间，不能一味的只依赖于药物治疗，药物治疗只能解决一时的问题，如果自己本身不注意，那么疾病会反反复复地发作，甚至引发新的疾病。正如《脾胃论》云："百病皆由脾胃衰而生也。"因此，朱莹教授一直把"胃病三分治，七分养"与"药补不如食补"的诊治观念灌输给每一位患者，以达到"调""养"协同，事半功倍。除此之外，朱莹教授临证用药中也喜用"药食同源"之对药，一是麦芽与谷芽：主消食和中、健脾开胃，相须为用，对于治疗米面、薯芋类饮食积滞疗效颇佳。《本草汇言》谓大麦芽："和中消食之药也。补而能利，利而又能补。"《本草纲目》中提到："麦芽、谷芽、粟芽，皆能消导米面、诸果食积。"《本草述钩元》云："谷、麦二芽俱能开发胃气，宣五谷味。"朱莹教授认为，麦芽、谷芽同属五谷杂粮作物，药食同源，更能为胃肠道所吸收消化。因此，临床上多相须为用治疗米面、薯芋类饮食积滞或脾胃虚弱致使食欲不佳、面色萎黄者。此药对小儿脾胃功能尚未发育完全者、脾胃虚弱者以及年老体虚者、脾胃运化失常者更为适宜，运用时常配以健脾益气之白术、山药、白扁豆、太子参。二是山药与白扁豆：山药作为药食同源中补益之品，味甘性平，《本草纲目》中提到其能"益肾气、健脾胃、止泻痢、化痰涎、润毛皮"。故可资先天肾气，补后天脾胃。白扁豆味甘性温，《药品化义》云："扁豆，味甘平而不甜，气清香而不窜，性温和而色微黄，与脾性最合。"二者药味均甘，甘味药可入脾经，有益气建中、补脾养胃之功效。正如《素问·至真要大论》言"夫五味入胃，各归其所喜，故……甘先入脾"。因此二药临床上常相须使用治疗脾虚湿滞之证，以达到健脾祛湿、益气和中之效，长期食用以资后天。三是干姜与高良姜：干姜，《本草择要纲目》云："其用有四，通心助阳，去脏腑沉寒痼冷，发诸经之寒气，疗感寒腹痛。"高良姜，《本草汇言》云："高良姜，祛寒湿、温脾胃之药也。"二者合用，即《太平惠民和剂局方》

二姜丸。取干姜温热之性，温煦脾阳，散寒止痛。然寒邪日久化湿，故可取高良姜芳香之气，化湿和中，降胃气，调和脾胃，以达温里止痛之效，朱莹教授将其广泛运用于寒邪客胃所致的胃痛。

二、未病先防

"治未病"思想的概念在《黄帝内经》中首次提出。《素问·四气调神大论》中记载："是故圣人不治已病治未病，不治已乱治未乱，此之谓也。夫病已成而后药之，乱已成而后治之，譬犹渴而穿井，斗而铸锥，不亦晚乎！""治未病"思想在秦汉时期的《伤寒杂病论》中得到发展，《伤寒杂病论》在后世被分为《伤寒论》和《金匮要略》两部分。《金匮要略·脏腑经络先后病脉证第一》中提到："夫治未病者，见肝之病，知肝传脾，当先实脾。"从脏腑整体观论述了"治未病"思想。而所谓"治未病"思想具体包括两个方面：一是"未病先防"，即强调预防疾病的重要性；二是"既病防变"，即突出着重于疾病的早期发现、早期处理，防止疾病的发展和传变以及病后防复止遗，是防于疾病未复发、未发生后遗症之时。

从"药食同源"思想衍生的三大形式——"食养""食疗""药膳"中可知现代疾病的治疗不仅仅只停留在"既病防变"这一方面，而在现代生活的快节奏、高压力、高强度下，人们的饮食、情绪、作息、行为等生活习惯方面愈加地未予重视，以致脾胃疾病的发病率越来越高，其诊断与治疗的难度也越来越大。"未病先防"的治疗思想也愈发地引起人们的重视，而朱莹教授对此的见解主要从以下四个方面进行阐述。

（一）慎起居——起居有时，天人合一

自然界是人类生命活动的根本，《道德经·第二十五章》中提到："人法地，地法天，天法道，道法自然。"人与天、地、道之间的关系应该是和谐统一的。天地万物不是孤立存在的，它们之间是相互影响、相互作用、相互联系、相互依存的。人类生存于自然界之中，其一切生命活动均与大自然息息相关，无论四时气候、昼夜晨昏、日月运动、地理环境，各种变化都会对人体产生影响，因而人要健康长寿就必须顺乎自然规律，按自然规律去保健养生。《素问·四气调神大论》中记载："春三月，此谓发陈……夜卧早起，广步于庭……此春气之应也，养生之道也。逆之则伤肝，夏为寒变，奉长者少。夏三月，此谓蕃秀……夜卧早起，无厌于日……此夏气之应，养长之道也。逆之则伤心，秋为痎疟，奉收者少，冬至重病。秋三月，此谓容平……早卧早起，与鸡俱兴……此秋气之应，养收之道也。逆之则伤肺，冬为飧泄，奉藏者少。冬三月，此谓闭藏……早卧晚起，必待日光，使志若伏若匿，若有私意，若已有得，去寒就温，无泄皮肤，使气亟夺。"强调顺应四时，养成良好的起居习惯，有易于调养神气，保持健康。除此之外，李东垣在《脾胃论》中提到："顺四时之气，起居有时，以避寒暑，饮食有节，以及不暴喜怒而颐神志，常欲四时均平而无偏胜则安，不然损伤脾……而有病皆起。"指出四时有序在保持人体健康、预防疾病方面的重要性。以上论述均说明人的起居应与自然界相统一，顺之则诸病不起，逆之则百病丛生。然处于时代高速发展的今天，人们在经济、社会、心理各方面的压力下，"晚上睡不着，早上起不来"的生活作息成为常态，严重者须在服用助眠药物的情况下才能入睡。而这种长期日夜颠倒的起居状态，致使人体无法顺应四时，造成气血不和，脏腑不和，以致机体逐步出现系统慢性损害，引发一系列健康问题，如消化系统疾病常见的胃脘痛、腹痛、腹泻、腹胀等。

（二）调饮食——饮食有节，顾护脾胃

《素问·脏气法时论》中记载："五谷为养，五果为助，五畜为益，五菜为充，气味合而服之，以补精益气。"强调合理搭配膳食可以增强机体正气以抵御外邪。然饮食物的消化吸收，均有赖于脾胃的协调配合，一纳一运，共同完成饮食的纳化和水谷精微的输布，从而化生气血，维持机体正常生长发育。因此，饮食应有节，需顾护脾胃，勿饥饱无度、寒温失调、恣食肥甘、偏嗜五味，如过饥则生化无源，正气亏虚，易继发他病；过饱则加重脾胃纳化功能，阻塞气机升降，导致脾胃不调，百病丛生；寒温失调则损伤脾胃之气；恣食肥甘则见"高粱之变，足生大丁"；偏嗜五味则打破人体气血阴阳的平衡以及脏腑间的平衡而导致疾病的发生，正如《素问·生气通天论篇》中提到："阴之所生，本在五味，阴之五宫，伤在五味。是故味过于酸，肝气以津，脾气乃绝；味过于咸，大骨气劳，短肌，心气抑；味过于甘，心气喘满，色黑，肾气不衡；味过于苦，脾气不濡，胃气乃厚；味过于辛，筋脉沮弛，精神乃央。"《素问·五脏生成》中提到："多食咸，则脉凝泣而变色；多食苦，则皮槁而毛拔；多食辛，则脉急而爪枯；多食酸，则肉胝而唇揭；多食甘，则骨痛而发落。此五味之所伤也。"

（三）畅情志——恬淡虚无，阴阳平和

《素问·上古天真论》中提出："恬淡虚无，真气从之，精神内守，病安从来。"中医学认为情志是心理活动的表现形式，与脏腑的生理、病理变化密切相关。若五脏精气充盛，功能协调，则精神充沛，思维快捷，反应灵敏，言语流利，情志活动处于正常范围；反之，正常的情志活动也有利于营卫通利，脏腑功能协调，增强正气，抵御外邪。然其病理可体现在以下三个方面：一是直接伤及内脏，即《素问·阴阳应象大论》中提及的"怒伤肝""喜伤心""思伤脾""忧伤肺""恐伤肾"；二是影响脏腑气机，《素问·举痛论》曰："余知百病生于气也。怒则气上，喜则气缓，悲则气消，恐则气下，惊则气乱，思则气结。"系统总结了情志过极导致脏腑气机失常的致病规律；三是伴有情志症状，七情内伤引发的疾病仍多发为情志病，或表现为郁证、癫病、狂病等。如《灵枢·癫狂》："癫疾始生，先不乐，头重痛，视举目赤。""狂始发，少卧不饥，自高贤也，自辩智也，自尊贵也，善骂詈，日夜不休。"因而在日常生活中，要保持乐观宁静的心态，避免情绪的异常波动，使气血通利，脏腑和调，以维持身心健康，预防疾病的发生，并促进疾病向好的方面转化。

（四）巧运动——和于术数，动静相宜

一切事物的发生、发展、变化，都根基于运动。《黄帝内经》认为宇宙万物都处于永恒的运动之中，运动的方式即"升降出入"。《素问·六微旨大论》中指出："非出入，则无以生长壮老已；非升降，则无以生长化收藏，是以升降出入，无器不有。""出入废则神机化灭，升降息则气立孤危。"《素问·至真要大论》中又指出："夫阴阳之气，清静则生化治。"上述均说明人体生命活动需和于术数、动静相宜才能协调统一。因而日常生活中需加强运动锻炼，增强体质，做到动静相宜，避免久坐、久视、久卧、久行、久立，以减少和防止疾病的发生发展。

总而言之，"药食同源"思想是极富有中国特色的养生思想，发挥着中医"未病先防"思想的优势；反之"未病先防"思想在"药食同源"思想基础上，结合时代特征，共同促进全民养生保健，二者相辅相成，相互促进，可以减少和防止疾病的发生发展，提高人民生活质量。

第七节　体用并重，燥湿相济

在治疗上，朱莹教授注重阴阳平衡，主张"体用并重，燥湿相济"，临证善用调和阴阳、平衡燥湿之法治疗脾胃病。脾以纯阴之体而蕴阳气，胃以纯阳之质而纳阴津；脾主升清，脾用属阳；胃腑以通为用，胃用属阴。叶天士曾云："太阴湿土，得阳始运，阳明阳土，得阴自安。以脾喜刚燥，胃喜柔润也。"朱莹教授认为脾胃升降相因、燥湿相济、阴阳相交、纳运相得，共同维持着人体形态及生理功能的平衡。"体用理论"发源于《素问·五运行大论》："中央生湿……在体为肉……在脏为脾……其用为化。"《周易探玄》也有云："凡天地万物，皆有形质，就形质之中，有体有用。体者，即形质也；用者，即形质上之妙用也。"即"体"指脏腑的组织结构、形体，"用"指脏腑的生理作用、功能。东汉张仲景《伤寒杂病论》重视顾护脾胃，以六经、脏腑辨证之法，创立了脾胃体用理法方药之基础。至金元时期，李东垣认为"内伤脾胃，百病由生"，强调了脾阳与脾气升发之机的重要性，若脾胃体用失和，则损及脾胃升降、燥湿、阴阳、纳运，继而影响其余脏腑，正如《素问·玉机真藏论》所言："脾胃健旺，五脏安和；脾胃受损，则五脏不安。"故《脾胃论》中提出"胃者，五脏之本""脾胃之气无所伤，而后能滋养元气"，但其偏重于脾阳、脾用一方；明代万全《养生四要》云："受水谷之入而变化者，脾胃之阳也；散水谷之气以成营卫者，脾胃之阴也。"则提倡脾胃体用阴阳分而治之；清代喻嘉言对于脾胃体用理论的阐述便较为完备，《医门法律》云："人身脾胃居于中土，脾之土，体阴而用则阳。胃之土，体阳而用则阴。"至此，"体用并重"成为医家们在治疗脾胃病时的一大治疗原则。燥、湿是中医理论中的重要概念，早在《黄帝内经》就被引入中医学理论之中，如"天有四时五行，以生长收藏，以生寒暑燥湿风""燥以干之，暑以蒸之，风以动之，湿以润之，寒以坚之，火以温之"，在治则治法上分别提出"燥者濡之""燥者润之""湿淫于内，治以苦热，佐以酸淡，以苦燥之，以淡泄之""湿上甚而热，治以苦温，佐以甘辛，以汗为故而止"等条文为指导临床辨治奠定了理论基础。到东汉时期，张仲景首将湿邪所致疾病作为独立病种进行讨论，如对湿痹、肾着、历节、浸淫疮等各科相关疾病，做了系统的论述，开创湿病辨证论治之先河，对于燥证，仲景虽无专文或独立的章节论述，但《伤寒论》和《金匮要略》书中对燥之相关病因病机和辨证论治散见于各篇章；在治法方面，根据湿邪在表在里、寒热虚实等提出具体治法，如湿邪在表宜用汗法，以"微微似欲汗出"为度，湿邪在里当利小便，使《黄帝内经》中治水的"开鬼门，洁净府"治法具体化，创立一系列治湿经方以及内服、外洗、外敷及搐鼻等用法，除《黄帝内经》"燥者润之"外，还归纳出健脾化湿、温阳通脉、泻热逐水、化瘀通络等敷布津液方法。隋代巢元方首次将燥、湿作为疾病分类的纲领，如水肿之"燥水，谓水气溢于皮肤，因令肿满，以指画肉上，则隐隐成文字者，名曰燥水也""湿水者，谓水气溢于皮肤，因令肿满，以指画肉上，随画随散，不成文字者，名曰湿水也"，这种以燥、湿作为疾病分类纲领的思想，在后世医著中仍有继承和发展。金元时期，刘完素精研《黄帝内经》，对燥、湿理论进行发挥，尤其对"燥"作出创新，重新阐发《黄帝内经》之病机十九条，补"诸涩枯涸，干劲皱揭，皆属于燥"一条，发前人之所未发，开后学之先河，在治疗上，刘氏遵《黄帝内经》"燥者润之""燥者濡之"之法，提出"冲开道路……退风散热，活血养液，润燥通气之凉药调之"的治燥原则，对于湿，刘完素认为"湿本土气，火热能生土湿，故夏热则万物湿润，秋凉则湿复燥干也。湿病本不自生，因于火热怫郁，水液不能宣行，即停滞而生水湿也"。在湿病治疗上，强调"风胜湿，湿自土生，风为木化，土余治之以风，脾盛治之以燥"。李东垣临证多从脾胃论治，提出"升阳除湿"的治法，如在《脾胃论》升阳除湿防风汤中"如此证飧泄不禁，以此药导其湿；如飧泄及泄不止，以风药升阳"。为湿病的治疗开辟了新的路径。至明清时期，燥、湿理论得到全面发展，在脾胃方面，前人认为脾为阴脏，体阴而用阳，脾阳健则能运化升清，故性喜燥而恶湿；胃为阳腑，体阳而用阴，胃阴足则能受纳、腐熟，故性喜润而恶燥。叶天士有云："太阴湿土，得阳始运，阳明燥土，得阴自安。以脾喜刚燥，胃喜柔润故也。"脾亦湿，得胃阳以制之，胃亦燥，得脾阴以制之，脾湿能润胃燥，使胃不至于燥，胃燥能济脾湿，使脾不至于湿，故太阴湿土与阳明燥金之间阴阳互助，燥湿相济，保证二者纳运、升降关系正常，共同维持脾胃升降运动。至此，治疗脾胃杂病时，"燥湿相济"的治疗原则成为医家们的共识。

朱莹教授认为其内涵主要包涵以下两个方面：

1. 脾以纯阴之体而蕴阳气，胃以纯阳之质而纳阴津　脾处五脏之中焦，居阴位，五脏归阴，胃为六腑之首位，居阳位，六腑归阳；脾藏精气而不泻，善守，胃传化物而不藏，善走；脾为太阴湿土，喜燥恶湿，胃为阳明燥土，喜润恶燥。而脾用为阳，胃用为阴。脾主升清，有阳则升，清阳升举，维系内脏，升阳运化之能为阳，故称脾用属阳；胃主受纳腐熟，胃气通降为受纳之前提，六腑以通为用、以降为顺，通降之用为阴，故称胃用属阴。脾阳强健，脾土才得以容载万物，运化有权；胃阴充足，胃土才得以纳熟行健，润降不息。脾胃同属中土，居于沉浮之间，司升降阴阳之权，脾虽体阴，然沉中内蕴升清升阳之机；胃虽体阳，然浮中内蕴降浊降阴之意。如叶天士《临证指南医案》所言："纳食主胃，运化主脾，脾宜升则健，胃宜降则和。"若脾胃体用关系失常，则升降之职失司，体之损可及用，用之损亦可及体。脾阴柔弱，湿浊等易从阴化寒困脾，久而伤及脾阳，妨其升清之用；脾喜刚燥，脾中清阳若失于温煦，升运失司，又可反侮脾体而生化无源。胃阳强盛，邪祟等易从阳化热耗津，久则损及胃阴，碍其通降之用；胃喜柔润，润降失职，胃阴失于泽沃，又可反制胃体而出入无序。脾胃升降失常总属"清气在下，则生飧泄；浊气在上，则生䐜胀"（《素问·阴阳应象大论》）之机。脾之升清不足，物停中阻，浊气难降；胃之降浊不能，食不入脾，清气难升。故脾胃体用关系的和谐对脾胃升降功能具有重要影响。

2. 脾为湿土，其性湿；胃为燥土，其性燥　脾性湿是其本气所化；胃性燥是其从子气所化。如黄元御在《四圣心源·六气解》中所言："太阴以湿土主令，辛金从土而化湿。阳明以燥金主令，戊土从庚金而化燥，己土之湿为本气，戊土之燥为子气。"指出脾为湿土，肺从脾化湿；大肠为燥金，胃从肠化燥。清代名医尤在泾云："土具冲和之德而为万物之本。冲和者，不冷不热，乃能化生万物，是以湿土宜燥。燥土宜润，使归于平也。"说明脾胃之间必须燥湿相宜，才能生化无穷。因此，脾性湿，防其湿胜而喜燥；胃性燥，防其过燥而喜润。脾湿能润胃燥，则胃之燥土润而不燥，方能行下降之令、传导之职，使水谷之糟粕以次传下。胃燥能济脾湿，则脾性湿而无湿停之患，脾之湿土才温而不寒，方能行其上升之令、运化之职，使水谷精气上输心肺灌溉百脉，营养全身。如叶天士云："胃易燥，全赖脾阴以和之，脾易湿，必赖胃阳以运之，故一阴一阳，互相表里，合冲和之德而为后天生化之源也。"若脾胃之间燥湿不相既济，就会发生疾病。脾湿不济胃燥，就会出现胃燥不润之证；若胃燥不胜脾湿，则湿邪阻碍中焦，导致胃中湿浊停滞。若外感或内伤使脾胃体用关系紊乱，伤及本体或功能，脾胃燥湿亦会失济。脾体阴，乃阴中至阴之脏，湿亦为阴邪，二者同气相应，故水湿易于困脾；脾用失常，脾阳不足，无以温化运行水湿，湿易中阻，即所谓"诸湿肿满，皆属于脾"（《黄帝内经》）。胃体阳，乃多气多血之腑，外寒、气郁、血瘀、食积、痰湿等邪气皆可从阳化热，致使燥火炽盛；胃用不足，通降失职，胃气无力推动胃中津液濡润胃腑，胃土易燥。由此可知，脾胃燥湿功能失济，亦有脾胃体用失和之因。

朱莹教授在治疗上十分重视"体用并重，燥湿相济"的运用，认为脾胃病的治疗需要时刻顾护脾胃之体，强健脾胃之用，并平衡脾胃的燥湿二气，朱莹教授认为诊疗时既需强调脾胃单独的特异性，又需兼顾中焦整体功能的完整性，重视形体与生理功能的联系，突破单纯立论偏脏偏腑、偏阴偏阳的局限，即如《灵枢·根结》所云："调阴与阳，精气乃光，合形与气，使神内藏。"以法遣方，才能契合病机，收获良效。

朱莹教授具体的常用治法如下：

1. 荣脾养阴法 适用于脾体阴虚所致病证，如《慎柔五书》所述"损病六脉俱数、声嘶、口中生疮、昼夜发热无间"，该证以脾阴虚损为主要病机，治疗该病证时常多以甘淡平补之法，因甘能补之，淡能渗之，恰合脾之秉性，方选应滋养脾阴不助湿、温补脾用不耗津，如慎柔养真汤等方药。

2. 温阳健脾法 适用于脾阳亏虚，脾失健运所致病证，症状可见"脾胃冷弱，心腹绞痛，呕吐泄利，霍乱转筋，体冷微汗，手足厥寒，心下逆满，腹中雷鸣，呕哕不止，饮食不进"，常因外寒或内生寒湿困遏脾阳，以致脾阳不足，治宜温脾阳助脾用，方选附子理中丸等方药。

3. 滋阴养胃法 适用于胃阴不足所致病证，胃阴不足，或胃气上逆，或虚火内生，治宜生胃津、补胃土、清虚热、降胃气，方选麦门冬汤、益胃汤等方药。

4. 温补胃阳法 适用于胃阳不足所致病证，多见于阳明寒呕证，胃阳不足，胃失和降，可致寒饮上逆，治宜温补胃阳、降逆止呕，方选吴茱萸汤等方药。

5. 健脾燥湿法　适用于脾虚湿蕴所致病证，脾胃虚弱，气机失调，升降失司，水湿停滞留于脾胃则发病，脾虚湿蕴是脾胃疾病中常见的证型，可在多种脾胃病中存在，治宜健脾益气以治本，燥湿祛湿以治标，方选参苓白术散、六君子汤等方药。

6. 健脾益胃法　适用于脾湿胃燥所致病证，长期饮食不节制，脾失运化，致痰湿困脾，脾升胃降共同运纳，脾失健运日久则胃失纳降，脾为湿困，不能腐熟水谷，但胃有燥火，津液不能濡养，脾升胃降失常日久，终成脾湿胃燥并存，多见于消渴病，治宜清热润胃，健脾化湿，方选玉液汤等方药。

总之，脾胃同居中州，体用相应，病机互相影响，正如明代周之干《周慎斋遗书》所主张："盖胃气为中土之阳，脾气为中土之阴，脾不得胃气之阳，则多下陷，胃不得脾气之阴，则无以转运，而不能输于五脏。"而燥湿二邪，脾胃病中多见，胃体强盛，腑实燥热，阳亢至极，可灼伤脾阴，致脾阴渐亡。脾阳不足，水湿困阻，旁及于胃，胃阳亦可不振。调理脾胃并非单求补脾胃，而需注重脾胃阴阳之间的平衡，恰如吴鞠通《温病条辨》所言"治中焦如衡，非平不安"，故朱莹教授治疗脾胃病时选方用药皆不离"体用并重，燥湿相济"，坚持以"衡""平"为要，以"安"为目标，遣方用药以恢复中焦脾胃功能为最终目的。

第八节 // 内外合治，治法灵活

　　中医治法，概分内外，内治以方药，外治以针、灸、敷、贴、熨、按摩、导引等术。朱莹教授认为，中医治法各异，然其理同也，均为秉内外一体之中医整体观念，守治病求于本之则，贯四诊合参之法，达阴阳平衡、五藏安和之效。朱莹教授重视疾病与经络脏腑的内外联系，故临证善于运用内外合治法，明阴阳、辨虚实，在诊治内科疾患时施以外治之术，兼容并蓄，皆有成效。

　　方从证出，法随证立。治法是理、法、方、药的中心环节，《素问·阴阳应象大论》云："因其轻而扬之；因其重而减之；因其衰而彰之。形不足者，温之以气；精不足者，补之以味。其高者，因而越之；其下者，引而竭之；中满者，泻之于内；其有邪者，渍形以为汗；其在皮者，汗而发之，其慓悍者，按而收之；其实者，散而泻之。审其阴阳，以别柔刚，阳病治阴，阴病治阳；定其血气，各守其乡，血实宜决之，气虚宜掣引之。"指出了内治法的总概。东汉张仲景创立的六经辨证，清代叶天士创立的卫气营血辨证，清代吴鞠通创立的三焦辨证，皆阐述了内服方剂治疗病证的不同思路。清代程钟龄撰写《医学心悟》云："一法之中，八法备焉；八法之中，百法备焉。"首创"八法"，将内治法高度概括为"汗、吐、下、和、温、清、补、消"，著称于世并被广泛运用至今。中医内治法就是根据辨证方法的不同，加以方剂的灵活变化加减，辨证施治是组方的依据，方剂是治法的体现，即"方即是法"，方是从属于法的，方剂是内治治法的体现，方以药成，以法统方。

　　中医外治，源远流长。中医外治的起源远远早于内治，远古祖先用"砭石"放血、刺患处；用树枝、兽皮、苔藓、草茎、泥灰、唾液敷创伤；用树枝、干草燃烧烘热身体、御寒去疾等，皆是针、灸、敷贴、热熨等外治法的古早起源。外治法的最早文字记录来源于殷墟卜辞，其记载有 22 种疾病使用了外治方法，其中灸法和药物外治各五条；西汉的《五十二病方》是目前发现的最早记载外治法的医书，其中载有的外治方达全书一半以上；《黄帝内经》中记载"桂心渍酒，以熨寒痹""白酒和桂以涂风中血脉"，即运用熨、涂的外治法以驱寒通络；张仲景在《伤寒论》与《金匮要略》中亦有多种外治法的记载：如服用大青龙汤后有"取微似汗，汗出多者，温粉扑之"，即运用扑粉法止汗；洗浴法，如运用百合洗方治疗"百合病一月不解，变成渴者"，用苦参汤外洗治狐惑病之"蚀于下部则咽干者"；外敷法，有运用黄连粉外敷治疗"浸淫疮"等；此外，以赤豆纳鼻、猪胆汁蜜煎导滞等，皆为张仲景在临床运用外治法治疗疾病的先例。至清代，医家吴尚先在综合研究前贤外治经验的基础上撰写了第一部外治法专著《理瀹骈文》，系统阐述了外治法理论，其中列举了叶天士用平胃散炒熨治痢，用常山饮炒嗅治疟之例，云："变汤剂为外治，实开后人无限法门。"这些历史记载阐明了外治法的起源与发展，体现了其理念及临床运用价值。

广义的中医内治与外治涵盖内、外、妇、儿等多个学科，朱莹教授作为从医三十余年的内科名家，对内外合治的理论阐释均以内科疾病为要，具体有以下几点论述。

（一）内外治法之同：理论相通，要法同源

《理瀹骈文》云："治病必先辨证，外内虽殊，医理无二，必知内治之法，然后可用外治之法……能通其理，则辨证明白，应手得心，具有内外一贯之妙。"指出内治法与外治法在医理上相通，同出一源，如将辨证论治之道掌握精熟，可达内外一贯之境界。随着中医的辨证方法与体系不断完善与成熟，现代中医的辨证方法包括基本辨证体系如脏腑、经络、气血津液、病因及八纲辨证，以及在此基础上灵活运用衍生而来的辨证体系，如六经、卫气营血与三焦辨证。中医内外治法皆以八纲辨证为纲领，气血津液与病因辨证为基础，视其病位之所在，结合脏腑或经络辨证而施治。正如《理瀹骈文》中所云："外治之理，即内治之理，外治之药，亦即内治之药；所异者，法耳。"内治法以脏腑辨证为要，而外治法视经络辨证为法。《丹溪心法》云："有诸内者，必形诸外。"其理论源于"司内揣外，司外揣内"，体现了中医内外一体的整体观念。《灵枢·海论》中载："夫十二经脉者，内属于脏腑，外络于肢节。"阐明了人体体表和内脏之间紧密相连，指出经络是人体运行气血、联络脏腑、沟通内外的通道。经脉纵横交错而遍布全身，脏腑通过经脉运行气血，经脉通过气血在

其中周而复始的运行，再次将气血归于脏腑，进而调节脏腑阴阳平衡。通过不同的针刺术式刺激体表，从而联系经络，可达到调理内外、平衡阴阳的效果。除针刺外，灸、敷、贴、熨、按摩、导引等外治法亦可达其效，盖术法不同尔。外治法与内治法各有千秋，各类拆解阐释看似驳杂繁复，实则二者同出一源的理论和内外合治的方法正与《黄帝内经》中"杂合以治，各得其所宜"的观念不谋而合。

（二）内外合治之益：治法灵活，相得益彰

内治法和外治法均有其优势之处。内治法不外乎据理立法，以法驭方，治则多样，可根据辨证思路灵活采用不同方剂，进而在选方基础上随证化裁。中草药药味繁多，功效、归经、性味相似之药物颇为丰富，选用药味时亦因其各有特异功效而有所侧重，故此内治法在临证中尤为多变灵活。外治法胜在简、便、廉、验，即操作方法简单方便，所需药材非贵重难得之品，且药味简单而具显著疗效。内外治法均有其独特的优势，而若将二者相结合，更能取其长而补其短。今人或因饮食不节，或因嗜食偏味，或因外邪侵犯，亦或因情志不遂而内伤脾胃，然内服方药之效力多赖于脾胃运化之生机，脾胃被伤，其方达病所之药力并减，加之若药不雄峻，难去其疾，反将"是药三分毒"体现地淋漓尽致。若内服平淡之剂，效不达期，犹如以卵击石，投以峻猛之剂则过犹不及，得不偿失，而不偏不倚之量实难控制，若此时加之适宜的外治方法，内外合治，取长补短，殊途同归，较单独内治更有验效。若单使外治之法，对老幼虚弱之体，攻补难施之时或不肯服药之人，不能服药之症确有得天独厚之优势，且在急症或疑难重症上或有迅捷之效，然其在治疗久病慢病时亦有治程漫长之虞。因此，内外合治可融外治法"导达非由脾胃，既无伤水谷之精；功伐不连脏腑，亦免迫阴阳之变"之长，集理法方术药为一体，灵活多变，内外兼施，相得益彰，方能效如桴鼓。

（三）内外合治之则：二者并重，不可偏废

《素问·阴阳应象大论》云："阴阳者，天地之道也，万物之纲纪，变化之父母，生杀之本始，神明之府也，治病必求于本。"阐明了调和阴阳乃治病之本。中医学的治病理念即凭借"望闻问切"四诊合参，辨证论治，通过药物、针灸、贴敷等方法调节人体脏腑经络及气血阴阳，达到阴平阳秘的平和状态。《汉书·艺文志》云："方技者，皆生生之具。"内治法与外治法，皆"生生之

脾胃传薪

具"，殊途同归，均为以其所长之法促进脏腑气血调和，阴阳平衡，达到祛除病邪之效。有偏于内治者，有偏于外治者，不可妄执一端而互相轻视。《理瀹骈文·略言》云："总之，内、外治皆足防世急，而以外治佐内治，能两精者乃无一失。吾为医家计，似不可不备此外治一法，若谓吾薄内治则吾岂敢。"吴师机创内病外治法，并非否认内治之功效，而是为弥补单纯内治之不足，避免因治法上的偏差造成病情的延误，为患者谋求更好达疗效，且古之圣者治病时针药不分家，无论内治外治，总期愈病。内治治病缺药味不可，利其四气五味、升降浮沉之属，运用归经理论，通过脾胃运化药物，输布药性达一身。然脾胃虚弱者，或气血运行不畅者，必合外治法以通其经络，理其气血，内外相合方为万全之策，不可偏废。

朱莹教授重视内外合治，认为内外治法法理如一，相得益彰，在临证治疗中常在辨证论治处以方药的基础上，灵活运用穴位敷贴、耳穴压豆、灸法、导引、按摩等外治法，凡遵医嘱而行者，疗效均著。此处不一一赘述，择其主要应用思想而述，具体如下。

（一）以奏效途径不同，视病位之深浅，灵活运用论治

外治法作用途径与内治法不同，药物通过"切于皮肤，彻于肉理。摄于吸气，融于渗液"的方式，透皮表而达病位，祛其邪而扶其正。外治药物应以我国传统中医药理论为指导，根据药物的性味、归经、功效等特点而选用。使用"通经走路，开窍透骨，拔病外出"之药物可促进透皮吸收，且芳香药味还具有醒脾阴、透心气、合五脏的作用，能够调畅中焦气机，祛湿化浊，以其清正凛然之气，而奏扶正祛邪之效。内服药物必须先入脾胃，由胃腑受纳，脾脏运化，经体内脏腑气血之流转，不若膏药之扼要。对于病位较浅的患者，外治法可经皮表直达病所，绕过内治法所必须的种种气血津液运行流转过程，作用迅速，能奏"见病则治，不走迂途，中病即止，亦无贻患"之功，此时可以外治法为主，适辅以轻方畅通内外；对于病位较深并且脾胃功能正常的患者，依赖中焦运化为核心的内治法在调理脏腑气血阴阳的功能上效果更加显著，当以内治法为主，配合外治法调达经络，沟通内外；若病位深且脾胃功能已伤，一则应顾护脾胃，因苦寒败胃，内服药物首当谨慎三分，二则需外用药物或施以针灸、导引、按摩等法调动全身气血，一身气血畅通，则脾胃气血随之流动、功能随之运转；达到驱邪治疾目的的同时养护了脾胃，而顾护脾胃使脾胃气机流

畅，能更好地运化内服药物，形成良性循环；当症状比较复杂，内外均无明确有效的治疗药物时，内治用药"差之毫厘则失之千里"，而此时运用外治法"按其位，循其名，核其形，就病以治病"之思路，初始可在皮表小试，假有过失可及时更改，不致误服药物而机体受损，待治有所效，更施以方，此法适用于气血两衰难以胜药者。故临证首当洞悉疾病的病情病位，根据内外两种治法的奏效途径，灵活运用内外合治之法，方得奏效。

（二）融内外合治法于日常，养护得当，以期防病治病之效

内治法和外治法从本质上讲，都是借助药性或操作来纠正人体气血阴阳的失衡状态，只是落实到具体治疗中各有所异。听闻内外治法，似乎晦涩难懂，然其早已融日常生活而无形，达到人群用而不自知的境界。人们平时的饮食药膳内常有调补气血津液之物，植物类药材如山药、茯苓、当归、陈皮、枸杞子等均为日常进食之品，而当代进食"血肉有情之品"则可归属动物类药材之范畴。日常所进食的药膳多样，多因季节变化而有所侧重，张仲景认为"服食节其冷热、苦、酸、辛、甘"。其余对身体有益的行为皆可属外治法之类，如晨起擦面、饭后摩腹、临卧濯足等已成为了人们的生活习惯，极少有人将其视作治疗手段，而这恰恰达到了"未病先防"之境界。现代人们因当代社会的快节奏生活，不健康的饮食环境，缺乏养护自身的意识，养成了许多不良生活习惯。若能在平时根据季节的交替，进食适合自身的饮食药膳，再自身外治以导引、按摩，施以敷贴、针灸、耳穴压豆等疏经通络、调整阴阳之法，内外二者合治，可达阴阳气血平衡之效，免于沉疴之疾，即"近取诸身甚便也，何尝必须服药乎"。因此，内外治法实际上均源于生活实践，且在生活中已自然并用，不过现代人们未曾明确意识到此法，若进一步增强人群的意识，在饮食药膳的内治基础上更要加入外治法如导引、按摩等可畅通气机的运动疗法，将内外合治法融于日常生活中，达防病治病之效，将更有所益。

总而言之，朱莹教授重视内外治法的异同及长处，推崇内外合治，在临证中常持整体观念，辨脏腑阴阳气血之盛衰，处调节全身气血之方药，同时根据病情的严重程度及病位之深浅而施以敷贴、灸法、热熨等外治法，遇气机阻滞之患者，更是力劝其行按摩、导引之术以畅达气机，灵活施治，内外兼顾，颇有验效。

第二章

辨治钩玄

第一节　从"一气周流"论治胃食管反流病

胃食管反流病（Gastroesophageal reflux disease，GERD）是由于胃内容物反流入食管引起反酸、烧心等典型症状，伴随嗳气、胸痛、上腹胀满等并发症的一种疾病。流行病学调查结果显示，我国表现出 GERD 症状的患者约占24.9%，其发病率呈逐年上升趋势，严重影响患者生活质量。GERD 发病机制尚不十分明确，目前多认为其与食管动力障碍、抗反流屏障功能异常等密切相关。西医多以对症治疗为主，其中抗酸治疗仍是主要手段。GERD 属于中医学"吐酸""噫气""嘈杂"等范畴。中医药作为一种综合治疗手段，辨病与辨证相结合，治疗本病具有一定特色和优势。

朱莹教授对 GERD 的中医诊治具有独到的学术见解，认为 GERD 的发生不仅是脾胃功能失常，肝、心、肺、肾功能失调均可影响中土而发本病；气机失于调畅贯穿 GERD 病程始终，该病的核心病机为中气斡旋失司，同时肝郁左升不及、肾水上升不利、心火上炎太过、肺滞右降无力、四象升降失常是本病发生发展之关键；立调气之大法，以运脾和胃为先，条达肝气、温肾暖水、清心宁神、肃降肺气为要，五脏同调，轴轮并运。

一、"一气周流"理论溯源

清代医家黄元御在《四圣心源》中提出"一气周流"理论，核心思想为"一气周流，土枢四象"。该理论源于中医学的哲学基础"气一元论"，一气变生自然万物，天地之间不过一气。天地之气为广义之气，人体之气为狭义之气，"一气周流"突出天地之气和人体之气运转规律的共通性，强调气机流转为天地与人体生、长、化的原动力。中气乃一气之源，中者土也，土生木、火、金、水四象，浑然一气。

"周流"是指藏于肾水的元气带动中土升降斡旋，脾脏升，胃腑降，肝、肾、心、肺四脏之气左右升降有序，如此流通不已，清升浊降，形成动态的、一体化的气的圆运动。以中气为轴，脾升带动左路之肝木、肾水升发，胃降助推右路之心火、肺金敛降，四脏之气在升降中循环交接，流通不止，犹如一个不断运转的圆轮。如彭子益《圆运动的古中医学》载："人身中气为轴，四维如轮，轴运轮行，轮运轴灵。"

总之，"一气周流"以脾胃中土为转轴、枢纽，轴动则四象运，四象运则中轴灵，脾胃中轴运转灵活，是其他脏腑气机升降有序的前提，而四象脏腑气机升降有序是中轴正常运转的基础。《素问·举痛论》曰："百病生于气也。"气机失调与疾病的发生发展密切相关。中土之气与四象之气相互流通，脏腑功能生理病理上相互影响，所谓牵一发而动全身，"圆运动"中任何一环节失常，均可殃及五脏六腑，气机升降出入失常导致诸病丛生。运轮以复轴，行轴以运轮，抑或轴轮并运，使轴轮灵活运转、运动之圆恢复，乃中医治病之要也。

二、从"一气周流"认识 GERD 病机

朱莹教授认为 GERD 的发生发展当责之于脾胃、肝、心、肺、肾多个脏腑。朱莹教授指出，本病的核心病机为中轴旋转失司、胃气上逆，同时肝郁左升不及、肾水上升不利、心火上炎太过、肺滞右降无力、四象升降失常是本病发生发展的关键。

（一）脾胃失和，斡旋失司

《临证指南医案》云："脾宜升则健，胃宜降则和，盖太阴之土，得阳始运；阳明胃土，得阴自安。"脾与胃同居中焦，一表一里，一升一降，为气机升降之枢纽，中焦脾胃气机升降有序，方可正常运化，使一气周流顺利进行，循环不息。脾喜燥而恶湿，若脾失健运，中脏虚寒，痰湿内生，湿邪困脾，留滞中焦妨碍气机升降，胃气上逆而发为反酸、嗳气等症，有形阴邪困遏脾阳，脾气升清无力，胃腑和降失常，久滞成酸，酸浊逆犯食管易致 GERD。此外，脾胃失和，中气斡旋失司，中轴旋转不灵，肝肾左升不及、心肺右降无力，四象脏腑气机不利、脏腑功能失常又可反过来影响脾胃运化，恶性循环，导致

GERD 病情复杂、迁延不愈。朱莹教授强调，脾胃失和既是 GERD 的基本病机，又是"一气周流"失常、导致病情进展的根本环节。

（二）肝木郁遏，疏泄失权

黄元御《四圣心源·厥阴风木》载："凡病之起，无不因于木气之郁。以肝木主生，而人之生气不足者，十常八九，木气抑郁而不生，是以病也。"肝为五脏之贼，消化系统疾病的发生发展与肝木失于条达息息相关。又如唐容川《血证论》言："木之性主于疏泄，食气入胃全赖肝木之气以疏泄之，而水谷乃化。"胃气和降、胃的受纳与腐熟功能，均依赖于肝木疏泄之功。肝胃之间联系紧密，肝五行属木，喜条达而恶抑郁，脾土与肝木同居左路，主升发，若肝木郁遏、疏泄失权，肝气左升不及则脾气不升、胃气不降，故见胸闷太息、痞满纳呆、呃逆嗳气等证。若长期肝气郁闭，郁久化火，肝火犯胃，肝胃郁热而见胃脘灼痛、嗳腐吞酸、烧心，发为 GERD。

（三）心火亢胜，升降失调

《素问·宣明五气》曰："五气为病：心为噫……肾为欠为嚏。""噫气源于心而发于胃。"可见嗳气与心相关。GERD 患者常兼见心烦易怒、焦虑抑郁、失眠多梦等心火亢盛之象，多数医家多从疏肝解郁、和胃降气来治疗，而忽视了从心论治。《血证论》云："心下为阳明之部分，乃心火宣布其化之地……火降血行，气上水布，则此地廓然。设若火不降，则血不下，而滞于此矣。设若气不布，则水不散，而结于此矣。"心为火脏，若心火亢胜，燔炽于上，心火不降，则壅滞于中土，导致气机升降失调，发为本病，症见纳呆恶心、心烦失眠、口舌生疮、舌红苔黄等。心与小肠相表里，若心火下移于小肠，则兼见小便短赤、小便不利等表现。

（四）肺金不敛，宣降失常

《素问·灵兰秘典论》曰："肺者，相傅之官，治节出焉。"《素问·五藏生成》言："诸气者，皆属于肺。"肺乃气之主，治理和调节全身气机宣降；胃以通为用，以降为和，胃气之通降亦依赖于肺气的宣发和肃降。朱丹溪明确指出"吞酸者……伏于肺胃之间"，《四圣心源》亦言"胃逆则肺金不降，浊气郁塞而不纳"，充分体现了肺胃之间气机的相关性。若肺金不敛，肃降失常，上逆而咳，同时可导致中焦气机不畅，胃失通降而见嗳气吞酸等 GERD 典型表现。同时，肺为"华盖"，肺主行水，肺之宣肃推动全身津液的输布，宣肃失常则水道失于通调，津液输布失常，凝而成痰，有形之痰阻滞气机，痰气相搏，结于咽喉，则出现咽中如有物阻等梅核气的症状。

（五）肾水不升，摄纳失职

《素问·水热穴论》曰："肾者，胃之关也。"首先，肾为先天之本，脾胃乃后天之本，先天后天相互资生，脾阳得肾阳激发，中轴方可运转自如，胃阴得元阴滋养，方能柔润而不燥。若水寒于下，肾水上升不利，火不暖土，则中轴运转无力，表现为胃脘部胀满不适、腹胀腹泻、腰酸乏力等；若阳损及阴、虚火上灼，犯逆于胃则见反酸烧心、咽喉疼痛、口腔溃疡等症状，其脉象多为细数脉。胸骨后灼烧感是GERD常见"火热"之象，也是本病从火立论的主要依据。然其"火"可来自心肝胃之实火，也可源自下焦肾阴亏损之虚火。其次，肾为"封藏之本"，肾为气之根，主纳脏腑之气，胃腑通降依赖于肾之摄纳，若肾虚不纳，则见呃逆嗳气、恶心欲呕等胃气上逆之候。

三、以"一气周流"指导GERD治疗

（一）运脾和胃，恢复中焦升降之枢

胃失和降是本病发生的前提，同时，脾胃为全身气机升降之枢纽，中土升降失常，易致肝、心、肺、肾等脏腑气机失调，从而进一步阻滞脾胃气机，妨碍脾之运化与胃之通降功能。因此，恢复中焦升降之枢是GERD治疗的核心。GERD患者常伴随胃脘胀满、大便溏稀等症状，此乃脾阳不升，中焦阻滞，浊气下降，气机不利所致。朱莹教授认为脾主运化，以升为健，脾健贵在运不在补，脾运则胃腑自和，善用防风、柴胡等风药助升脾阳，风药用量宜小，5～6 g为常用剂量。朱莹教授治疗本病时常以理中丸、香砂六君子汤、柴芍六君子汤、补中益气汤等为底方，随症加减。若反酸、烧心明显，加煅瓦楞子－海螵蛸药对制酸止痛；若痞满较甚，以枳实－厚朴理气除满；若胃痛难忍，加延胡索、白芍缓急止痛；若食纳欠佳、有食积之象，配炒麦芽－莱菔子以健脾消食导滞；若呃逆嗳气，有胃气上逆之象，加用旋覆花、半夏降逆和胃。此外，朱莹教授治疗本病常加白及15 g以保护胃黏膜。《本草汇言》谓白及能"封填破损，痈肿可消，溃破可托……有托旧生新之妙用也。"

（二）条达肝气，疏畅气机左升之路

肝气左升与中轴升降相互影响，中焦升降协调，肝方能行疏泄之功，而胃腑之通降亦离不开肝气的调节。GERD患者多伴焦虑抑郁、胸闷脘痞等肝胃气

滞之象，朱莹教授喜用柴胡-白芍药对，一疏一敛，疏肝而不伤阴血，酌加紫苏梗-醋香附理气解郁，郁金-佛手亦较为常用。此外，花类药性味芳香，轻灵走窜，行气而不耗气，理气而不伤阴，朱莹教授喜用并善用花类药治疗与情绪相关的胃脘不适，取其清香宣化之效，玫瑰花、合欢花、绿萼梅为疏肝和胃之佳品。《类证治裁》云："木郁则化火，为吞酸胁痛。"肝气郁结日久必将化热，肝火犯胃型反流性食管炎在临床中最为常见，其症状多表现为胃脘嘈杂、灼痛阵作、恶心、泛酸、口干口苦、舌苔薄白或薄黄、脉弦数。因此，治疗本证时重视清泻肝火、和降胃气，朱莹教授善用肝胃百合汤加减治疗本病。肝胃百合汤是已故湖湘中医五老之一夏度衡从肝论治脾胃病的经验方，用治肝火犯胃型消化系统疾病疗效甚佳。肝胃百合汤组成：百合15 g，柴胡、乌药、黄芩、川楝子、郁金、丹参各10 g，炙甘草6 g。此方药简量轻，集寒热补泻于一体，肝胃同治，是不可多得的良方。

（三）清心宁神，调和中土脾胃之主

心为阳脏，心为五脏六腑之大主，心火上炎则心气下降不及、气机升降失调而发为本病。朱莹教授常从清心火、宁心神两方面着手。若胃脘部灼热、胀痛、口疮经久难愈者，为火郁土壅、胃失和降、郁而化火所致，朱莹教授常加莲子心、竹茹、淡竹叶、生石膏等清泻心火、降心气以调节气机升降。若见焦虑抑郁、心烦易怒、失眠多梦，法当宁心安神，多以药对龙骨-牡蛎重镇安神，酸枣仁、蜜远志养心安神，气郁明显者，加玫瑰花、合欢皮解郁安神。若心火下移小肠，兼见小肠火热之象，则以导赤散加减，药用生地黄、淡竹叶、蒲公英等，淡竹叶甘淡、性寒，因势利导，导火邪从小便而出。

（四）宣肃肺气，协调气机右降之机

肺主一身之气，胃气随肺气右降，肺宣肃无力则胃亦右降不及，气机闭阻。若胃脘部灼痛且伴有发热恶寒、鼻塞流涕等肺气失宣之征，朱莹教授常合用止嗽散，酌情加入桑叶、荆芥等清宣肺气；若见咳嗽咳痰、咽喉疼痛等肺胃阴伤之证，方用麦门冬汤加减，可加用杏仁、紫苏子等，使肺气肃降而胃气和降。此外，GERD患者常伴随咽部异物感、咳之不出、咽之不下的梅核气表现，朱莹教授常以半夏厚朴汤为底方，药用半夏、厚朴、莱菔子等降气化痰；若有化热之象，则加瓜蒌皮、浙贝母清热化痰。常加陈皮、紫苏叶宣肃肺气，使肺胃之气得降，反流诸症得治。

（五）温煦肾水，充养中轴运转之源

中轴运转有力、中土升降斡旋离不开肾水鼓动。针对 GERD 水寒于下、中轴失运所致的胃脘胀满、腹痛腹泻等症，方用附子理中丸加减，多用小剂量附子、肉桂、菟丝子温煦肾水以助胃之和降，使"一气周流"得以顺利运转。针对阳损及阴、虚火灼胃所致的齿衄、潮热盗汗、反酸烧心、舌红少苔等症，朱莹教授多用六味地黄汤为底方来滋肾润燥以助胃之和降，常合用生脉散、益胃汤等濡养胃阴，药用天花粉、麦冬、五味子、太子参、西洋参等。若肾失摄纳之征明显，症见语声低微、动则气喘，朱莹教授多以山药、杜仲、枸杞子补肾纳气。

第二节　从"络病理论"论治慢性萎缩性胃炎

慢性萎缩性胃炎（chronic atrophic gastritis，CAG）病情复杂，发展传变过程中往往难以用单一证型来概括，多呈本虚标实、虚实夹杂之象，以传统辨证方法辨证论治具有一定局限性。朱莹教授临证灵活运用中医经典理论指导CAG辨治，擅从多角度论治本病，临床疗效卓著。

朱莹教授认为CAG发病与"络病"紧密相关，可从"络病"角度论治。

一、络病学说理论溯源

经络系统是人体气血运行的主要通道，经脉为经络循行的主干，络脉是从经脉中分别而出沟通表里、渗灌气血、濡养脏腑的细小分支。络脉按所主功能来分，有气络、血络之别。气络主运行经气，"经气注络，络气还经"，发挥推动、气化作用；"络中乃聚血之地"，血络主运行津血，起滋润、濡养作用。气络与血络相互为用，密不可分。《素问·调经论》云："病在脉，调之血；病在血，调之络。"《素问·缪刺论》云："故络病者，其痛与经脉缪处，故命曰缪刺。"《黄帝内经》首次提出"络"的概念，论述了络病的病因及诊治，形成了络病学说的雏形。张仲景禀承《黄帝内经》之旨，于《伤寒杂病论》中创立脏腑经络先后病脉证的辨治总纲，开辟辛温通络、虫药通络先河。叶天士创"久病入络"之说，提出"络以通为用"的学术思想，详细论述了络病的理法方药，络病的理论体系基本形成。

络病是广泛存在于多种外感重症和内伤杂病中的病理状态，是各科慢性病发展的共同趋向和转归，CAG作为消化系统疑难杂病，可从络病角度论识。首先，从病理特性来看，若邪气入络则气机不畅，与血搏结，导致络脉瘀滞，血瘀日久会进一步影响气机，络病具有易滞易瘀的病理特征。《素问·举痛论》曰："寒气客于肠胃之间，膜原之下，血不得散，小络急引故痛。"《诸病源候论》言："血气壅塞不通，而成癥也。"瘀乃本病的关键病理因素，或阴寒、痰瘀、湿热之邪客于络脉，与血搏结则形成瘀滞。可见，易滞易瘀为络病与CAG的共同病理特点。其次，从病程进展来看，叶天士强调"初为气结在经，久则血伤入络"，病程呈现由经入络、由气及血、易入难出的病变趋势。《脾胃论》云："脾胃不足皆为血病。"朱莹教授指出，CAG为本虚标实之证，以脾胃虚弱为本，但本病病机复杂，疗效欠佳，后期胃内多有结节、隆起等增生表现，甚至有癌变可能，与络病易入难出、易积成形的发病特点相类似。最后，从临床表现来看，叶天士指出"久痛入络"，疼痛为络病的常见临床表现，二者具有一致性。

二、从络病理论认识 CAG 病机

《景岳全书》云："大抵诸病多有兼郁者。"《丹溪心法·六郁》谓"凡郁皆在中焦"。"郁"表示忧愁，亦有积聚、凝滞之意，CAG 患者多伴有焦虑、抑郁的表现。胃络空虚则易被外邪侵犯，或寒、热、湿邪客于胃络，或七情内伤，或饮食不节，均可导致气络郁滞。胃乃多气多血之腑，而气血的运行均依赖于络脉传输。CAG 由慢性浅表性胃炎进展而来，疾病早期多病在气分，久则凝津成痰，由气及血，痰瘀阻络，日久成毒，络毒蕴结、瘀毒损络而加重炎癌进程。朱莹教授认为 CAG 多呈始于气郁，成于痰瘀，酿生瘀毒的病机演变趋势。疾病是邪正相搏的过程，正气的盛衰决定了本病的发病与转归，脾胃虚损为发病之本，亦是病情进展的内在因素。本病存在"因虚致瘀"和"因瘀致虚"两个方面，且二者互为因果、相互促进，恶性循环，最终导致正虚邪恋、虚瘀夹杂的复杂病机，决定了 CAG 的难治性。《脾胃论》曰："内伤脾胃，百病由生。"脾胃亏虚则邪犯胃络，气血相搏，郁、痰、瘀、毒内生，阻滞胃络而发为此病。

三、以络病理论指导 CAG 治疗

宗"络以通为用"之意，朱莹教授根据络脉虚滞与络脉瘀滞之不同，立补虚荣络、祛邪通络之大法，以顾护脾胃为先，以通络和络为要，审证查因，灵活运用调气解郁、化痰逐瘀、清泻郁火、解毒防变诸法以通络。

（一）补虚荣络

1. 健脾益气，养血荣络　叶天士提出"大凡络虚，通补最宜"。脾胃亏损为 CAG 发病的基础，朱莹教授治病求本，以顾护脾胃为先，常以柴芍六君子汤、补中益气汤等方为底方健脾益气，灵活化裁。若呃逆、嗳气，有胃气上逆之象，加用旋覆花、半夏降逆和胃；若脘痞较甚，以紫苏梗、醋香附行气消痞；若胃痛明显，以延胡索、郁金行气止痛；若夜寐欠安、心神不宁，加酸枣仁、蜜远志、合欢皮、首乌藤等宁心安神；若情志不畅、肝郁之象明显，常用柴胡、白芍药对疏肝解郁。柴胡和白芍配伍一散一收，重在疏肝柔肝，敛阴和营。朱莹教授认为，脾胃为气血生化之源，足阳明胃经为多气多血之经，脾胃亏虚则胃络不荣易致胃络阻滞，临证不忘养血荣络，善用归脾汤、当归补血汤等方加减，药用当归、三七、丹参之类养血活血。此外，朱莹教授常加陈皮、枳实、木香等调畅气机，以通补并施、补而不滞。

2. 滋阴益胃，生津和络 胃喜润而恶燥，胃络瘀滞，日久化热易耗伤胃阴。胃阴不足则润降失司，症见胃脘灼痛隐隐、嘈杂反酸、口干咽燥、舌红少津等，治当养阴益胃，常用益胃汤、沙参麦冬汤、生脉散等方加减滋阴益胃、生津和络，药用沙参、麦冬、西洋参、太子参、石斛以滋养胃阴。阴阳互根，常在滋养胃阴的同时，加入益气温阳的黄芪，寓"阳中求阴"之意，使"泉源不竭"。若反酸、烧心明显，加煅瓦楞子、海螵蛸制酸止痛；若食纳欠佳、有食积之象，配炒麦芽、炒谷芽、莱菔子、鸡内金等消食导滞；若大便难解，可酌加郁李仁、火麻仁等润肠通便；若口干口渴明显，加天花粉、葛根生津止渴。

（二）祛邪通络

1. 调气解郁，和血通络 邪犯胃络，首先伤经、伤气，气机郁滞贯穿CAG病程始终。木郁为气郁之始，郁为瘀之始也。朱莹教授认为CAG为气血同病之证，多因郁致瘀，治当调气解郁以和血通络，气血双调，善用四逆散、柴胡疏肝散、逍遥散等加减疏肝解郁，药用柴胡、白芍、香附、郁金、薄荷、贯叶金丝桃等。香附行气滞而通血脉，气血相和则胃痛自除，《本草衍义补遗》谓之"凡血气药必用之"。理气药大多辛香燥热，多投有耗气伤阴之弊，朱莹教授善用玫瑰花、合欢花、佛手花、绿萼梅等花类药物疏肝理气，花类药轻灵走窜，和而不猛，符合"治中焦如衡，非平不安"的思想。玫瑰花、合欢花行气而不耗气，理气而不伤阴血，且二者气血同调，兼具行气和血之功。合欢花味甘性平，归心肝经，《神农本草经》载其"主安五脏，和心志，令人欢乐无忧"，情志不畅、失眠多梦者颇为适宜。

2. 理气化痰，逐瘀畅络 CAG病久损及胃络，津血同源，津液代谢障碍则生痰，血行不畅而生瘀，痰瘀胶结，仅祛瘀而不顾化痰难获良效，如《血证论》所言"水病则累血，血病则累气"。中医学有"百病皆由痰作祟"之说，朱莹教授提倡"杂病治痰"，CAG 患者可见胃脘胀痛、胸膈满闷、咽中梗阻、舌苔黄厚等痰瘀阻络之证，常用温胆汤合丹参饮以治之。温胆汤广泛应用于治疗以痰为主要表现的诸多病证，为气机郁结，痰浊内扰证所设。《名医方论》谓："方中以竹茹清胃脘之阳，而臣以甘草、生姜，调胃以安其正，佐以二陈，下以枳实，除三焦之痰壅，以茯苓平渗，致中焦之清气，且以驱邪，且以养正，三焦平而少阳平。"诸药配伍，化痰燥湿而不助热，清凉泄热而不恋湿，行气散中兼顾正气，沉降中佐有升浮，为理气化痰之良方。痰湿同源，常在化痰的同时酌加辛香芳化之品以宽中理气，如砂仁、佩兰、白豆蔻、厚朴。朱莹教授指出，瘀血不去，新血不生，她常以四物汤化裁养血活血，药用川芎、当归、鸡血藤、三七、丹参等逐瘀畅络。川芎乃血中气药，《本草汇言》谓其"虽入血分，又能祛一切风，调一切气"，其一药而气血同调。

3. 清泻郁火，解毒防变　《医学正传》言："其证或兼嗳气，或兼痞满，或兼恶心，渐至胃脘作痛，乃痰火之为患也。"痰瘀郁久则化火生热，酿生痰毒、瘀毒、火毒、热毒等，毒损胃络则致癌变，治疗亦应清热解毒、通利脉络，常用栀子豉汤清泻郁火，以黄芩、黄连、夏枯草、连翘、蒲公英等解毒防变。栀子豉汤，栀子取其清之功，豆豉取其发之用，两药宣降相因，寒温并用，清透并举，取"火郁发之"之意。幽门螺杆菌（Helicobacter pylori, Hp）感染者，朱莹教授常加蒲公英清热解毒，若伴有不同程度的肠上皮化生或不典型增生，多加白花蛇舌草、半枝莲、薏苡仁等清热解毒，防止癌变。朱莹教授强调，清热须防苦寒败胃，以黄芩、蒲公英等药清胃热的同时，多加半夏、厚朴、砂仁等温中阳，寒热互济，治胃不碍脾。

第三节　从"相火在位"论治溃疡性结肠炎

溃疡性结肠炎（ulcerative colitis，UC）是一种慢性非特异性炎症性疾病，以腹泻、腹痛、里急后重、黏液脓血便为主要临床表现。其发病机制尚未完全明确，且复发率高，治疗难度大，存在"炎－癌"转化倾向，已被世界卫生组织列为现代难治病之一。中医药辨证论治的优势可发挥整体调节作用，既可缓解患者症状，又能从根本上调节体质，在 UC 的防治方面具有较大的优势和潜力。UC 属中医学"久痢""泄泻""大瘕泄"等范畴。朱莹教授对 UC 的辨治见解独到，临证善用中医经典理论指导 UC 辨治，从多角度论治本病，临床疗效确切。中医相火学说理论内涵丰富，其中"相火在位"涉及肝肾两脏的藏疏配合，朱莹教授从"相火在位"角度治疗 UC 疗效确切。

一、"相火在位"理论溯源

相火概念最早记载于《素问·天元纪大论》，曰："君火以明，相火以位。"《格致余论·相火论》记载："以位而言，生于虚无，守位禀命，因其动而可见，故谓之相火。"君火藏于心，心为君主之官，君火配于五位故守而不动，相火燃烈于君主之下，游行于脏腑之间故动而不守，君火通明普照以司神明，而相火则周游温煦全身，君相二火，各守本位，以司其职。相火并不归属固定脏腑器官，而是随行于三焦、经络、上下、内外代君火行事，五脏六腑生理功能均依赖相火的推动温煦之能，故相火可视为周行的元阳之火，朱丹溪称之"天非此火不能生物，人非此火不能有生。"相火作为各脏腑生化不息的能量源泉，为促进人体生长发育与维持组织气化、代谢提供了物质保障，是生命实现生化运转、更新代谢的重要前提。生理情况下，相火在位，为生命源泉之火，火守六腑，气转五脏，气火流转，方可御敌挡邪，自有百病不侵。病理状态下，朱丹溪认为"相火易起，五性厥阳之火相扇，则妄动矣。"若相火失位，相火亢妄，燔灼炎上，火攻六腑，气逆五脏，气火调转，正邪抗争则百病诸起。另一方面，李东垣在《脾胃论》中指出："火与元气不两立，一胜则一负。"相火失位，则会化为贼火，消耗元气，损伤正元，元气既伤，邪气自当乘虚而入，久则正虚邪滞，怪病丛生；《黄帝内经》曰："壮火食气，气食少火，少火生气，壮火散气。"若相火失位，相火虚衰，五脏无以温运化养，生命原动力不足，自有阴寒凝结，秽浊聚集，难免病坠三阴，耗气损命，生机难复。综上，相火在位是相火发挥气火流转、预疾防病的首要前提。

关于相火的来源，朱丹溪在《格致余论》中论述："主闭藏者肾也，司疏泄者肝也，二者皆有相火。"《伤寒悬解·卷六》曰："手足少阳之相火，蛰藏于癸水也。"意在说明相火是由肾中精元气化而成，寄源于下焦肝肾两脏，此二者为相火发源的重要场所。《素问注证发微》曰："少阳三焦之气，生于命门，游行于外内，合于包络而为相火。少阳初生之气归于上焦而纳，归于中焦而主化，纳化水谷之精微，而生此精，以养此形。"一方面，藏寄命门相火需依靠肝疏泄气机之性方得宣发，相火得肝风疏泄之令则化为少阳胆火，继而漫布三焦、流窜五脏六腑及皮筋膜肉之间发挥温煦生化、流运转枢之能；另一方面，相火随气机输布三焦，以宣降上焦肺腑之气机、运化中焦脾胃之精微、暖藏下焦肾腑之真阳，三焦精微亦可经肺降脾运共聚下焦命门，肾水得温气化成形，奉化肾精而源源不竭，故而相火之源得以生生不息。《万病回春》记载："相火者，辅助之火也，生于虚无，寄于肝肾之间，听命而行。"相火敷布与流转虽依赖多脏腑共同协作，然下焦肝肾二脏为相火源成、流布的核心两环，其中肾为相火起源之本，肝作为气津疏泄之主脏，直接影响胆腑行令相火之职。相火失其肾封藏之肾精，则化源不及，相火衰弱；失其肝疏泄之气津，则相火行令失其掌管之能，或相火亢旺、灼烈五脏，或相火异位、化生紊乱，故欲维持相火在位的正常生理状态，需着重协调下焦肝肾二脏的藏疏关系，使肾精封藏，肝疏胆腑，方可相火行令三焦，相火在位，游行不亢方可气火流转，发挥温运生息之能。

《黄帝内经》曰："正气存内，邪不可干。"相火概念与人体免疫体统存在一定关联性，人体免疫功能涉及免疫防御、免疫监视、免疫稳定等功能，这与相火在位暗含的气火流转、敷布三焦、御邪抗敌等生理特点具有相似性。朱莹教授认为相火失位导致气火攻逐、相争相亢，这与免疫系统过度反应，由保护性免疫转为人体组织、细胞自我免疫攻击的表现十分契合；若相火温煦失权、生化无力，人体免疫体系增殖分化不足，无法做出适当的免疫应答清除外来病邪，则易导致免疫低下及免疫缺陷等，相火失位最终可导致免疫紊乱，正邪共聚，邪侵毒犯，正衰邪亢，发为复杂的免疫系统相关疾病，故纠正相火失位的病理状态在一定程度上可调节免疫、恢复免疫平衡从而达到治病目的。

二、从"相火妄动"认识 UC 病机

UC 属于肠道免疫失衡的一种疾病。中医认为黏膜作为脏腑组织之间起着连接、保护作用的膜状结构，可归属于广泛的三焦范畴，三焦连接上下内外，为气津疏散之通道，属少阳所司，少阳胆腑所行令之相火可游行三焦，其中肠腑拥有最大的网膜结构，亦为人体能量吸收、转化的重要场所，可视为中焦相火敷布的具象解剖位置。肠道黏膜的免疫失衡与相火源成、敷布关系密切，一方面，相火化源不足，则无力敷布三焦，相火抗邪驱动力不足，则黏膜免疫防御机制低下，无以趋化相关免疫细胞，导致肠腑免疫呈弱化进展；另一方面，相火亢妄失位，化为病理性妄火，燃灼肠腑，致使正气邪化，促进正邪相争，出现黏膜免疫机制的过度防御，促进变态性炎症的持续性进展，最终导致肠腑黏膜免疫紊乱的病理状态。

《局方发挥》曰："所谓下迫者，即里急后重之谓也，其病属火，相火所为也。"首先，肾精亏耗，封藏不足是 UC 致病的首要病机，肾失封藏，无以气化，相火生成不足，敷布三焦无权；其次，肾水不得温煦，乙癸同源，肝失肾水之温养，疏泄不及则无以权司少阳胆腑，相火失令，亢妄三焦，继而燃灼肠腑，肝失疏泄则气津不行，热蒸湿动，湿热蕴结，化瘀阻络，缠绵肠腑，继而结毒损膜，穿肠溢血，发为腹痛、下痢脓血等典型临床表现，是为 UC 急性发作期的核心病机；最后，湿热瘀胶着，相火失位，化为妄火，消耗元气，损伤元阳，加之正气虚衰，肾精化源不足，相火渐弱，正邪相亢相安，是为 UC 发作期与缓解期交替发作、病情呈现持续性进展的重要病机。朱莹教授认为，UC 发病可从相火失位进行考虑，其发病机制涉及本虚标实，其中湿热蕴肠、瘀毒互结为病机之标，肾失封藏、相火妄动为病机之本。

三、以"相火妄动"指导 UC 治疗

（一）填补下焦，封髓藏肾

肾精亏耗，肾失封藏为 UC 相火虚衰、胆火不布的原发宿因，肾精不足，化气失司，阳气不摄，症见久泻久痢、大便稀薄、夹有白冻，甚则滑脱不禁，伴见腹痛绵绵、喜温喜按、食少纳差、形寒肢冷、腰酸膝软、舌质淡胖、苔薄白润、

脉沉细等症。治疗上以填补下焦、封髓藏肾为先，朱莹教授多选用金匮肾气丸、阳和丸、四神丸等方化裁填补肾精、温助肾阳，药用熟地黄、吴茱萸、菟丝子、补骨脂、肉豆蔻、肉桂之类。《雷公炮制药性解》中记载："熟地黄为补血之剂，而心与肝，藏血生血者也，故能入焉。"熟地黄甘苦温平，除善补血填髓、滋益肾精外，亦可补血柔肝，是为滋养肝肾的佳品，若肾精亏极日久，草木平补乏效，可酌加龟甲胶、鹿角胶等血肉有情之品峻补精血。肾精既养，然不得温煦气化则相火难生，故填补肾精的同时，当佐以助阳化气之品。《本草备要》言肉桂："入肝、肾血，补命门相火之不足。"肉桂辛温纯阳，常与熟地黄、鹿角胶相配伍，可温补命门、助化相火。相火既衰，火不暖土，累及脾阳，脾肾两衰，水湿下走肠道，症见肠鸣辘辘、下痢稀薄、完谷不化，可加入肉豆蔻、干姜、砂仁之品，其中肉豆蔻辛温气香，味苦而涩，《本草经解》言其："功专燥脾温胃涩肠。"故为温肾暖脾、涩肠止泻的专药，砂仁温脾暖肾，亦可燥化脾湿，另可酌加木香、炒麦芽调畅气机、健运脾滞，防止气滞湿阻，阻碍脾阳运化。

（二）清遏余邪，疏肝敛阳

1. 清热疏肝以消妄火 《四圣悬枢》曰："肝脾郁陷，致成下痢脓血之疾。"肝气疏泄不及，少阳胆火失司，木郁化火，继而相火亢妄，燔灼肠腑是UC急性发作期主要病机之一。UC患者多伴随不同程度焦虑、抑郁甚至躁郁等，心理因素对其病情发展有直接影响作用，朱莹教授认为这与肝失疏泄、气郁化火的病机相切合。肝郁化热，相火亢逆，症见腹部胀痛、便下脓血、里急后重、肛门灼热、口干口苦、抑郁烦躁、舌质红、苔黄燥、脉弦数等，治以调畅气机、疏肝泻热，朱莹教授喜用丹栀逍遥散、柴胡疏肝散、金铃子散等加减，常用柴胡、贯叶金丝桃、郁金、佛手、合欢皮等品疏肝解郁、调畅气机，使木郁得疏，化火乏源。相火既亢，燃灼三焦，欲清畅木郁之气火，酌加黄连、黄芩、栀子、百合等寒凉清解之品，此类药物多善清消三焦妄火，力雄而效速，其中百合味甘性寒，清凉甘润，清热而不伤阴，养阴而不留邪，亦可除烦安神，为治疗郁热伤阴扰神之佳品。妄火乱攻，破血妄行，UC急性期见下痢鲜血、淋漓不止，可加入生地黄、牡丹皮、地榆炭凉血止血以治其标。《万病回春》曰："相火乃元气之贼，无时而不煎熬真阴。"UC病程后期，相火亢妄，燃灼津液见口干烦渴者，朱莹教授多合用竹叶石膏汤、麦门冬汤，清透余热的同时，滋养消灼之阴液，攻补兼施，寓消于补。

2. 利湿化浊以敛妄火　《杂病广要》曰："湿热而始变，则有赤白诸般之色而为下痢。"三焦乃气津通道，相火妄攻三焦，时常混夹湿邪，热湿蒸动，如油裹面，难解难分，而热得湿邪，继而稽留不去，亢妄难敛是导致 UC 持续性进展的关键因素。湿热胶着，夹杂致病，症见腹痛腹泻、下痢赤白、头身困重、小便短赤、舌质红、边有齿痕、苔黄腻、脉滑数等。叶天士在《温热篇》中云："或渗湿于热下，不与热搏，势必孤矣。"故治疗湿热证的关键在于分消湿热，其中利湿于内外，能使湿热孤离，不使二者相搏，可选方温胆汤、平胃散、三仁汤等，药用法夏、茯苓、陈皮之类燥湿于中焦，此为利湿于内；药用薏苡仁、滑石、通草之类乃渗湿于下焦，导湿邪从小便而去，此为利湿于外。湿邪通过内外分消可速离机体，与热分解，妄火无以与湿搏结，势孤力弱，常酌加疏肝清热之品促使妄火敛降，以平其亢妄之性。若燥利湿邪乏效，湿邪化浊，继而弥漫肠腑，朱莹教授常加藿香、佩兰、砂仁、白豆蔻等芳香醒脾之品，此类药物气味清灵，可宣化腑浊，开透肠窍，为祛湿化浊之佳品。"百病皆为痰作祟"，湿热夹杂，易炼液为痰，故祛湿的同时要兼顾清化痰浊，酌加竹茹、浙贝母、白芥子等药，使痰祛湿化，痰湿同治，痰热自当分解。

3. 散瘀解毒以降妄火　《证治准绳》曰："湿蒸热瘀则为滞下，热极腐化则为脓血。"《血证论》曰："毒聚肠胃，将肠胃膏脂血肉，蒸化为脓。"相火离位，湿热郁滞肠络，热极易化火酿毒，火毒灼伤血络，瘀毒互结肠腑是导致 UC 后期病情缠绵难愈、预后不佳的核心病机。瘀毒可在一定程度上反向助燃妄火，使妄火敛降失司，共同构成 UC 后期发病的病理因素，症见腹痛剧烈、痢下鲜紫脓血、里急后重明显、伴发热急骤、烦躁神昏、舌质红绛、苔黄燥、脉滑数等，治以活络散瘀、清热解毒，方选白头翁汤、大黄黄连泻心汤、薏苡附子败酱散等，药用白头翁、秦皮、黄柏、败酱草、赤芍之类。其中白头翁性寒味苦，可清热解毒、凉血止痢，尤与一般清热之品相比，更善于清解热毒、散化瘀积，故《本草新编》言："芩、连、栀子不足以解其毒，必用白头翁，以化大肠之热，而又不损脾气之阴，逐瘀积而留津液。"热毒瘀结，久则变生脓肿，化为肠痈见脓血赤稠，味腥臭秽者，巧用败酱草、赤小豆解毒活血、消肿排脓，《药性论》曰："败酱草治毒风顽痹，主破多年瘀血，能化脓为水。"若毒邪深重、蕴结不散，可酌情加入蒲公英、土茯苓溃散毒邪，防止毒深溃腐，难解难分。朱莹教授强调，瘀毒二者相互依存，病理互传，不可单治其一，当同消同散，方能清散余邪，敛降妄火。

第四节　　从"血中伏火"论治功能性便秘

　　功能性便秘（functional constipation，FC）为排便次数减少、粪质干硬或排便伴有不尽感、肛门梗阻感的一种慢性疾病。流行病学调查显示，中国成年人FC总患病率为6%，且患病率随着年龄增长而增高，现阶段我国人口老龄化程度不断加重，可以预见FC将为我国公共卫生事业带来更多负担。FC成因复杂，机制尚不明确，一般认为是结肠、直肠、肛管、盆底肌功能异常导致，与精神心理、个人生活习惯、饮食结构、年龄等多方面因素有关。西医治疗以口服泻剂、促胃肠动力药及微生态制剂为主，外科手术治疗尚具有局限性，目前争议较多。本病属中医"秘结""脾约""大便难"等范畴，相关论述早在《黄帝内经》中就有记载，现代医家认为FC基本病机为气机推动无力，津血不足，大肠传导失常，通过中医整体辨证治疗本病有一定优势。

　　朱莹教授认为FC病程长，可由情志不遂、饮食不节、劳损等因素反复诱发加重，患者多有脾胃虚弱的基础，并常夹杂心火偏亢、肾水不足、肝失疏泄、肺失宣肃等病机，在证机辨治上和李东垣"血中伏火"理论相契合。

一、血中伏火理论溯源

　　李东垣在多处论述中提到血中伏火，为阴火论的一部分。一般认为阴火为脾胃气虚基础上产生的病理之火，五脏六腑均可发生，多用以指代心火或下焦相火，还包括肝胆及局部气郁产生的郁火；在性质上多属虚或虚实夹杂，也可兼夹湿邪为病。《内外伤辨惑论·饮食劳倦论》曰："脾胃气虚，不能升浮，为阴火伤其生发之气，荣血大亏，荣气不营，阴火炽盛，是血中伏火日渐煎熬，血气日减……"朱莹教授认为血中伏火产生的根源在脾胃虚弱，化源不足，机体津亏血少；继之而来的气机升降失常、五脏不和等病机又使阴火内生，阴火进一步影响荣血化生，陷入恶性循环。血中伏火持续为患，可导致心悸、失眠、便秘等多种病变。血中伏火有别于温病之热入营血或阴虚血热，是指血少失于荣养、阴火暗耗营血的病理状态。《脾胃论》中针对血中伏火选择用"辛甘微温之剂，阳生则阴长"的治法，也可印证血中伏火并非血热这一观点。

二、从血中伏火分析 FC 病机

（一）脾胃虚弱为本，血亏肠燥为标

《兰室秘藏·大便结燥门》曰："若饥饱失节，劳役过度，损伤胃气，食辛热味厚之物，而助火邪，伏于血中，耗散真阴，津液亏少，故大便结燥。"大肠传导糟粕的功能一方面有赖于气机推动，另一方面需要津血濡养肠腑的肌肉筋膜。若脾胃虚弱，后天水谷不能充养肠腑，久而形成血中伏火之势，耗散津液，则致肠内燥结，大便干涩难解。且脾胃为气机升降之枢，胃气通降与大肠传导密不可分，枢机不利则大肠传导无力，可致便质不甚干结但虚坐努责。糟粕久停于内又可阻碍肠腑气血津液运行，浊气不下，郁而化火，进一步影响中焦运化，致腹胀、纳差，血中伏火日渐加深。朱莹教授认为中焦脾胃功能失调与本病发生发展密切相关，血中伏火为导致本病反复发作、迁延难愈的重要环节。

（二）君相之火失调，水火不相既济

朱莹教授认为肠内津液盈亏不仅与脾胃运化功能密切相关，还受全身水液代谢状态影响，如《医学正传·秘结》所云："饮食之火起于脾胃，淫欲之火起于命门，以致火盛水亏，津液不生，故传道失常，渐成结燥之证。"正常状态下的命门之火也称为相火，与上焦心所支配的君火互为制约，君火温煦下焦，制约肾水，助肾气化；肾水上滋于心，使心火不亢。君相之火安位，则水火既济，阴阳平衡。《脾胃论》中提到："脾胃气衰，元气不足，而心火独盛……火与元气不两立，一胜则一负。脾胃气虚则下流于肾，阴火得以乘其土位。"脾胃亏虚导致元气失充，心失所养，致使心不主令，相火乘袭君位。心与小肠相表里，心移热于小肠，水液传输失常，致大肠失于濡润；心与大肠传导还通过"心主神明"的生理功能相联系，心神失养，继之而来的失眠、情志不遂也是 FC 的成因之一。若病程日久，肾精耗损，命门之火渐衰，阳虚阴结，此时便秘兼见腹冷、喜温喜按、腰膝酸冷、小便清长、舌淡苔白、脉沉迟等症状。故欲从根本调节机体水液代谢，保障肠内津液充盈，应使君相之火各安其位。

（三）逆气上干，肺失肃降

肺主治节，与大肠相表里，肺气肃降助大肠传导糟粕，布散水液以灌溉三焦，朱莹教授认为卫气与营气同源于脾胃运化之水谷精微，脾胃伏火内生亦可致肺脏虚弱，肺气肃降不足则大肠传导迟缓无力，不能宣发水液则大便干结难行，如《症因脉治》曰："若元气不足，肺气不能下达，则大肠不得传道之令。"血中伏火还伴随中焦气机升降失常，致使胃中清气在下，浊气上干于肺，气乱于胸中，故部分患者便秘时伴有咳嗽咳痰、胸闷气促的症状。

（四）土虚木郁，疏泄不利

气机不畅责之于肝，大肠传导也与肝气疏泄有关，唐宗海《金匮要略浅注补正》中记载："肝主疏泄大便，肝气既逆，则不疏泄，故大便难。"肝体阴而用阳，一旦脾胃虚弱，血中伏火则肝藏血不足，气机壅滞，木失条达，导致大便秘结。由于肝为刚脏，其性主升主动，易横逆犯脾，致中焦运化失常、气机逆乱更加严重，出现脘腹痞闷、嗳气呃逆、喜太息；肝气还易夹火热上冲，表现为烦躁易怒、胸胁胀满、头晕耳鸣等症。此外，肝主疏泄的功能与情志息息相关，朱莹教授认为怒、忿、悲、思等情绪都能引起肝气郁结，并损伤元气，情志不遂既是肝疏泄失常的结果，也是血中伏火的导火索，故本病可因焦虑、抑郁等情绪反复发作，在治疗中不可忽视情绪因素的影响。

三、以"血中伏火"指导 FC 治疗

（一）治宜甘缓益气，润肠和血

朱莹教授强调本病病机以中焦虚弱为本，治宜甘缓，慎用寒凉峻下之品，但糟粕久停又阻塞气机、变生火热，影响脾胃功能的恢复，故当权衡补泻，灵活加减运用泻下药物。如李东垣在《兰室秘藏》所说："大抵治病必究其源，不可一概用巴豆、牵牛之类下之，损其津液，燥结愈甚，复下复结，极则以至导引于下而不通，遂成不救。"朱莹教授在临床上善用仁类药物，常以麻子仁丸去大黄为主方，取其润肠和血、行气通便之效，方中火麻仁性平味甘，无伤中之虞；白芍养血缓肝；厚朴、枳实下气助大肠传导。失眠心烦者加柏子仁以养心安神；目赤口苦者加决明子清泄肝火；腹满水肿、便质干稀不调者加郁李仁下气利水。同时针对血中伏火的病机，用党参、黄芪之类补益元气，阳旺则阴血自生，用量不宜大，10~15 g 为宜，以防滞气，反助伏火。白术作为健脾益气燥湿的经典药物，在生用时有辅助通便之效，现代实验证明生白术能有效促进胃肠蠕动，且有效物质含量优于炒白术，所以在治疗便秘时白术通常生用，剂量可用至 30~40 g。当归、桃仁养血和血并能通便，尤适用于血中伏火致大便艰涩干结者，但对脾胃虚弱者有滑肠之弊，故需斟酌使用。如积滞日久

有化火之象，可加少量大黄泻下，中病即止。

（二）升清降浊，斡旋气机

气机升降出入主宰机体的一切生命活动，而脾胃为气机升降之枢，也是清气上输、浊气下流之所，喻嘉言《寓意草》提出："其升清降浊者，全赖中脘为之运用……故中脘之气旺，则水谷之清气，上升于肺，而灌输百脉；水谷之浊气，下达于大小肠，从便溺而消。"朱莹教授在临证中尤其重视调脾胃升降，若大便秘涩，肠腑气机阻塞不通，浊气上逆，表现为口苦口臭，嗳气频作；清阳不升，出现腹胀纳差，头昏疲倦。方药可用六君子汤为基础，加以厚朴、枳实下气除满、炒麦芽、莱菔子行气消胀，并配合牛膝引药下行，升降相因；若有大便不甚干结但黏滞难解，痰多苔腻，兼夹湿邪者，加木香、砂仁，即为香砂六君子汤。若浊气上干，肺失宣肃，或卫表不固，受六淫邪气侵袭，表现出咳嗽、咽部不适、胸闷、气促等症，可加旋覆花降气，紫苏梗宣肺理气，木蝴蝶清肺利咽，并能疏肝和胃；口干多饮者加葛根 30 g 升阳益胃，生津止渴。气机升降有序，津液输布正常，则水谷得以健运，便质改善，大肠传导有力。

（三）滋肾泻心，兼顾阴液

心肾二脏分别支配君火与相火，和伏火的产生关系密切，李东垣提出"盖土生于火，兼于脾胃中泻火之亢甚是先治其标，后治其本也"。朱莹教授在临床上慎用苦寒直折之品，对于心火亢盛，兼见夜寐多梦、烦躁、易生痤疮、口腔溃疡者，常用淡竹叶、莲子心清泻心火，远志、酸枣仁宁心安神；若有五心烦热、潮热盗汗、脉沉细，则用泽泻、黄柏少泻相火，并以西洋参、麦冬、五味子顾护气阴。若病程日久或年老体衰，粪便干结如羊屎，数日一行，肢冷畏寒，为肾精不足，相火失于温煦，当温肾填精，以济川煎为主方，或在方中加入肉苁蓉、菟丝子。

（四）疏肝养血，调畅情志

朱莹教授在脾胃病治疗中重视调肝，肝气郁遏者可见喜太息，胁肋胀满，肛门坠胀灼热，解大便后得舒，方用柴芍六君子汤加减。柴胡疏肝升阳，白芍柔肝缓急，常加郁金、佛手行气解郁；若肝血不足，健忘疲乏，难以入睡，女性见月经不调，或便秘在经期加重，可在逍遥散基础上加减治疗。本病常伴发焦虑、抑郁等情绪障碍，《症因脉治》论曰："怒则气上，思则气结，忧愁思虑，诸气怫郁，则气壅大肠，而大便乃结。"在治疗中应重视情志因素的影响，酌情用玫瑰花、绿萼梅、贯叶金丝桃等顺气解郁、调畅情志。

第五节　　从"虚、燥、滞"三维辨治老年性便秘

便秘是一种常见的临床症状，多表现为排便困难和（或）排便次数减少、粪便干硬，前者包括排便费力、排出困难、排便不尽感、肛门直肠堵塞感、排便费时和需辅助排便，后者指每周排便少于3次。便秘已然成为老年人群中的常见病症，且随着年龄的增长，其发病率也会随之升高。便秘不仅影响着老年人群的日常生活，还对心血管系统、神经系统、消化系统、泌尿系统以及精神心理亦可造成负面影响，严重者可危及生命健康。西医多采用容积性泻药、渗透性泻药、刺激性泻药、促动力药、促分泌药、益生菌等药物，亦运用粪菌移植、生物反馈、骶神经刺激等技术，以达到缓解症状的目的，虽短时疗效尚可，但部分药物长期使用后可能引起毒副作用，如腹泻、腹痛、恶心等，或是长期疗效及不良反应尚不明确，临床上亦有患者停药后出现疾病反弹现象。中医学对便秘有着深刻的理论基础，经验丰富，方法多样，疗效确切，且不良反应相对较少，在诊治本病方面有着独特的优势。朱莹教授认为便秘主要责之于"虚、燥、滞"三维，临证擅用补、润、通三法治疗此病，并充分运用中医身心同治的理念，重视预防调摄，结合老年的生理病理特点辨证论治。

一、"虚、燥、滞"三维病机观

中医学认为，便秘之病，其病因多与情志、饮食、气血不足等方面有关，其病位在大肠，正如《素问·灵兰秘典论》所言"大肠者，传道之官，变化出焉"，并与脾、胃、肝、肾、肺等脏腑密切相关。治疗上，多从寒、热、虚、实四个方面论治，如清代名医程钟龄的《医学心悟》将便秘分为"实秘、虚秘、热秘、冷秘"四种类型。朱莹教授认为，在治疗老年性便秘时，还需充分结合老年人的生理特点进行辨证论治。《素问·阴阳应象大论》曰："年四十，而阴气自半也，起居衰矣。"《灵枢·营卫生会》云："老者之气血衰，其肌肉枯，气道涩。"《灵枢·天年》又曰："六十岁，心气始衰，苦忧悲，血气懈惰，

故好卧……百岁，五藏皆虚，神气皆去，形骸独居而终矣。"孙思邈在《千金翼方·养老大例》中亦云："人年五十以上，阳气日衰，损与日至。"可见人之衰老，以阴阳失调、脏腑虚衰、气血不足为本。肾为先天之本，肾阴肾阳为脏腑阴阳之本，脾为后天之本，人体气血生化之源，故老年人之阴阳气血不足多责之于脾肾二脏，二者在生理上有相互资生之关系，在病理上亦可相互累及。肾阳肾阴虚弱，则无以化生脾阳脾阴，人体气血生化乏源，先天无以温养激发后天；脾阳脾阴亏虚，则不能运化水谷精微，无以充养肾阳肾阴，后天不能补充培育先天。患病日久则一身之阴阳气血俱虚，阳气虚弱则温煦推动功能减退，大肠运动乏力，阴血亏虚则濡润滋养功能不足，大肠肠腔干燥，这些均可导致大肠传导失司，以致糟粕积蓄于肠内，大肠主津，可吸收糟粕之中津液，而糟粕长时间停聚于大肠则使其中津液被过度吸收，津液亏虚则肠燥愈胜，故大便粪质干硬、艰涩难出。因此，朱莹教授总结出老年性便秘"虚、燥、滞"之病机特点，其中以气血阴阳之虚为本，以大肠之燥为标，其病位在大肠，并与脾肾密切相关。

二、活用"补、润、通"三法，标本兼治

根据上述病因病机，朱莹教授认为老年性便秘其根本在于气血阴阳亏虚，而传统攻下泻下之法多有耗气伤阴、苦寒伤阳之弊，虽可短期见效，但停药后易使病情反复或加重，使虚者更虚，因此在治疗上应当塞因塞用，以补为通，久久为功，恢复患者胃肠功能，加用质润之品，滋润肠道，软化粪便，当有明显气滞、湿阻等实证表现时，应补泻兼顾、攻补兼施，此时理气、化湿等法皆为"通"法，但须中病即止，过则耗伤正气。朱莹教授临证活用以"补、润、通"三法治疗本病，攻补兼施，标本兼顾，疗效显著。

（一）治病求本，以补助通

《景岳全书·秘结》载："凡下焦阳虚，则阳气不行，阳气不行，则不能传送而阴凝于下，此阳虚而阴结也；下焦阴虚，则精血枯燥，精血枯燥，则津液不到而肠脏干槁，此阴虚而阴结也。"阳气虚弱则肠道传导无力，阴血亏虚则肠道失于滋养，津液耗伤则肠道濡润不足，故大便秘结。朱莹教授认为，老年患者以气血阴阳之虚为本，治疗上应当塞因塞用，以补虚为要。阳虚者，多表现为脘腹畏寒、四肢不温、腰膝酸冷等，治疗以济川煎为主，或加用肉苁蓉、菟丝子、肉桂、锁阳等补肾助阳之品；气虚者，多表现为便后乏力、短气神

疲、体倦懒言等，治疗以补中益气汤为主，或加用太子参、黄芪、白术、黄精等健脾益气之品；阴虚者，多表现为眩晕耳鸣、潮热盗汗、两颧潮红等，治疗以增液汤为主，或伍以沙参、石斛、天冬、玉竹等滋阴润燥药物；血虚者，多表现为面色无华、唇口色淡、虚坐努责等，治疗以润肠丸为主，或伍以当归、何首乌、白芍、桑葚等益精养血之药。

（二）标本兼顾，润肠通便

《万病回春·大便闭》曰："老人大便不通者，是血气枯燥而闭也。"《景岳全书·秘结》言："秘结者，凡属老人……多有病为燥结者，盖此非气血之亏，即津液之耗。"老年性便秘患者以气血阴阳之虚为本，以大肠之燥为标，然补虚并非一日功，当以润燥治其标，故临证之时常合用麻子仁丸或五仁丸以润肠通便，或伍以果仁、种仁类中药，借其质润多脂之性，既可润滑肠道，又能软化大便，标本同治，使大便易于排出。果仁、种仁类药物，多富含油脂，且多为药食同源之品，如柏子仁、杏仁、黑芝麻等，临床可根据患者伴随症状不同，灵活选用。如火麻仁性味甘平，体润多汁，应用范围广泛，凡大便质硬干结者，皆可选用。若兼有肺系疾病，症见咳嗽气喘、痰多胸闷者，可加杏仁、紫苏子降利肺气；热痰者，宜用瓜蒌仁清热化热；虚喘者，可与胡桃仁温补肺肾。若兼有高血压病属肝阳上亢证，症见头晕目眩、目视不明者，可用决明子清肝明目。若兼见虚烦失眠、心悸怔忡者，可选柏子仁养心安神。若兼有肢体水肿者，可用郁李仁利水消肿。若见唇舌色黯、肌肤甲错，或曾有腹部手术史患者，可用桃仁活血化瘀。若腰膝酸软、头晕耳鸣者，可与黑芝麻补益肝肾。

（三）虚实夹杂，通无定法

六腑以通为用，以降为顺，传化物而不藏。朱莹教授在临证时发现，多数老年患者病情并不单纯，或是长期吸烟饮酒，湿热内生；或是情绪急躁焦虑，气机郁滞；亦有喜食肥甘厚味者，食积内停等。因此，对于老年性便秘患者而言，若纯虚无邪，补即为通；若虚实夹杂，则应补虚泻实，通无定法：其气滞者，理气为通；其食积者，消食为通；其湿盛者，化湿为通；其内热者，清热为通；其寒凝者，散寒为通；其瘀滞者，化瘀为通。朱莹教授在临床中常合用四逆散、四磨汤以行气导滞，焦三仙、莱菔子、鸡内金以消食化滞，三仁汤、藿朴夏苓汤以清热化湿，温脾汤、大黄附子汤以攻下冷积，桃红四物汤、丹参饮以活血化瘀，若便秘较甚，出现"痞、满、燥、实、坚"等阳明腑实证者，则可用承气汤类，急下存阴为要。朱莹教授强调，运用各种通法之时，需密切注意患者病情变化，做到中病即止，以免攻邪太过，耗伤正气，犯虚虚实实之戒，正如《兰室秘藏·大便结燥门》所言："治病必究其源……损其津液，燥结愈甚，复下复结，极则以至导引于下而不通，遂成不救。"

此外，朱莹教授治疗便秘尤其重视预防调摄。《素问·四气调神大论》曰："是故圣人不治已病，治未病。"《丹溪心法·不治已病治未病》亦言："未病而先治，所以明摄生之理。"朱莹教授在临床诊病之余，同样重视对老年患者的疾病健康教育及生活方式的指导，充分发扬"未病先防、既病防变、病后防复"的思想。对于老年患者而言，首先要养成良好的卫生习惯，老年性便秘以功能性便秘为多，平素养成定时排便习惯，如每日晨起后排便，有助于建立良好的排便条件反射，及时排出肠中糟粕。在饮食方面，朱莹教授主张患者通过多饮水、调整膳食结构对便秘进行防治，如有条件者且无禁忌证者，每日可适量饮用蜂蜜水或果汁、蔬菜汁等饮品，补充水液，润滑肠道；清淡饮食，均衡饮食搭配，在食谱中添加富含纤维素的食物，如新鲜蔬菜、芹菜、玉米、麦麸等，可刺激肠道蠕动，帮助排便，但常有患者放弃精粮，只吃粗粮，或大量进食粗粮，因粗粮中富含纤维素，难以消化，而老年患者之中脾胃虚弱者十有八九，胃肠负担过重，甚至可影响其他营养物质吸收。因此对于老年患者而言，食用粗粮应当适量，过犹不及。在运动方面，老年人可进行适当地运动锻炼，如太极拳、五禽戏、八段锦等，尤其要向老年患者强调家务操劳并不是一种锻炼，此外，运动锻炼亦需要长期坚持，才可从中获益。在情绪方面，老年性便秘患者常因难以排便而焦虑抑郁，朱莹教授认为便秘与异常情绪之间关系密切、相互影响，因此教导患者正确认识老年时期的生理特点，接受身体功能的退变，避免焦虑抑郁，与人为善，保持乐观，避免忧思恼怒，保持良好的精神状态，情绪舒畅，亦可改善便秘症状。

第六节　从"木郁达之"论治功能性腹胀

　　功能性腹胀（functional abdominal bloating，FAB）表现为反复发作的腹胀感，伴或不伴明显腹部膨胀，同时不符合其他功能性肠病或胃十二指肠病的诊断条件。随着生活节奏加快，压力激增，FAB的患病率已有逐年上升之势，严重影响患者的生活质量。现代医学治疗FAB疗效欠佳且复发率高，而中医药治疗本病有着独特的优势。据其临床表现可归属于中医学"痞满""腹胀""聚证"等范畴。朱莹教授灵活运用"木郁达之"理论指导多种杂病的辨证论治，在治疗FAB时尤其重视该理论的应用，并常辅以心理疏导，嘱咐患者保持心情愉悦，临床疗效卓著。

　　一、从"木郁"认识FAB病机

　　"木郁达之"理论最早见于《素问·六元正纪大论》。"木郁"其后引申为肝郁，肝主疏泄与调畅情志密切相关，肝性喜条达而恶抑郁，其经脉布胸胁、循少腹，若疏泄不及则常可致肝气郁滞，经气不利，导致木郁土壅，故可见脘腹痞满；疏泄太过则常为肝火炽盛，致使木旺克土，脾胃升降失常，气机运行不畅，亦可致腹胀脘痞。本病若进一步发展则可继发其他病机，或气滞血瘀，或肝阴不足。

　　朱莹教授认为木郁为五郁之首，是形成其他四郁的基础，木郁还与脏腑、气血津液及情志等因素相关。纵观中医古籍中的论述，痞满的病因不外乎脾胃素虚、饮食不节、感受外邪、情志不畅、药物损伤等。《灵枢·本神》云："愁忧者，气闭塞而不行。"朱莹教授认为FAB发病与情志因素密不可分，其病在气分，主要责之于肝、脾、胃等脏腑，而"木郁"在其中发挥着重要作用。

　　二、以"木郁达之"指导FAB治疗

　　朱莹教授根据其多年的临床经验，基于"木郁达之"理论，擅从肝论治FAB。朱莹教授认为本病可从肝气郁滞、肝郁脾虚、肝火炽盛几方面论治，临证灵活运用调气柔肝、健脾疏肝、泻火清肝诸法，并强调疏肝行气之法应贯穿在治疗本病的全过程。同时需配合调畅情志，合理运动之径，以加强疗效。

（一）调气柔肝，行气消痞

《景岳全书·痞满》中云："凡有邪有滞而痞者，实痞也。"提出痞满与邪实有关，实痞者可散可消，《素问玄机原病式·六气为病·湿类》载："痞与否同，不通泰也，谓精神荣卫、血气津液，出入流行之纹理闭塞而为痞也。"指出实邪多阻滞气机的运行，患者平素多饮食不当，加之工作压力较大，长期饮食不规律，引起食物积滞于胃肠，此类患者症状可见早饱、纳食不香，其病在脾胃，多肝胃不和，实邪阻滞，不通则胀。朱莹教授在治疗中注重调气柔肝，兼以行气消胀，善于运用柴胡疏肝散或逍遥散加减治疗。肠鸣、腹痛较甚者，常佐以延胡索、威灵仙等药物祛风胜湿、止痛。食欲不振者加麦芽、莱菔子消食除胀、健脾和胃。

（二）健脾疏肝，升发条达

《素问病机气宜保命集》云："脾不能行气于肺胃，结而不散，则为痞。"若脾失健运，脾胃功能失常，导致气机郁结不散，而发痞满。《景岳全书·痞满》亦载："虚寒之痞，治宜温补，使脾胃气强，则痞开而饮食自进，元气自复矣。"朱莹教授在论治痞满一病时尤其重视顾护脾胃，认为脾胃亏虚为痞满发病之本，脾胃既伤则饮食不化，谷气缺失则正气不足，正气既乏则无力祛邪而为病。另如唐容川《血证论》云："木气冲和调达，不致遏郁，则血脉通畅。"表明全身气机顺畅依赖于肝气条达。"木之性主于疏泄，食气入胃，全赖肝木之气以疏泄之"，亦表明肝脾不和可致痞满，肝脾两脏同属于中焦，肝主疏泄而调畅气机，性喜条达而恶抑郁，主一身气机之升降出入。脾主运化，必须依赖于肝主疏泄而运化有权，若二者运行不畅，则易成肝郁脾虚或肝脾失调之证。朱莹教授临证治疗脾虚气滞之痞满常用健脾疏肝之法，多以柴芍六君子汤、补中益气汤、香砂六君子汤等为底方加减化裁。酌情加用西洋参、麦冬、五味子益气养阴；贯叶金丝桃、郁金、合欢皮以疏肝解郁。

（三）清肝泻火，滋阴养血

《素问·玉机真脏论》言："五脏相通，移皆有次；五脏有病，则各传其所胜。"肝疏泄太过，伴情志不遂，日久气郁化火，则木旺克土，横逆犯胃则痞满不适，胃气上逆则发为反酸烧心等症。《素问·经脉别论》云："食气入胃，散精于肝"。肝为刚脏，体阴而用阳，非柔润而不和，必须依赖于肝血、阴津的滋养方能发挥其正常的生理功能。朱莹教授认为脾胃气机升降协调，离不开肝木之疏泄，同时肝之体用又与脾胃运化所生水谷精微密不可分。若见腹胀脘痞、反酸烧心、烦躁易怒、口苦咽干、舌红苔黄、脉滑数等肝火犯胃之象，朱莹教授多治以清肝泻火、理气和胃之法，喜用肝胃百合汤加减化裁。肝阴亏虚者，多选用一贯煎加减以滋肝阴、降肝火。若兼见舌下络脉迂曲等血瘀之象者，多合用桂枝茯苓丸加减；若患者反酸症状较重者，多合用左金丸，或加用海螵蛸、瓦楞子以增强抑酸之效。

第七节　从"脾胃虚则九窍不通"论治变应性鼻炎

变应性鼻炎是机体暴露于变应原后主要由免疫球蛋白 E 抗体介导的鼻黏膜非感染性慢性炎性疾病，临床主要表现为鼻痒、鼻塞、流清涕、喷嚏等鼻部症状，常见鼻黏膜的苍白、水肿、鼻腔水样分泌物。中医学将其归属于"鼻鼽"范畴。目前，西医学治疗变应性鼻炎多为对症治疗，急性发作期的一线用药为糖皮质激素、抗组胺药物、白三烯受体拮抗剂等，其远期疗效不理想。针对本病反复发作的特点，西医学以变应原免疫治疗为主，但目前在全世界仅不到 10％的变应性鼻炎患者使用变应原免疫治疗。过敏性鼻炎具有难治、易复发的特征，中医药有独特的治疗优势，疗效显著，多数医家从肺卫辨证论治变应性鼻炎，而李东垣在《脾胃论》中强调脾胃气血旺盛则九窍通利，脾胃虚弱则九窍功能异常，朱莹教授从"脾胃虚则九窍不通"理论出发，擅从脾胃论治本病。

一、"脾胃虚则九窍不通"理论溯源

"脾胃虚则九窍不通"首见于《黄帝内经》，其中提出"脾不及则令人九窍不通"，经后世不断阐释发展，李东垣在此基础上，溯源发微，继承创新，极大的丰富了这一理论的内涵，详见于《脾胃论·卷下·脾胃虚则九窍不通论》。九窍的概念出自《灵枢·邪客》"地有九州，人有九窍"。现代学者对九窍的研究亦很丰富，但多数医家所论人体九窍多指目、耳、鼻、口及前后二阴。窍即是人体与外界相通的洞，由表及里沟通人体内部，使得气机正常升降出入，九窍通利，以发挥人体的视、听、嗅、触及排泄等正常生理功能。《脾胃论·脾胃虚实传变论》云："谷气通于脾，六经为川，肠胃为海，九窍为水注之气。九窍者，五脏主之，五脏皆得胃气，乃能通利。"脾胃气血旺盛，五脏之气皆有所禀受，五脏主九窍，则机体窍道得五脏之气濡养，孔窍通利，发挥其正常生理功能。"不通"指九窍功能异常，若脾胃亏虚则五脏九窍失其所养，功能减退，故出现九窍不通。变应性鼻炎以鼻塞、流清涕为主症，可归属于"鼻窍不通"范畴，当属"九窍不通"疾病之一。

鼻与脾胃经络相关，九窍之中，鼻为肺窍，肺胃经脉相连，肺与中焦气机相系，足阳明胃经起于鼻，下循鼻外。《灵枢·经脉》云："肺手太阴之脉，起于中焦……还循胃口。"《素问·六元正纪大论》云："阳明所致为鼽嚏。"隋代巢元方在《诸病源候论·卷二十九·鼻病诸候》云："风冷伤于脏腑，而邪气乘于太阴之经，其气蕴积于鼻者，则津液壅塞，鼻气不宣调。"这些经典论述均阐述了变应性鼻炎与脾胃的相关性。

脾胃居中土，为肺金之母，鼻为肺之门户，脾胃与肺鼻的生理、病理相连。生理上脾对肺有滋养作用，肺脾相互为用，共司宗气的生成，共主水液代谢。《素问·阴阳应象大论》曰："中央生湿……脾生肉，肉生肺，脾主口。"若脾胃虚弱气血津液生化乏源，精微无以上归于肺，日久则母病及子，肺气不足；肺主呼吸吸入清气与脾主运化化生谷气，在肺中汇聚为宗气，《灵枢·邪气脏腑病形》："十二经脉，三百六十五络，其血气皆上于面而走空窍……其宗气上出于鼻而为嗅。"视、嗅、听等感觉能力皆与宗气的盛衰有关，宗气贯心脉以行气血，为心肺活力之气，通于鼻，贯注鼻窍，使鼻窍发挥正常助呼吸、司嗅觉的功能，即所谓"五气入鼻，藏于心肺，心肺有病，而鼻为之不利也"（《素问·五藏别论》）。在水液代谢方面，水入于胃，胃腐熟之功能摄水之精气上运于脾，脾主为胃行其津液，脾气运化散精于肺，使水液正常的生成与布散，肺气通调有度，水液正常输布排泄；若脾虚主运化水湿功能失常，脾病及肺，肺宣降失常，主行水的功能失司，则水液代谢障碍，聚为痰饮水湿等病理产物，流窜阻塞鼻窍，影响鼻助呼吸、司嗅觉之功能，出现鼻塞流涕、嗅觉不利等症。

二、从"脾胃虚则九窍不通"理论认识变应性鼻炎的病机

朱莹教授强调，变应性鼻炎具有易感、易复发的特点，鼻鼽多由脏腑虚损，正气虚弱，卫表不固所致，其表在肺，其根本在脾，涉及肺脾肾三脏，其发生的病机关键在脾胃虚，正所谓"脾虚则九窍不通"。

（一）脾胃亏虚，痰湿阻窍

《素问·经脉别论》云："饮入于胃，游溢精气，上输于脾，脾气散精，上归于肺，通调水道。"脾胃为中焦之枢纽，转输津液，使得身之津液随脾胃之气的升降而上腾下达，如是则体内的津液输布运化正常，鼻窍得津液之濡养。《素问·至真要大论》言："诸湿肿满，皆属于脾。"脾气虚损，土为肺金之母，日久母病及子，肺气亦虚，肺脾共主水液代谢功能失调，脾不运化，肺气宣发肃降失常，不能通调水道，体内津液代谢障碍，水湿痰湿内生，津液外溢鼻窍则打喷嚏、流清涕；津液停聚，则出现鼻内黏膜肿胀、苍白以及鼻塞不通等变应性鼻炎的表现。此外，脾喜燥恶湿，痰湿内生，阻滞气机，湿困脾又反过来影响脾胃运化，恶性循环，导致变应性鼻炎反复发作、迁延不愈，由此可见脾虚痰湿阻窍是变应性鼻炎的基本病机之一。

（二）脾失健运，清阳不升

九窍为阳气运行通路，气行于其中而发挥功能，鼻窍功能的正常发挥有赖清阳之气的充养。《素问·阴阳应象大论》早已论及："清阳出上窍，浊阴出下窍；清阳发腠理，浊阴走五藏；清阳实四肢，浊阴归六府。"李东垣并进一步指出"耳、目、口、鼻，皆为清气所奉于天"，强调清阳之于鼻窍的意义。脾胃为清阳化生之源，气机升降之枢，脾胃同居中焦，脾胃健运，气血充盈，升降相因，清阳生化有源，气机通畅，则可上充鼻窍；脾升胃降正常，升则上输心肺，降则下归肝肾，才能维持"清阳出上窍，浊阴出下窍"之正常功能，如是则鼻窍得利，嗅觉灵敏呼吸顺畅，正所谓"饮食入胃，先行阳道，而阳气升浮也，浮者，阳气散满皮毛，升者，充塞头顶，则九窍通利也"（《脾胃论·脾胃盛衰论》）。若脾胃失于健运，气血化生乏源，则清阳之气化生不足，气机升降失调，则清阳不升，浊阴不降，阳气不能上达充养鼻窍，反使鼻窍为浊阴所扰，发为本病。

（三）肺脾气虚，风寒犯窍

《灵枢·师传》谓："脾者主为卫。"《金匮要略》亦云："四季脾旺不受邪。""卫"指人体抗御外邪的功能，脾胃功能与机体卫外防御功能关系密切，脾胃是气血生化之源，肺气的充实，有赖于脾气的上输，肺脾之气充足，则卫外防御功能正常，正所谓"正气存内，邪不可干"。若脾胃虚，脾土不能生肺金，则肺脾二脏皆虚，肺脾之气不足，卫外无力；肺为娇脏，风寒等外邪易乘虚而入首先犯肺；风为阳邪，善行数变，为百病之长，易袭阳位，轻扬开泄，使腠理疏松，风邪兼寒邪乘机侵袭，阻滞气机，鼻窍不利。卫表不固，风寒犯肺，正邪相争，祛邪外出，则鼻痒、喷嚏连连；脾气失于运化，肺气不得通调，肺失清肃，气不摄津，津水外溢，则鼻流清涕。正如明代薛已在《内科摘要·卷上·元气亏损内伤外感症》所云："一儒者素勤苦，恶风寒，鼻流清涕，寒禁嚏喷，余曰：此脾肺气虚不能实腠理。"

（四）脾损肺伤，窍枯阴亏

脾胃为后天之本，津液、气血生化之源，气是津液生成的动力，气旺则津生；脾为胃行其津液，脾气将水液化为水精，即津液，将其吸收并转输到全身脏腑、五官九窍，肺中所需津气，是靠脾胃运化水谷精微所补给，并通过肺气宣降输布至鼻窍。《素问·玉机真藏论》云："脾为孤脏，中央土以灌四傍……其不及，则令人九窍不通。"脾不及则运化减退，胃受纳、腐熟的功能受损，津液生化乏源，脾向肺输布的津液就会减少，导致血枯津亏，五脏失于灌注，肺气失充，肺津亏虚，气血津液对鼻的灌注不足，继则窍枯不荣。气行则津布，气少则津液不行，脾胃虚弱气机升降受阻，气虚则水津不得上承，津液输布失常，鼻窍不得津液濡养滋润。且脾胃亏虚日久及肺，肺卫失宣，卫外不固，风易夹热邪或寒邪犯肺，《张氏医通·卷八·七窍门下·鼻》云："鼻为肺窍，肺家有病，而鼻为之不利也，有寒有热，暴起为寒，久郁成热。"热邪犯肺或寒邪久郁化热，热邪留恋，日久耗伤阴液，窍枯失养。

（五）脾肾阳虚，鼻窍失煦

肺气充实有赖于脾气的输布和肾气的温养。脾胃健运则先后天相互滋生，随着病情的进展，脾胃亏虚，脾失运化，后天不足，进而影响先天之本，导致肾气及肾阳不足，肾的纳气及气化功能失常。"肾者，水脏，主津液""诸病水液，澄澈清冷，皆属于寒"。肾为诸阳之本，为肺气之根，肾气充盛，则肺气肃降下纳于肾，气畅鼻通；肾气充盛，则肺肾阴阳互滋，肺阴充足，肺气得到温养，则津液输布正常，鼻窍通利。

若脾肾阳虚，脾阳虚运化水液失司，肾阳虚不能温煦，气化失职，水液输布失常，则寒水上泛鼻窍，外渗鼻腔，出现鼻塞、鼻流清涕不止；阳气虚摄纳无权，气不归元，耗散于上，致使喷嚏频发，清涕涟涟；因脾肾阳气不足温煦失职，局部体征可见鼻腔黏膜淡白或苍白，且阳气易于耗散，会造成鼻鼽日久不愈，症状反复。正如《素问》所曰："五脏化液……肺为涕。""五气所病……肾为欠、为嚏。"

三、以"脾胃虚则九窍不通"理论指导变应性鼻炎治疗

（一）补气运脾，祛湿通窍

"脾为生痰之源，肺为储痰之器"，脾气虚弱而不足以运化水湿，痰湿内生，上泛鼻窍。变应性鼻炎患者症见"鼻塞、流清涕，伴见纳呆、腹胀便溏、四肢困重乏力、口腻不渴，查体可见鼻内黏膜肿胀、苍白，舌淡边有齿痕，苔白腻，脉濡滑"者，为脾胃亏虚，痰湿阻窍，法当补气运脾，祛湿通窍，朱莹教授多以六君子汤为底方加减。方中人参、茯苓、白术、甘草四君补益脾气，临床多以太子参易人参，《本草从新·卷一·草部》曰："虽甚细却短紧结实，其力不下大参。"太子参性最平和，如脾胃虚弱之人用补剂，服用人参恐药力过猛，改用太子参则无此之忧。白术、茯苓健脾益气，半夏燥湿以化痰，陈皮行气和胃，气顺则痰消，脾健气旺而水气自化，痰湿自消；对于苔白厚腻不化者，常加白扁豆、佩兰加强健脾化湿之效，湿去则苔自化，尤适用于脾虚湿滞者；若兼纳差食滞者，可加炒麦芽、炒莱菔子消食和胃；郁而伤肝，肝气乘脾亦致脾虚，若兼情绪抑郁，常加玫瑰花、合欢皮等花类药解郁，兼有健脾之功。针对痰湿所致鼻窍不通，除健脾燥湿以治其本，还当通窍利气兼顾其标，治疗上常加用苍耳子、辛夷宣通鼻窍祛痰，标本兼顾，苍耳子辛温能祛风通窍，《本草备要》载："善发汗，散风湿，上通脑顶，治头痛，鼻渊。"

（二）益气健脾，升阳荣窍

"清气不升，九窍不利"，对于浊邪壅塞鼻窍，清阳不升之鼻鼽，症见鼻塞不通、鼻胀、嗅觉迟钝，或伴见头胀头昏、眩晕、视物不清等症者，治法当益气健脾、升阳荣窍，升脾阳、益肺气，使得脾气健运，升降有序，鼻窍气通，"升者，充塞头顶，则九窍通利也"，朱莹教授喜用益气聪明汤加减。方中黄芪、太子参补气健脾；葛根、升麻、柴胡鼓舞胃气，升发清阳；蔓荆子、辛夷上行头目，通窍活络。《本草纲目》认为辛夷是鼻病专药，临床常用来治疗鼻渊、鼻塞不通等，《名医别录》言辛夷："利九窍，通鼻塞涕出。"辛夷性味辛温，走气入肺，助胃中清阳上行通于天，使人体清阳之气上达病所，正气达则邪气自去。若兼见大便溏、纳呆者，以木香、砂仁、白术健脾和胃化湿；若患者面色无华，口唇色淡，可配用归脾汤养血健脾。对于清阳不升导致的变应性鼻炎，一者益气健脾固其本，一者升阳化浊荣鼻窍，故使得"清阳出上窍，浊阴出下窍"。

（三）益气疏风，固卫护窍

脾肺气虚，卫外不固所致风寒等外邪侵袭是变应性鼻炎反复发作的原因之一，临床表现主要为鼻痒、流清涕、打喷嚏，遇风易发作，可伴有咳嗽、气短乏力、平素易感冒、畏风、面色淡白、舌质淡苔白、脉细弱。治当益气疏风，固卫护窍，多用玉屏风散合苍耳子散加减。重用黄芪补脾肺之气，固皮毛而肥腠理，脾胃为肺之母，脾胃一虚则肺气先绝，佐以白术、太子参以补脾胃元气；苍耳子散出自《济生方》，善祛风通窍，方中苍耳子祛风除湿、通窍止痛，为鼻渊要药；辛夷、白芷疏风，宣通鼻窍；薄荷疏风，上行头目，芳香通窍。

（四）补脾益肺，养阴润窍

气虚则津不化，气少则液不行。气亏卫外不固，寒热犯肺，热耗津伤，除鼻衄症状外，常兼口渴、鼻干、舌红少苔、苔花剥、脉虚数等气阴两虚之症状，对于脾损肺伤、窍枯阴亏型变应性鼻炎，治疗上宜补脾益肺、养阴润窍，在滋阴润燥的同时，应当注重益气养阴。朱莹教授善用沙参麦冬汤加减，可加用西洋参、山药健脾益阴，辛夷、苍耳子通鼻窍、祛风。方中沙参、麦冬养阴润肺；玉竹、天花粉生津止咳；白扁豆、甘草培土益气、甘缓和中；桑叶疏散风热。诸药合用，甘寒生津，益气疏风，滋阴润窍，充中焦津液之源，滋上窍津液之衰，使津液上荣，肺窍不枯。

（五）益火补土，温煦鼻窍

脾为后天之本，肾为元阳元阴之根，肺得脾气之养、肾阳之温，方能宣降有常，鼻窍畅通；变应性疾病多由自身免疫力低下，责之先天不足、后天失充，对于脾肾阳虚、鼻窍失煦所致的变应性鼻炎，多兼疲倦、精神不振、嗅觉失灵、鼻流清涕而不觉、畏寒肢凉、舌淡苔白滑、脉沉细等阳虚之症，方用麻黄附子细辛汤合苓桂术甘汤加减，以益火补土、温煦鼻窍。方中麻黄辛温入肺经，散寒解表；附子温一身之阳，祛除表里之寒；细辛温肺散寒、宣通鼻窍；配合苓桂术甘汤健脾温阳，培土生金。正如郑钦安《医法圆通》所述："肾络通于肺，肾阳衰而阴寒内生，不能收束津液，而清涕亦出……法宜扶阳，如麻黄附子细辛汤之类。"

第八节　　从"土郁夺之"论治抑郁症

　　抑郁症是以心情低落为主要症状的一种疾病，与遗传、神经生物学及社会文化等因素有关。抑郁症具有患病率高、复发率高、致残率高等特点。抑郁症属中医学"郁证"范畴，以心情抑郁、情绪不宁、胸闷胁胀，或易怒易哭，或咽中如有异物梗塞等症为主要临床表现。中医药通过辨证论治，病证同调，协同增效，中西联合治疗本病，可以减少复发风险，提高临床治愈率及用药安全性。

　　朱莹教授基于"土郁夺之"理论，以"土郁"为切入点认识抑郁症之病因病机，以"夺之"为治则，围绕中焦脾胃辨治本病，颇具特色。

一、"土郁夺之"理论溯源

（一）"土郁夺之"之土郁

　　"土郁"的理论最早见于《黄帝内经》，是《素问·六元正纪大论》所论之"五郁"之一。"五郁"理论根据天人相应观念及五运六气学说，起初与气候变化相关联，认为发病乃因气运异常；经后世医家研探，其内涵逐渐嬗变，由五运六气理论中气运异常的自然现象所引发的病证，延伸至以"郁滞不畅"为病机关键的病证，包括玄府郁结、阳热怫郁、五行运气之郁、五脏本气自郁、"气、血、湿、痰、食、火"六郁和情志所郁等内容。《说文解字》云："土者，地之吐生物者也。"阐释"土"承载孕育万物的功能；通过取象比类的方法，脾又被归属于"土"，即《素问·太阴阳明论》中所说"脾者，土也"。《黄帝内经》中"土郁"即土运之气被抑郁过极而发，故见"土郁之发，岩谷震惊……故民病心腹胀，肠鸣而为数后，甚则心痛胁䐜，呕吐霍乱，饮发注下，胕肿身重"之症，后世医家进一步丰富了对土郁为病的认识，认为其病机关键为脾土蕴结、中焦壅滞、升降失司，且涉及多个脏腑病变。

（二）"土郁夺之"之夺之

"夺"字之义，《说文解字》曰"手持隹，失之也，从又从奞"，引申为使消夺、消除。"之"则代指令脾胃失司的致病之邪及病理产物。"夺之"所言即为开中焦之郁结，祛脾土之壅滞，通肠腑之积塞，以去除致中焦枢机不利之病邪的治法，如《景岳全书》所言："但使浊秽得净，则土郁可平，是即谓之夺也。"通过审机辨证，施以汗、吐、下、清、消等不同治法，令土郁得平，中气冲和，脾胃健运，周身气运畅达，百病乃消。

二、从"土郁"分析抑郁症病机

抑郁症病机复杂，古之医家议论纷错。巢元方《诸病源候论·气病诸候》曰："结气病者，忧思所生也。心有所存，神有所止，气留而不行，故结于内。"孙思邈认为七情、寒热皆令气机怫郁。张子和强调"肝脾郁"结论，而朱丹溪倡"六郁"论，提出气血壅塞是郁证发生的关键。朱莹教授结合临床经验进一步指出，凡郁多在中焦，中焦枢机不利是郁证的始动环节，土郁乃郁证之核心病机。

（一）枢机不利，痰浊内生

《临证指南医案·脾胃门》云"脾宜升则健，胃宜降则和"，脾胃为气机枢转之纽带，脾气升发向上，有生生之机，方可充养头顶，通利九窍。胃气通降于下，痰湿无以化生，方能身心调畅，不为浊邪所扰。反之，思虑过度，饮食不节，中焦郁滞，枢机不利，升降失职，则五脏皆为所害，发为郁病，即"郁者，结聚而不得发越也，当升者不得升，当降者不得降，当变化者不得变化也"。人体之气周行全身，内达脏腑膜原，外至皮毛筋骨，脾居中土，斡旋四脏，为气机升降之枢纽。中焦枢机不利，则脾土运化不行，水液输布障碍，故而水湿痰饮内生。朱莹教授认为，"枢机不利，痰浊内生"既是"土郁"的关键环节，又是抑郁症的关键病机。《证治汇补·郁证》云"食滞中焦，痰凝脾脏，热壅肠胃，皆土郁也"，可见痰浊为"土郁"的重要病理因素之一。元代朱震亨提出百病多有兼痰者的观点，《景岳全书》中载："有云怪病之为痰者，有云痰为百病母者。"面对病因不明的杂病、怪病时，古代医家多责之于"痰"。"痰"邪的致病特点与抑郁症的复杂表现十分契合，痰随气行，流于全身，阻于喉间可见"梅核气"，停于胸胁则见胸闷胁胀，蒙于心神则见淡漠抑郁，黏滞难消故见病程缠绵。痰浊内郁化热可兼见热郁，出现眩晕、溺赤等症，如《丹溪心法·六郁》云"热郁者，瞀闷，小便赤"，痰热扰神，可见心烦不宁、夜寐难安。痰郁致纳运不利，可兼食郁，症见嗳气吞酸、脘腹饱胀、不思饮食。痰阻气滞，血行不利，可兼血郁，症见身痛无力、胸胁不宽、舌黯脉涩。

（二）中虚气郁，生化无源

朱莹教授认为脾虚肝郁证和心脾两虚是抑郁症常见的两种证型，中虚气郁，气血亏虚，可致脑、心、肝等脏腑失养，从而产生复杂多样的情志失常症状。《素问·经脉别论》云："食气入胃，散精于肝，淫气于筋，食气入胃，浊气归心……饮入于胃，游溢精气，上输于脾，脾气散精……"脾胃为"后天之本"，化生精气血津液，以奉生身，乃气血化生之源泉。谷食水饮纳承于胃，经胃之腐熟，脾之运化，化生精微而转输周身，或"上输于肺"，宣降输布全身，或"以灌四傍"，濡养脏腑百骸。中气健旺，纳运相得，斡旋有司，则气血调达，形神得养。中焦脾土虚弱，气血生化乏源，加之脾气不升，胃浊失降，中气郁滞，故而令气血津液衰少，难以畅达布散全身，如《景岳全书》所言："人之气血，犹源泉也，盛则流畅，少则壅滞，故气血不虚则不滞，虚则无有不滞者。"因虚而滞，郁则为病，导致中虚更甚，脏腑清窍失养，诸脏生变，从而出现抑郁症相关症状。李东垣指出"内伤脾胃，百病由生"，脾居中央属土，主四时，精气血津液赖之为生，脏腑清窍故能得"营运之气"濡养而不为病，反之则如《脾胃论·大肠小肠五脏皆属于胃胃虚则俱病论》中所言："胃虚则五脏、六腑、十二经、十五络、四肢，皆不得营运之气，而百病生焉。"人体精神活动的高级形式如意识、思维、情志，皆归属于"神"的范畴，脑为神明之所出，乃"元神之府"，得精气血充养方能形与神俱、形神统一，即《脾胃论·省言箴》所言："气乃神之祖……气者，精神之根蒂也。"抑郁症患者脾虚则气血化生乏源，髓海不充，神明失用，脑府运转不灵，表现为反应迟钝、情感淡漠、神情呆滞等症。《医学衷中参西录》言："人之元神在脑，识神在心，心脑息息相通，其神明自湛然长醒。"心与脑共主神明，主宰着高级精神活动的变化。《素问·灵兰秘典论》云："心者，君主之官也，神明出焉。"心主血藏神，血能养神，气血丰沛、心神安宁是精神调和的重要前提，脾胃运化失健，心血亏虚，则神失所养，可见抑郁低落、兴趣丧失以及心悸失眠等表现。又如《素问·刺法论》云："脾者，谏议之官，知周出焉。"脾主思藏意，为谏议之官，周谋虑事以协调情志，若脾虚不耐思虑，中气郁抑，则所思不遂，情志不畅。此外，肝藏血舍魂，主疏泄以调畅气机，藏血充足，则魂随神往，不妄游离，如若气血失养于肝，血不养魂，则表现为夜寐不宁、梦魇梦呓、幻觉等神志失常症状。

（三）土壅木郁，情志不畅

黄元御《四圣心源·浮沉大小》记载："木生于水而长于土，土气冲和，则肝随脾升，胆随胃降，木荣而不郁。"《医方考·郁门》曰："木，肝木也，有垂枝布叶之象，喜条达而恶抑郁。"肝主疏泄，畅达气机，类于春木枝叶，伸展调畅，令气血和调，情志愉悦，方得"阴平阳秘，精神乃治"。若土气失于冲和，脾胃升降失司，肝胆亦不能疏泄，致"土壅木郁"之证。"土壅木郁"是"土侮木"的一种病理表现，因脾土壅滞太盛，反侮木气，使肝木之气郁遏，影响肝之疏泄功能所致。肝失疏泄，土郁木遏，故出现情志不畅，胁痛胸闷，食欲不振等表现。朱莹教授认为"郁滞不畅"贯穿于抑郁症病程始末，而肝脾与之密切相关。"土壅木郁"或因外感邪气，阻滞中焦，脾气不运，则肝气不疏，或因内伤脾胃，湿热、痰浊、食积等病理因素形成，逆犯于肝，则肝气郁结。

三、从"夺之"指导抑郁症治疗

（一）升清降浊，豁痰开郁

中焦枢机不利是本病发生的起始环节，痰郁中焦多责之脾胃升降失司，清浊不归其位，故治疗上当以"升降法"调利枢机，如叶天士言"素有痰饮……当升降法中求之"；李用粹认为"郁病虽多，皆因气不周流，法当顺气为先，开提为次，至于降火、化痰、消积，犹当分多少治之"；黄元御尤倡"脾胃为枢，一气周流"。朱莹教授承继先贤之思，认为治疗抑郁症首当顺中焦之气机，令气行周流，则浊邪无所化生。同时在此基础上，突出了痰浊壅盛在发病中的重要性，强调治疗抑郁症应当以豁痰开郁为纲，随证加减。朱莹教授认为，治痰当分三步行之。首先，"未病先夺其源"。饮食因素与痰饮的形成密切相关，《景岳全书》指出"盖痰涎之化，本由水谷"，正常饮食水谷可化生精微供养周身，然现今社会，人多饱食过食，恣食肥甘，令谷食水饮难化，水湿内生，凝聚成痰。在保证营养摄入充足的前提下，抑郁倾向或抑郁症缓解期患者应注重饮食调摄，未病即防。其次，"已病疏夺其标"。思虑过度或饮食不节，令中焦枢机不利，水湿痰饮内停。"疏夺"法即为疏调气机以助脾胃升降，化痰涤邪以复中土之司。全身气机之疏利，尤与肝脏密切相关，从肝调之，令浊降清升，故可予柴胡、白芍疏肝缓柔、升阳解郁，郁金、佛手等理气调肝。若仅以疏利气机治疗虽能暂缓部分症状，但痰邪不除，病情终究迁延难愈，故而此时重点应是化痰涤邪以夺痰实之标。咽中异物梗塞，"如有炙脔"，可予半夏厚朴汤行气散结、降逆化痰。胆怯易惊、心烦不眠，呕恶呃逆者，多用温胆汤加减。朱莹教授治痰不离湿，胸膈痞闷、痰多呕逆之湿痰证常以二陈汤为底方，配合予藿香、佩兰芳化湿邪，木香、砂仁化湿开胃，石菖蒲、远志豁痰开窍以增祛痰之功。最后，"既病夺治兼变"。如兼热郁，可加竹茹清化热痰，黄芩清解热郁；兼食郁，常予炒麦芽、炒莱菔子消食除胀、降气化痰；兼血郁者，多以丹参、牛膝、川芎或"血郁汤"活血开郁，和血利脉；六郁兼具，则予越鞠丸消解诸郁。综上三法，按部行之，可令邪气无所避逃，清升浊降，痰消郁解。

（二）健运脾胃，养脏安神

先贤医家认为土郁乃脾土蕴结之义，发病多以实邪为祟。然朱莹教授提出，土郁作为抑郁症的核心病机，虽多存在有形实邪壅滞的情况，但脾土不足常常是病情的根本，在临床上多表现为虚实夹杂的病理特点。抑郁症病程多迁延日久，常损及中土，故应重视培补之用。因而针对此类病证，以培运中焦之法贯穿病程始终，寓夺于补，攻补相合。培运中焦的关键在于助气血生化，分五脏审治，对常见证型肝郁血虚脾弱证和心脾气血两虚证，朱莹教授临床分别予逍遥散及归脾汤等药方加减施治。逍遥散始见于《太平惠民和剂局方·治妇人诸疾》，书中载其"治血虚劳倦，五心烦热……减食嗜卧"，具有疏肝养血健脾的功效，为调和肝脾之名方。方中柴胡、当归、白芍疏补相合，调肝血助肝用，令魂养神安；白术、茯苓、炙甘草健脾运中，使运化有权，气血有源；薄荷疏散郁遏之气以助运中焦；合而成方，疏养并重，气血兼调，肝脾同治。补益心脾气血之归脾汤始载于严用和所撰《济生方》。方中重用性味甘温，补气健脾之品，兼以补血养心安神，配合行气和血之药，流动气血，补而不滞；纵观全方遣药，盖脾胃足则气血有源，心血充则神明安和。朱莹教授临床常增甘平之山药，补脾养胃、固肾益精，易人参为太子参，补气而不滞，清补中焦兼以生津。诸药共济，则心脾皆养，髓海得充，君相得位，脏腑神志安宁。如精神恍惚、沉默寡言、口苦、舌红少苔、脉细，加生地黄、百合养阴清热、补益心肺，取百合地黄汤之意。食少便溏，胸脘痞闷，"治气虚而兼痰饮者"，可合六君子汤加减伍用。

（三）运土疏木，调畅情志

"郁滞不畅"贯穿抑郁症病程的始末，而肝脾是关键二脏，如若实证不虚，或虚证渐复，此时治疗应重在"攻夺"，总以运土疏木为纲，运脾通胃，舒肝达木。审"土壅木郁"之病因病机，朱莹教授认为治法上应当灵活变通，外祛六淫之邪，内消七情之伤，内外同调，交相呼应。六淫侵袭，各有其性，其中导致"土壅"的当属湿邪为主，故治疗上务以辛散芳化法为扼要，可予藿香、佩兰、豆蔻芳香化湿，如兼寒热暑邪，酌以辛温、辛凉、清暑之药疏邪外出，纠调偏性。内伤七情，气机失调，过度思虑而"气结"是导致脾气结滞、肝气不舒的关键病机，因此治法上应先"调摄形神、少思适虑"。朱莹教授倡导"天人一体观"，人与天地自然万物为一体，欲达"形神调治"，须先"天人合一"，目及草木芳华，心境自得条达。朱莹教授常鼓励患者适当工作、接触社会，以调达情志、改善病情，不可过于闲适，过闲则容易多思妄虑，令气机蕴结。此中便蕴含叶天士"郁证全在病者能移情易性"之理也。若见胸闷太息、情志不舒、胁肋疼痛、嗳气脘满、苔白、脉弦者，予柴胡疏肝散加减以疏肝理气、活血止痛，紫苏梗、醋香附、郁金、佛手、贯叶金丝桃等疏"夺"气机的郁结。此外，花药轻灵，清香宣化，擅治肝脾不调导致的情绪不宁，常以玫瑰花、合欢花、绿萼梅等相伍为用。

第九节　从"胃不和则卧不安"论治失眠

　　失眠是当今社会较为普遍又易被忽视的疾病，其发病率仍逐年增长，为常见病、多发病之一。中医学将失眠称之为"不寐"，古代文献常以"不得眠""不得睡""不得卧""目不瞑"等记载。轻者入睡困难、或睡后易醒、或醒后再难入眠、或时睡时醒，重则彻夜难眠，严重影响患者生活及工作。若不及时调整，患者便容易存在其他的健康隐患，如体力精力的下降、记忆力、认知能力的减退、负面情绪的积累、心血管疾病患病率的提高等。西医首选新型苯二氮䓬类药物治疗。但目前发现与失眠合并出现的其他系统疾病越来越多，如消化系统疾病、心血管疾病、神经系统疾病等，单用精神类药物往往效果不佳，而中医药在治疗失眠时强调整体辨证论治，又依据个体情况临证灵活用药，在治疗失眠方面有着独特优势。

　　中医学有关失眠的经典学术观点，包括"阴阳说""神主说""营卫说""气血说"以及"胃不和则卧不安"等。朱莹教授认为，究其法理、析其相关，归根结底都离不开中医学之"胃"，而"胃不和则卧不安"则是上述诸多失眠学说的理论枢纽。朱莹教授常言"胃不和则卧不安，卧不安亦胃不和"。其认为多种原因均可导致胃失和降，浊气上逆，扰乱心神而致不寐，而患者又常苦于不寐，从而思虑过多，阻碍脾胃气机，卧不安而胃不休，胃肠昼夜节律失衡，又加重胃不和。朱莹教授临证诊治失眠时，谨守病机，通常以"和胃"为主或为辅同时兼顾他证进行辨证施治，收效颇佳。

一、"胃不和则卧不安"理论溯源

　　关于"胃不和"引起失眠的相关论述可以追溯到《黄帝内经》，首见于《素问·逆调论》："不得卧而息有音者，是阳明之逆也。足三阳者下行，今逆而上行，故息有音也。阳明者，胃脉也，胃者六腑之海，其气亦下行。阳明逆，不得从其道，故不得卧也。"可见原文主要强调胃阳明之气上逆而喘，导致卧不安的兼症，并非将"不得卧"看作一个独立疾病；认为造成阴阳、气血、营卫不得正常交通，是由于阳明经气不从其道，反上行而逆所致。历代医家对于此条文中的"卧"分别从两方面去理解：一指平卧，如《伤寒论·阳明病辨证论治》第242条文所提出："喘冒不得卧者，宜大承气汤。"《素问·厥论》载："腹满（瞋）胀……不得卧。"再有医家认为"卧不安"不等于失眠，先是胃不和所致不能平躺，而后导致不得安眠，因此认为"胃不和，则卧不安"原先所指肠胃疾病引起睡眠障碍的一种论述，而不是"失眠"本身。

秦汉以后，后世医家逐渐对这一理论的理解有所延伸，认为"卧"所指为睡眠，开始将"卧不安"列为独立的病证，而不仅是其他疾病的兼症。脾胃学说创始人李杲提出了"脾胃气虚，阴火上冲"之说，尤其强调脾胃在治疗失眠中的重要地位。《脾胃论》载："夫阴火之炽盛，由心生凝滞，七情不安故也……七神离性……善治斯疾者，惟在调和脾胃，使心无凝滞。""夜不安寝……饥而睡不安，则宜少食；饱而睡不安，则少行坐。"后世医家因受其影响，将顾护脾胃体现在失眠病辨证施治的思想当中，同时也进一步印证了脾胃不和影响睡眠的说法。明代李中梓在《医宗必读·不得卧不得食》明确提出了"胃不和"是不寐的五大原因之一，其认为"胃气逆上，则卫气不得入于阴，故不得卧"。张介宾认为过于饱食或腹胀满者，则胃气不和，阳明气逆奔上，卧必不安。清代医家沈金鳌在《杂病源流犀烛》更从阴阳升降对"胃不和"所引发的卧不安之理进行了解释："有由胃不和者，胃之气本下行，而寐亦从阴而主下，今胃气上逐，则壅肺而不得从其阴降之道，故亦不寐。"至此，"胃不和"与"卧不安"的因果关系已基本形成。

二、从"胃不和则卧不安"认识失眠病机

朱莹教授认为失眠系由饮食不节、情志失常、思虑过度等病因导致心神不安、营卫失和、阴阳失调，脾胃二脏为气机升降之枢纽，位居中焦，参与其发病过程。

（一）宿食痰火停滞，扰动心神

胃肠所致不寐多因邪气上扰心神所致，其中邪气有二：一者为胃中浊气。饮食不节、恣食肥甘厚味导致宿食停滞，浊气内生，酿成痰热，火炽痰郁，痰热阻遏心窍，上扰心神而致不寐。正如《类经·疾病类》云："今人有过于饱食或病胀满者，卧必不安，此皆胃气不和之故。"二者为肠中秽邪。津亏肠燥

或蠕动无力，致糟粕内结肠腑，不通而秽邪壅滞。正如清代张璐《张氏医通·不得卧》所载："脉数滑有力不眠者，中有宿食痰火，此为胃不和则卧不安也。"

（二）气血生化乏源，神失所养

《素问·六节藏象论》云"五味入口，藏于肠胃，味有所藏，以养五气，气和而生，津液相成，神乃自生"，说明神藏于心而生于胃。《灵枢·平人绝谷》又载："神者，水谷之精气也。"神舍于心，其产生有赖于水谷精微、气血津液等物质基础。血以养神，血清则神明，血病则神损。脾胃为后天之本，气血生化之源。脾胃功能健运，则气血旺盛，神得所养。若脾胃运化有常，气血生化有源，血充而神有所养，心神安居其位则寐安。反之，若脾胃虚弱，运化失职；或中焦虚寒，失其温养；或胃阴亏虚，胃失濡养，均可导致气血生化乏源，不能上奉于心，以致心神失养，则夜寐不安。正如李东垣所云："心主荣，夫饮食入胃，阳气上行，津液与气入于心。"《灵枢》中载："壮者之气血盛，其肌肉滑，气道通……故昼精而夜瞑。老者之气血衰，其肌肉枯，气道涩……故昼不精，夜不瞑。"《灵枢·五味》也说："谷始入于胃，其精微者，先出于胃之两焦，以溉五脏，别出两行，营卫之道。"可见脾胃作为营卫气血生化之源，对调节机体的寤寐有十分重要的作用。

（三）脾胃升降失常，心肾不交

心为神气之宅，肾为精气之舍。李用粹言"五脏之精华，悉运于脾"，脾胃居中焦，上接心肺，旁连肝胆，下至肾命，是人体气血阴阳之枢纽，脾居中央运四旁。"脾宜升则健。胃宜降则和"，脾胃升降功能协调保证了五脏功能的正常，表里的贯通，气血的运行。脾升胃降，纳运协调，燥湿相济，则化源充足，阴阳交泰，精神乃治，故"胃和"则"卧安"；相反，脾失健运则气机升降失常，中焦枢机不利，心肾不交，寤寐失常。如《医宗金鉴》所载："脾阳苟不运，心肾必不交。"脾胃为全身气机运转之枢纽，脾土左升带动肾水上济心火，胃气右降带动心火下乘肾水，如此水火交融则寐安。若肾阴不升，不得上奉于心，心阳独亢扰神则不寐。

（四）脾胃虚弱失运，营卫失和

《灵枢·营卫生会》云："营卫之行，不失其常，故昼精而夜瞑。"胃乃卫之根，脾乃营之源。脾胃，为"营卫"之气化生之源，通过脾升胃降调节并将二气分别输布到脉内脉外。人之水谷经胃的腐熟功能化为精微物质，经脾之运化，由肺宣发肃降布散全身，清者为营，行于脉内，浊者为卫，行于脉外。二者异名但同源，同行于脉，内外相贯，阴阳相随，遍布周身。《灵枢·大惑》云："夫卫气者，昼日常行于阳，夜行于阴，故阳气尽则卧，阴气尽则寤。"此处的卫气即为卫阳，阳气主动，阴气主静，卫阳昼行于阳而动，目开则寤，卫阳夜行于阴而静，目阖则寐。卫气昼行于阳则寤，夜行于阴而寐。二者夜寐之时相合，共同充养五脏之精神，为神安寐酣的基础。不寐病理变化总属"阳不入阴，阴阳失交"。《灵枢·大惑论》言："卫气不得入于阴，常留于阳……不得入于阴则阴气虚，故目不瞑矣。"卫不入阴原因有三：一者卫强营弱，营阴无以固约卫气，使之虚浮；二者脾胃升降失常，卫气入营受阻；三者脾胃虚弱，无力推动卫气至营阴。

三、以"胃不和则卧不安"指导失眠治疗

（一）和脾胃，畅肠腑

脾胃以和为要，脾胃气虚复受外邪，致湿滞中焦、脾失运化之不寐，多表现为脘腹胀满、纳呆嗳气，方以香砂六君子汤健脾益气，复中焦健运。湿浊重者，加藿香、佩兰、豆蔻、白扁豆化湿；平素性情急躁易怒者，多伴见胁肋胀痛，且不寐常受情绪影响，易以柴芍六君子汤疏肝而健脾；食积碍胃者，症多见嗳腐吞酸、大便臭秽，投以保和丸消食和胃；食积化热者，加生石膏、黄芩清热，益以麦芽、谷芽加强消食之效；痰热内生者，多伴见口苦、口干不思饮、咳嗽痰多，以温胆汤除痰热疏通中焦，配合欢花、酸枣仁、首乌藤养心神。肠腑以降为顺，或脾胃虚弱鼓动无力，或肠中湿热胶着，或肠燥失于濡养而肠腑不通之不寐，常采用"补""润""通"三法，投以缓润之麻子仁丸，去寒凉之大黄，益以黄芪、太子参复脾胃鼓动之力。便秘甚者，加柏子仁、郁李仁、瓜蒌仁以润下，加当归养血润肠，配以酸枣仁、首乌藤养心神。

（二）补心脾，养心神

脾虚气血生化无源，心神失养而心脾两虚之不寐，常表现为多梦易醒，伴心悸易疲，当以归脾汤心脾同补而养神，并益以太子参补脾气以解劳倦，配合欢花、首乌藤养心神助眠。若平素思虑过多、心中忧思难平者，多暗耗阴血，可合用酸枣仁汤补心肝气血以除虚烦，焦虑不安者，佐以郁金、佛手、玫瑰花、合欢皮、贯叶金丝桃等疏肝解郁。

（三）健脾土，通心肾

脾土失于健运，中州枢机运转失常，无力升降心肾水火，心肾不交之不寐，症多见早醒、心悸怔忡、健忘心烦、腰酸体乏、手足心热，当投以四君子汤合天王补心丹或交泰丸，前者振奋中土以复水火之交通，后者通引心肾使水火相济，诸药合用，融"补""运""通"于一体，令水火交融而不寐瘥。若心悸怔忡甚者，酌加龙眼肉、首乌藤以强养心安神之功；失眠重者，可酌加龙骨、磁石以增重镇安神之效。

（四）补中焦，和营卫

中焦脾胃运化水谷不及，营阴衰少，无以约束卫阳，或脾胃虚弱推动无力，无以使卫阳达卫阴之不寐，症多见夜间难以入睡、自汗、疲倦困乏、体虚易感。调和营卫当以变通为用，补益营卫当以建中为本，故投以桂枝汤合四君子汤以滋养营阴助卫气入营。若汗出多者，益以黄芪、防风，取玉屏风散之意，加麻黄根、浮小麦以加强敛汗之效。

（五）畅枢机，调升降

脾主升清，胃主降浊，脾胃为气机升降之枢纽。朱莹教授常用半夏泻心汤治疗中焦虚痞所致失眠。半夏泻心汤为《伤寒杂病论》经典名方，主治枢机不利之痞证。《伤寒杂病论》第149条"但满而不痛者，此为痞，柴胡不中与之也，宜半夏泻心汤"。《金匮要略·呕吐哕下利病脉证治》"呕而肠鸣，心下痞者，半夏泻心汤治之"。病因为少阳病误用下法，导致中气受损，斡旋失司，枢机不利，气机壅滞于中焦，故而心下胀满。又因脾胃为交通之枢纽，长期气机壅滞，必然升降紊乱，上热下寒，扰动心神，导致失眠。脾虚湿盛者多加茯苓健脾益心；入睡困难者加酸枣仁养心安神；梦境纷纭者加龙骨、牡蛎重镇安神；心胸憋闷烦躁者，加香附理气解郁、郁李仁宣郁除烦；痰热壅盛者加佛手、胆南星清热祛痰。

第十节 从"木郁达之"论治复发性口腔溃疡

复发性口腔溃疡又名复发性阿弗他溃疡，是指口腔黏膜上单发或多发独立的圆形、椭圆形溃疡，具有周期性复发的特点，发作时疼痛剧烈，病程常缠绵难愈，为患者带来极大痛苦。复发性口腔溃疡的病因机制仍不明确，西医广泛认为其发病可能与免疫功能异常、口腔菌群改变、微量元素缺乏和社会心理因素等相关，目前西医未有特效药物与治疗手段，多以止痛等对症治疗为主。经临床验证，中医药辨证论治对于复发性口腔溃疡的治疗具有较为突出的优势。

复发性口腔溃疡属中医"口疮""口糜"范畴，病因含内因、外因两方面，外因以外感风、热、火毒、湿浊等熏蒸口舌而发病为主，内因则由先天禀赋异常、饮食不当、劳逸失常、情志刺激等方面影响为病。朱莹教授以"木郁达之"理论为指导，从肝论治复发性口腔溃疡往往取效甚佳。

一、"木郁达之"理论溯源

"木郁达之"首载于《素问·六元正纪大论》，原文："郁之甚者，治之奈何？岐伯曰：木郁达之，火郁发之，土郁夺之，金郁泄之，水郁折之。"后世将木郁、火郁、土郁、金郁、水郁合称"五郁"。"五郁"初见于《黄帝内经》时仅为运气概念，用以探讨气运变化与人体生、病理的联系，并以五运之郁为指导，立"五郁"之治则。"木郁达之"为五郁治则之一。

运气学说中，岁运太过之年，木所不胜之气太过而克伐木气，岁运不及之年，木气衰弱则所胜与不胜之气旺而反伐，此皆导致木气郁滞，尽失条达之性，应之于人体则如《素问·六元正纪大论》言："木郁之发……故民病胃脘当心而痛，上支两胁，膈咽不通，食饮不下，甚则耳鸣眩转，目不识人，善暴僵仆。"而在后世的传承中，"木郁达之"逐渐摆脱其原始内涵，经历代医家扩充升华，理论内核得到了更多发展，衍生出"肝郁""气郁"等新的理论，更广泛指导着临床。

"郁"古写作"鬱"，积也，为阻滞、积滞、蕴结不畅之意。宋代宋无择首倡三因说，确定"郁"为病机；李东垣将"郁"责之于内伤，认为"郁"属虚证，为脾失健运，中焦气机失常的结果；元代朱丹溪创六郁学说，言"气血冲和，万病不生，一有怫郁，诸病生焉。故人身诸病，多生于郁"。强调百病多生于郁，可知"郁"作为病机，在诸病的发生与发展中都为不可忽视的关键。

明代孙一奎认为人体脏腑之气本自郁结而生诸郁，将五郁解释为肝郁、心郁、脾郁、肺郁、肾郁，首次提出"肝郁"之名，如《医旨绪余》云："木郁者，肝郁也，达者，条达、通达之谓也。"赵献可《医贯》中提到："木郁则火亦郁于木中矣。不特此也，火郁则土自郁，土郁则金亦郁，金郁则水亦郁。"木生火气，木郁则火不发，火郁又引起土郁……以此五行相生而类推，可见木郁为五郁之先，木气不疏易导致其他五行的郁滞。人体脏腑之中，肝者将军之官，又帅气而主疏泄，故肝气最易郁结，亦为脏腑诸郁之首。

王冰曰："达谓吐之，令其条达也。"达法最初被认为是通过涌吐来达到舒畅肝气的作用，在后世发展中又衍化为疏肝理气之法，即恢复肝木的疏泄功能，令其条达。然张景岳认为："木郁之治，宜于达矣，若气陷不举者，发即达也；气壅不开者，夺即达也；气秘不行者，泄亦达也；气乱不调者，折亦达也。"故而"但使气得通行，皆谓之达"。可见"木郁达之"并非仅限于疏肝理气之意。而又因木郁易引动其他五行失衡及气血津液输布阻滞，故令肝气条达之外，协调五行流布、疏通周身诸郁滞也属"达之"的范畴之内。正如《素问·至真要大论》所言："疏其气血，令其调达，而致和平。"疏木畅肝确为首要，而令气血调达亦属"达之"关键。

二、从木郁认识复发性口腔溃疡病机

复发性口腔溃疡在中医学中最早见于《素问·气交变大论》："岁金不及，炎火乃行……民病口疮，甚则心痛。"朱莹教授指出，复方性口腔溃疡病位在口腔，涉及的脏腑包括肝、胆、脾、胃、心、肾，由于反复发作，病性通常属虚或虚实夹杂。一过性口腔溃疡常见于心脾火旺之实证，医家多以"实火"论治，但复发性口腔溃疡的病机较为复杂，涉及的病理因素及脏腑更广泛，愈后易反复发作，故治疗当细查其特征，探其根本，寻求根治之法。

《灵枢·经脉》云："肝足厥阴之脉……夹胃，属肝，络胆……其支者，从目系下颊里，还唇内。"足厥阴肝经统肝络胆，又循行经过胃、口腔，与脾胃经密切相关。脾开窍于口，肝升发太过、疏泄不及导致的负面心理因素，在口唇则表现为诱发口腔溃疡或影响其修复，口腔溃疡的发生与肝经的疏泄异常有不可忽视的联系。

肝在志为怒，性喜条达，多由七情内伤而引起郁结，常见胸满不适、胁肋胀痛、嗳气吞酸等临床表现。肝郁为脏腑诸郁之先，肝木在五行相生相克关系中制约脾土，故肝气郁结太过，疏泄失职，则旺而克制脾土，造成木旺乘土的肝郁脾虚之证。脾主升清，运化水湿及谷物精微，若脾土被克，运化功能失调，则水湿生焉。水湿郁久可化热，上犯于口为疮疡。六腑之中胃主降浊，脾与胃一升一降共主消化，肝气郁结化火亦可横逆犯胃，引起胃的受纳、腐熟功能失职，进一步加重脾胃的虚弱。

复发性口腔溃疡病性属虚，临床中可见发病患者多存在情绪焦虑抑郁、精神压力大等诱因，肝、脾二脏的生、病理与情志因素有密不可分的关联，三者常互相为病。正如《诸病源候论》中所提："结气病者，忧思所生，心有所存，神有所止，气留而不行，故结于内。"《卫生宝鉴》也言："心思郁结，忧虑不已，以致饮食无味，精神日减，肌肤渐至瘦弱。"可见情志不畅影响肝气疏泄，也影响脾胃运化，中焦失利而气失升降之通道，肝郁无从疏解，脾胃虚弱更甚。又脾藏意，因病致忧思郁结加重，患者情志愈差。朱莹教授强调，肝郁脾虚为复发性口腔溃疡的重要病机之一，症见溃疡疮面肿而不红，疼痛程度较轻，伴见情志焦虑或抑郁、两胁胀痛、少气懒言等表现，溃疡常于情绪失调或压力过重等情况下反复发作，愈合期长，易加重。

《灵枢·经脉》曰："手少阴之别……循经入于心中，系舌本。"舌为心之窍，口腔溃疡发于口舌，故受心之影响亦大。心在五行属火，肝为心之母，肝气郁结化热，最易引动心火，形成心肝郁热之证。心火上炎，熏蒸口舌，易致疮疡，尤以窍舌为多见，症状可见溃疡面红肿、舌尖部多发、疼痛较甚，伴心烦喜饮、失眠、大便干结、小便色黄及部分肝气郁结症状。

厥阴肝经与少阳胆经相表里，肝经的郁滞不通也会令胆汁疏泄失常。胆经与三焦经同属少阳，故胆病又可令三焦同病。《难经·六十六难》云："三焦者，原气之别使也。"三焦为元气运行之通道，元气流布全身脏腑，全赖少阳三焦的通达才可实现。若肝郁引动少阳胆与三焦经气机郁滞，少阳经气不利，元气难输，郁而化火，成为少阳郁火之证，少阳火郁循经上扰头面诸窍，涉及口舌则发为口腔溃疡。除此之外，素体虚寒者，木旺乘土致肝郁脾虚证时，太阴脾土化生寒湿，寒湿之邪弥漫至少阳而使少阳胆气虚寒，三焦气化失司，郁而生热。少阳胆郁之口腔溃疡除肝郁脾虚口腔溃疡的表现外，还兼见胆怯易惊、失眠多梦、口苦、面红目赤等征象。

《素问·阴阳应象大论》有"肾生骨髓，髓生肝"之言，是以肝肾同源于"精"，肝肾也为母子相生关系，互制互用，联系紧密。患者素体阴虚时，肾水亏虚不能涵木，此时若肝气郁而化火或肝阳亢而上扰，进一步耗伤阴液，则肝肾阴虚，二脏阴液同伤，致使无根之火浮外无所制，也可发为口腔溃疡。肝肾阴虚之口腔溃疡疮面色白，疼痛以入夜为甚，伴五心烦热、腰膝酸软、口干等阴虚症状。

木郁为五郁之先，肝气最易郁滞，人体的气血津液流转全赖肝之疏泄，生理情况下，肝经条达，疏泄气血津液，令其循布周身，维持人体的正常运作，如《金匮要略·脏腑经络先后病脉证治》言："五脏元真通畅，人即安和。"各脏腑所需精微物质充足，则可正常运作。然病理情况下，肝气的郁阻不通使血津液的运行随之停滞，由此产生的不同病理因素衍生出血、湿、痰、食诸郁，此时的复发性口腔溃疡不再是单纯的虚证，而是逐渐由虚致实，病性转化为虚实夹杂。

肝郁致血郁、湿郁、痰郁、食郁的病机：气为血之帅，为载血之官，气行则血行，气滞则血行亦受阻，长期郁滞便会形成血郁。"郁"者，积滞不通也，而"瘀"者，积血也，则已有病理产物的生成。血郁乃气血凝结的初起阶段，邪限于气分，尚未成瘀。若病程迁延日久，久病入络，无形之邪化为有形之邪，则成血瘀。血郁者临床可见舌暗、病处刺痛等瘀血症状，而肝郁血瘀的患者明显体质较虚，观舌质及舌下络脉可见瘀血征兆，并颜面色暗、甚则失眠、女性痛经等临床表现；《灵枢·决气》曰："腠理发泄，汗出溱溱，是谓津……谷入气满，淖泽注于骨，骨属屈伸，泄泽补益脑髓，皮肤润泽，是谓液。"津者清稀，液者稠厚，津液共同滋润关节、濡养脏腑。肝郁失于疏泄影响津液流布则津液停聚、代谢障碍形成痰湿饮，若体质偏寒，可进一步发展为寒湿，体质偏热者，可发展为湿热、痰热，脾胃运化失职也会加重痰湿的生成。临床常见许多口腔溃疡反复发作患者素体寒湿、湿热、痰热偏重，口腔溃疡发作时也可见头身困重、身体困倦、大便难成形等症；食郁在通常情况下多见于饮食过度的食积实证，但由肝郁脾虚引起的食郁病机为脾胃运化失职，不能负担正常的消化任务，导致食积化热，郁为伏火，一旦遇诱因引动中焦伏火时，口腔溃疡便反复发作，症见食欲不振、面色萎黄、体重下降等，详细询问患者病史，多有情志失调、饮食不慎或温热外邪引发口腔溃疡发作的诱因。

三、以"木郁达之"指导复发性口腔溃疡治疗

（一）培土泄木，使脾胃升降得"达"

朱莹教授强调，对于木郁引发的肝郁脾虚之口腔溃疡，首要的治疗原则即为扶助脾胃，培土泄木，使脾运得健，方剂选用柴芍六君子汤加减。其组方以四君子汤为底方，健脾胃而益气，添法半夏、陈皮成为六君子汤，加强燥湿化痰、行气除满之效，最为重要者，方中合入柴、芍二味药，使全方增添疏肝解郁、柔肝缓急之功用，最终使肝脾同调，邪去正扶。由于肝郁脾虚之口腔溃疡病机源于脾胃湿邪郁久化热，故临证可以太子参、党参替换人参，加强健脾渗湿之力，生津而不助湿、扶正而不恋邪。此外，再加生石膏以清伏火，石膏还兼具有收湿敛疮之效，再配伍白及消肿生肌，促进黏膜修复。《灵素节注类编》曾曰："木火为肝心之阳，气郁则宜达之发之，用开提升散之法也。"木曰曲直，性喜条达，升散法作为"达之"的一种在古今临床实践中也历来被看重、多有应用，如郁金味辛而辛散善行，能入气血两分，既可行气散气以解郁，又具有止痛效果，当肝郁脾虚型口腔溃疡已涉及血分时，可酌加郁金；野菊花归心、肝经，性味苦香，能散肝经之热，常对疔疮痈肿等具有良好的治疗作用，也可加入配伍之中应用。

（二）清肝养阴，使脏腑平衡得"达"

由木郁引动其他脏腑的平衡失调而致口腔溃疡时，在治疗肝本脏郁结的基础上，还应治疗相应病变脏腑，使本证、变证同治，诸脏腑协调，如此亦谓之达。肝郁化热引动心火上炎生疮，选用丹栀逍遥散清理肝之郁热，合导赤散清心经火热。川牛膝是良好的疏利水道、引火归元之品，方中可添入川牛膝，增强导火热下行之力。心火旺甚者加莲子心、黄连助清心火热。当少阳经火郁时，用黄芩温胆汤化解。少阳胆有郁热常夹痰扰，黄芩温胆汤中黄芩专清肝胆热邪，半夏、陈皮行气除满，针对肝郁之本证。竹茹清热化痰，枳实既行气又消痰，使痰随气下，郁随痰消。若要加强理气开郁之力，则可加玫瑰花、合欢花等花类药物辅助。肾为人体先天之本，故素体肾亏的肝肾同病型复发性口腔

溃疡较其他类型更为难治，病程迁延时间更久，恢复周期更缓慢。临证选用知柏地黄丸进行治疗，方中重用熟地黄为君药，《景岳全书》评价此药："大补血衰，滋培肾水，填骨髓，益真阴，专补肾中元气。"可知知柏地黄丸最擅滋水涵木，有养阴清热、调和肝肾之功效。若有疮面干裂疼痛严重，伴口干咽痛、舌红少津明显者，合入生脉饮养阴生津，腰膝酸软甚者酌加续断、远志、杜仲以强筋骨，益肝肾。肝者阴尽阳生之脏，体为阴、用为阳，故疏肝、清肝之外，顾护肝阴亦不可忽视。临床若见目涩、筋脉挛急、肢体麻木等症时，提示肝藏血功能失职，可增枸杞子、当归等品柔肝养阴，令肝之藏泄协调，顺肝之性，达肝之用。

（三）开郁通滞，使气血阴阳得"达"

人体各脏腑运行总不离"阴阳"二字，《素问·至真要大论》言："谨察阴阳所在而调之，以平为期。"在复发性口腔溃疡的治疗中，调节脏腑阴阳气血也应当作为"达之"的一种，贯穿治疗始终。肝郁引起气血津液运行失常而生郁，则培土泄木的基础之上，再行疏通诸郁滞：行气、活血、燥湿、化痰、消食，以期平衡阴阳，恢复其正常运行。血郁尚未入络者，治郁仍以行气为主，柴胡疏肝散、四逆散等理气方中添入气中之血药香附、血中之气药川芎等品以调气活血。肝郁血瘀者，以血府逐瘀汤活血化瘀、行气止痛，由于方中行气之品较少，若要加强开郁之力，可添郁李仁、三棱、莪术等助行气；肝郁湿阻者，开郁行气化湿邪，可用香砂六君子汤加减，若寒湿或湿热偏向明显，可选加入薏苡仁、藿香、佩兰、白扁豆等药物辅助除邪；肝郁痰阻者，除湿之外，重在化痰，可选择半夏白术天麻汤、二陈汤为底方治疗，丹溪有言："善治痰者，不治痰而治气，气顺则一身之津液亦随气而顺矣。"故临证可合四逆散行气开郁，气行则痰邪自除；肝郁食积者，疏肝解郁之底方中常加鸡内金、炒麦芽、炒稻芽等消食导滞，食积表现严重时，可合入保和丸消食化积。要注意肝郁食积患者脾胃功能虚弱，不可消食力过猛，以防进一步耗损脾胃。人体气血流转为一个整体，临床中诸郁常相因为病，故治疗上应当统观总体、协调各方，不使任何一方偏颇，则阴阳平矣。

（四）舒畅情志，增强正气

张景岳曾提出"因郁致病""因病致郁"之观点，郁证患者往往出现"病—郁—病"的恶性循环，郁则阴阳失调，人体正气下降，加重疾病的发作。

研究发现，复发性口腔溃疡的发生发展与 Hp 感染有密切相关性，考虑 Hp 为口腔溃疡反复发作的病因之一。Hp 的感染与人体免疫力息息相关，可见自身免疫力的低下，也在一定程度上影响复发性口腔溃疡的发作。朱莹教授临床治疗中重视嘱咐患者调节情绪、改善作息、谨慎饮食、加强运动等，从根本上提高其免疫力，解除郁结，避免再次发作。

第三章

经典名方

第一节　　补益剂

柴芍六君子汤

出处：《医宗金鉴》。

组成：柴胡 10 g，白芍 15 g，人参 15 g，白术 10 g，茯苓 10 g，陈皮 10 g，半夏 10 g，甘草 6 g。

注：本章中所涉现代剂量，仅供参考。

功用：健脾平肝，化痰祛风。

主治：脾虚肝旺，风痰壅盛证。常用于治疗慢性胃炎、肠易激综合征、功能性消化不良等疾病。

方解：此方可认为系四逆散和六君子汤合方而成，方中人参、白术、茯苓、甘草为四君子汤组成，重在健脾益气渗湿，为脾虚的基础方；柴胡、白芍二者配伍一散一收，重在疏肝柔肝，敛阴和营；陈皮、半夏配伍降逆和胃理气；半夏性辛散温燥，入脾胃经，取其和胃降逆，兼化中焦痰湿；陈皮性味辛温入脾胃经，善于理气，原方本治小儿慢惊，故加钩藤息风定惊、清热半肝，诸药合用，共奏疏肝健脾、祛风化痰之功。

体悟：本方临床运用广泛，朱莹教授善用柴芍六君子汤化裁治疗多种疾病，尤其是消化系统身心疾病。消化系统疾病患者临证多虚，但往往又兼见众多标实征象，若用药过于峻猛则更加伤害脾胃；消化系统疾病也与肝联系密切，肝主疏泄，调畅气机，协调脾肾升降，促进脾肾运化。柴芍六君子汤出自

《医宗金鉴》，临床运用广泛，疗效显著，其兼调脾肾，祛邪而不伤正，常用于治疗消化系统疾病。临床上疏肝的代表方剂众多，这些方剂各有所侧重：四逆散专于气血与枢机，功擅疏肝解郁，但无清肝之效；逍遥散重视肝脾与血分，疏肝与健脾养血并重，常用于调治妇女肝郁而气血不行；越鞠丸气血痰火湿食兼顾，治气郁的基础上善行诸郁滞，但疏肝之功稍弱；柴胡疏肝散力量更专，长于疏肝；柴芍六君子汤则通补兼施，健脾疏肝并举。临证运用时，朱莹教授常以太子参替人参，取其益气但不升提、生津而不助湿、补气不滞气、补虚又不峻猛之功。脾胃症状如反酸、烧心者，加瓦楞子、海螵蛸制酸止痛；嗳气频者，加旋覆花、赭石，旋覆花既补中又下气，赭石镇肝降逆，剂量不可过大以防伤胃气；胃有糜烂者，加白及生肌敛疮，促进黏膜修复；口干者，谨查其是否兼有气阴两虚，加北沙参、麦冬养阴生津；口苦口臭者，加用蒲公英、佩兰，蒲公英善化热，解气滞，佩兰善化湿，二者合用共除中焦湿热；肠道症状如大便干结者，加火麻仁、柏子仁、郁李仁润肠通便；腹胀纳呆者，加麦芽、鸡内金健胃消食、行气和胃；大便费力难出者，以厚朴、枳实下气除满，往往收效较佳；其他伴见症状如寐差者加用龙骨、牡蛎等安神、定志、助眠之品。

补中益气汤

出处：《内外伤辨惑论》。

组成：黄芪 15 g，白术 10 g，党参 15 g，当归 6 g，陈皮 6 g，柴胡 5 g，升麻 5 g，炙甘草 5 g。

功用：补中益气，升阳举陷。

主治：脾胃气虚，少气懒言，四肢无力，困倦少食，饮食乏味，不耐劳累，动则气短；或气虚发热，气高而喘，身热而烦，渴喜热饮，其脉洪大，按之无力，皮肤不任风寒，而生寒热头痛；或气虚下陷，久泻脱肛。现用于子宫下垂、胃下垂或其他内脏下垂者。

方解：本证多由饮食劳倦，损伤脾胃气虚，清阳下陷所致。黄芪味甘微温，入脾肺经，补中益气，升阳固表，故为君药。配伍党参、炙甘草、白术，补气健脾为臣药。当归养血和营，协党参、黄芪补气养血；陈皮理气和胃，使诸药补而不滞，共为佐药。少量升麻、柴胡升阳举陷，协助君药以升提下陷之中气，共为佐使药。炙甘草调和诸药为使药。

体悟：掌握李东垣"阴火"所指尤为重要，系因饮食、劳倦失调，正常的饮食习惯、饮食结构及劳作时间紊乱致使脾胃正常生理功能受损，致脾胃中的元气下陷甚则肝肾相火离位，上乘于脾胃，干扰心包，故谓之阴火。手足厥阴经脉上下相连，故又称"包络之火"。总而言之，人体脏腑生理功能上相互联系，病理变化中相互影响，此亦为中医学整体观念的具体体现。朱莹教授重视健脾法，通过健运脾胃，促进其运化饮食水谷，能够产生充足的营养物质以充养机体，同时脾胃健运能够促进水湿、瘀血等代谢废物的排泄，降低其对器官的损害。脾胃一旦损伤，机体五脏六腑、四肢百骸皆受影响，因此精室损伤之余，四脏功能亦须调节。肾作为先天之本，在生殖异常中占据根本地位，健脾之余当加五子衍宗丸、六味地黄丸等补肾之属；肝血有赖脾胃充养，脾虚气滞则肝气亦滞，且郁证以肝郁为主要表现，肝郁也可作为脾虚的诱发因素，二者常有合并，故当重视健脾疏肝，拟健脾之中加入柴胡类方以疏肝解郁；脾气传精于肺，脾气升提助肺之宣发，胃气下降助肺之肃降，脾胃虚衰，气机升降失调，肺则宣肃失职，精微不散，水液不宣，上焦闭则下焦不启，健脾中可加桔梗、紫苑、桑白皮等宣肺之属宣上以通下；脾虚则气血生成不足心血失养，心神不宁，精室失主，故当配入酸枣仁、远志等心脾同调；仅依赖健脾又恐实邪难化，因此健脾之中当配伍化湿、清热、活血、祛痰、解毒药物以增强祛邪效果，化湿加泽泻、车前子，清热加黄芩、连翘、栀子，活血加赤芍、牡丹皮、牛膝，祛痰加半夏、苍术、浙贝母，解毒加豨莶草、生地榆、贯众等，标本兼顾。朱莹教授认为补中益气汤集补、温、运、燥为一身，大凡中气亏虚之病症，皆可用此方加减变化，以健运中州，使脾升胃降，元气得充。全方配伍考究，用药量轻而不重，药性辛甘温，清轻而升。抓住脾胃中气虚损，甚至中气下陷的病机特点，在临床诊疗过程中切合病机，精准辨证，不拘泥于一方治一病，可将补中益气汤运用于内、外、妇、儿科等多种疾病中，扩展补中益气汤的临床应用范围。

参苓白术散

出处：《太平惠民和剂局方》。

组成：党参 9 g，茯苓 9 g，白术 9 g，炙甘草 3 g，白扁豆 12 g，山药 12 g，薏苡仁 12 g，莲子 9 g，陈皮 6 g，砂仁 3 g，桔梗 3 g，大枣 5 枚。

功用：益气健脾，渗湿止泻。

主治：脾虚湿盛证。饮食不化，胸脘痞闷，肠鸣泄泻，四肢乏力，形体消瘦，面色萎黄，舌淡苔白腻，脉虚缓。本方常用于慢性胃肠炎、贫血、慢性支气管炎、慢性肾炎以及妇女带下病等证属脾虚湿盛者。

方解：方中党参、白术、茯苓益气健脾渗湿为君。配伍山药、莲子肉助君药以健脾益气，兼能止泻；并用白扁豆、薏苡仁助白术、茯苓以健脾渗湿，均为臣药。更用砂仁醒脾和胃，行气化滞，是为佐药。桔梗宣肺利气，通调水道，又能载药上行，培土生金。炙甘草健脾和中，调和诸药，共为佐使。综观全方，补中气，渗湿浊，行气滞，使脾气健运，湿邪得去，则诸症自除。本方是在四君子汤基础上加山药、莲子、白扁豆、薏苡仁、砂仁、桔梗、大枣而成，两方均有益气健脾之功，但四君子汤以补气为主，为治脾胃气虚的基础方，参苓白术散兼有渗湿行气作用，并有保肺之效，是治疗脾虚湿盛证及体现"培土生金"治法的常用方剂。《古今医鉴》所载参苓白术散，较本方多陈皮一味，适用于脾胃气虚兼有湿阻气滞者。

体悟：朱莹教授认为，此方充分体现了"甘淡"补脾之滋补脾阴用药的基本法则，具有健脾气、滋脾阴、渗脾湿之功效，全方升降相因、散收并用、补行兼施，尤宜于脾气阴虚夹湿的患者，乃滋补脾阴理论应用的基础方。脾阴是脾脏所藏，由水谷精微化生的营血、津液等物质。脾气、脾阳、脾阴三者共同完成了"主运化""主升""主统血"的生理功能，脾之阳气为脾脏功能的发挥提供了"动力"，而脾阴提供了"物质"。脾阴生理功能的发挥由脾脏功能所引申，可概括为如下三大方面：

1. 辅运化　脾主运化，是脾将水谷饮食化为精微并吸收转输到全身各脏腑组织的作用，包括运化水谷和水液两部分。一般认为运化功能与脾气的气化和脾阳的温煦作用有关，然《血证论》中说："脾阳不足，水谷固不化；脾阴不足，水谷仍不化也。譬如釜中煮饭，釜底无火固不熟，釜中无，水亦不熟也。"明代万全《养生四要》云："受水谷之入而变化者，脾胃之阳也；散水谷之气，以成荣卫者，脾胃之阴也。"可见脾阴作为水谷精微转化、运输的载体在运化中发挥不可忽视的作用。

2. 主滋养　《素问·经脉别论》曰："饮入于胃，游溢精气，上输于脾，脾气散精，上归于肺。"脾阴乃后天阴液之本，能滋生血脉。《血证论》载："脾阳虚则不能统血，脾阴虚又不能滋生血脉。"精输于肺，灌溉四旁，内可充养五脏，外可濡养肌肉。

3. 和胃阳　脾胃为气机升降之枢纽，胃阳主气、司受纳，脾阴主血、司运化，一纳一运，化为精气，津液上升，糟粕下降，明代王纶倡导治脾胃须辨明阴阳气血，反对概用"辛温燥热，助火消阴之剂"，认为"胃火旺"与"脾阴虚"互为因果，明代喻嘉言也有"胃阳不与脾阴相合，浮而独居于表则为热"之论，可见脾阴、胃阳存在相互制约、相互为用的动态平衡状态，胃阳得脾阴之润则不燥热。参苓白术散其方"味之淡者，皆属于土""甘入于脾""甘淡"补脾乃滋补脾阴用药的基本法则。参苓白术散全方10味药中8味药味归甘，2味药味归淡，5味药性归平，以"中和不热"为特点，久服该方"养气育神，醒脾悦色，顺正辟邪"。本方在四君子汤基础上加味化裁而成，具有补虚渗湿、调气行滞之功效，补虚而不滞，渗湿而不燥，顾脾胃之本而不失其用，补母脏而不忘其子。朱莹教授对参苓白术散滋脾阴作用极为推崇，认为全方气阴并补，补而不腻，守甘淡之法，共奏育阴健脾之功。脾阴虚证特征症状可概括为：①脾失运化。纳差、食后腹胀、腹泻。②脾失滋养。肌肉萎缩，形体消瘦，健忘，痴呆，忧思烦躁。③胃阳亢胜。便秘，口渴。除此之外，患者亦可见颧红、心烦、五心烦热、舌红少苔，脉细数等阴虚症状。参苓白术散的原文治证为："脾胃、虚弱，饮食不进，多困少力，中满痞噎，心忪气喘，呕吐泄泻及伤寒咳噫。"朱莹教授认为脾虚所致久泻久痢、消渴、肌痿、脾虚发热、慢惊风、疳积、肿瘤、呼吸系统疾病等多种病症皆可应用本方。万物负阴而抱阳，阴阳无限可分，然理脾胃者，历来多重阳而轻阴，重胃阴而轻脾阴，正所谓"阴在内，阳之守也；阳在外，阴之使也""阳化气、阴成形"，脾阴在脾阳、脾阴、胃阳功能的发挥以及形体、血脉、筋骨、肌腠滋养中具有不可忽视的作用，临证时更应固护脾阴。参苓白术散作为补脾阴诸方之源，用药简练、组方精妙、体用兼顾，尤适用于脾气阴亏虚夹湿者，具有极大的临床应用价值。

归脾汤

出处：《济生方》。

组成：白术 9 g，茯神 9 g，黄芪 12 g，龙眼肉 12 g，酸枣仁 12 g，人参 6 g，木香 6 g，炙甘草 3 g，当归 9 g，远志 10 g，生姜 9 g，大枣 9 g。

功用：益气补血，健脾养心。

主治：心脾血虚证。症见心悸怔忡，健忘失眠、盗汗虚热、食少体倦、面色萎黄、便血，吐血下血，以及妇女崩漏、月经量多色淡等，可以用于治疗血小板减少性紫癜、神经衰弱、十二指肠溃疡、缺铁性贫血、月经量异常增多、视疲劳等疾病，证属心脾两虚者。

方解：黄芪甘温，补脾益气；龙眼肉甘平，既补脾气，又养心血，共为君药。人参、白术皆为补脾益气之要药，与黄芪相伍，补脾益气之功益著；当归补血养心，酸枣仁宁心安神，二药与龙眼肉相伍，补心血、安神志之力更强，均为臣药。茯神养心安神，远志宁神益智，木香理气醒脾，共为佐药，与诸补气养血药相伍，可使其补而不滞。炙甘草补益心脾之气，并调和诸药，用为佐使。引用生姜、大枣调和脾胃，以资化源。诸药配伍，共奏益气补血、健脾养心之功。

体悟：本方在临床上可治疗多种疾病，原载于严用和的《济生方》，但无当归、远志。薛己在《内科摘要》中补入此二药，一直沿用至今。《济生方》原治疗思虑过度，劳伤心脾，健忘怔忡之证，危亦林在《世医得效方》中增加脾不统血之吐、下血证，薛己在《内科摘要》增补了治疗惊悸、盗汗、嗜卧、食少、月经不调、赤白带下等。朱莹教授善用此方治疗失眠以及心悸疾患。失眠病位在心、肝、脾，心主神明，司睡眠，心为五脏六腑之大主，人能进入较好的睡眠状态是因为五脏六腑精气处于调和的状态。《素问·灵兰秘典论》曰："心者，君主之官，神明出焉。""主明则下安，主不明则十二官危。"心主血脉，心神得养，则气血充盈，经脉可循行常道，营卫和谐，情志调畅，阳能入阴，睡眠自可安详。《景岳全书·不寐》曰："神安则寐，神不安则不寐。"若心为事所扰动，则神亦随之而动，神动则心不静，心扰则睡眠自然差。脾伤则气血生化之源不足，气血不足又可进一步加重不寐，从而形成恶性循环，日久形成失眠。而气血生化的源头在于脾胃，若脾胃强健，气血运化得力，一则可补充不寐暗耗之气血，二则可恢复不寐之状态。失眠久久不愈，势必影响情绪，因此失眠必与肝有关，睡眠有十分明显的生物节律，中医学认为，生物节律性与肝藏血有明显的关系，人卧则血归藏于肝，失眠者气血不足，睡眠失常，夜卧然血难归于肝，肝魂失养而夜不能寐，以致虽然困倦欲寐而难于入眠。如此循环反复，形成恶性循环。朱莹教授在临床上使用归脾汤有自己的独特的见解：①人参换太子参。在应用归脾汤时常把人参换成太子参，太子参一则价格低廉，二则药味较人参平和，三则可长期服用而不易助热。②常合方应用。失眠的主要病机虽然是心脾两虚，但是常可兼杂其他因素，如瘀血、痰湿、水饮、食积等。以脏腑气血阴阳亏损为虚，以痰饮、瘀血、火邪为实，不同病机给予不同治法。若瘀血可合血府逐瘀汤，痰湿可合竹茹温胆汤，水饮可合苓桂术甘汤，食积可合保和丸等。③配合西药协同治疗。对于长期失眠患者，睡眠障碍已影响到正常生活，建议配合西药辅助睡眠，以保证正常生活。④尽早治疗。对于失眠患者，建议其越早治疗越好，尽早干涉，防止病情恶化，或者防止出现并发症。⑤结合心理疗法。朱莹教授充分了解患者病情及患者可能出现失眠的诱因，并通过心理疏导帮助患者，放松心情，使患者获得极大的治疗信心，必要时会建议患者前往心理科就诊，以促进睡眠，改善情志。⑥体育锻炼。朱莹教授往往会鼓励患者积极锻炼，增强体质，常对患者讲"三分治，七分养"，药物是辅助手段，舒畅情志、正确面对失眠的状态、建立战胜失眠的信心，走出过往的阴霾甚至比药物更为重要。临证药物加减：若纳呆腹胀者，加陈皮、麦芽、神曲、山楂、鸡内金、枳壳健脾助运，消食行气；若倦怠乏力，气短，重用人参、黄芪、白术、炙甘草，取少火生气之意；若失眠多梦者，加合欢皮、首乌藤、五味子、柏子仁、莲子心以宁心安神。

益胃汤

出处：《温病条辨》。

组成：沙参 9 g，麦冬 15 g，冰糖 3 g，生地黄 15 g，玉竹 4.5 g。

功用：养阴益胃。

主治：胃阴不足证。临床常用于治疗萎缩性胃炎、糖尿病、小儿厌食症、复发性口腔溃疡、放化疗副作用等慢性病及消耗性病引起的胃阴受损。

方解：本方主要是用甘寒、甘凉之品以滋养胃阴，方中诸药甘凉清润，重在益胃，清而不寒，润而不腻。胃阴不足，阴虚生热，故方中重用生地黄、麦冬，味甘性寒，养阴清热，生津润燥，为甘凉益胃之上品，共为君药；配伍沙参、玉竹为臣，两药味甘、性微寒，入胃经，滋阴润燥，益胃生津，助生地黄、麦冬益胃养阴之力；冰糖濡养肺胃，调和诸药，为佐使药。诸药合用，共奏养阴益胃之效。

体悟：本方在原文中用于阳明温病，下后汗出，胃阴受损之证。见于《温病条辨》中焦篇风温温热第12条："阳明温病，下后汗出，当复其阴，益胃汤主之。"下焦篇第35条："温病愈后，或一月，至一年，面微赤，脉数，暮热，常思饮不欲食者，五汁饮主之，牛乳饮亦主之。病后肌肤枯燥，小便溺管痛，或微燥咳，或不思食，皆胃阴虚也，与益胃五汁辈。"益胃汤是吴鞠通根据叶天士甘寒益胃的经验而制定，《温病条辨》自注云："欲复其阴，非甘凉不可。""汤名益胃者，胃体阳而用阴，取益胃阴之意也。"

阳明温病，最易伤阴，温热阳邪，蒸迫津液外泄，或有形实邪结于阳明，耗伤阴液，或苦寒攻下，伤耗阴液，故一般腑实证攻下后，常多伴有阴液损伤，治疗当根据阴液受损程度与所在脏腑的不同，选用适当的方药。益胃汤用于攻下后而见汗出，此时应复其阴津，以免汗多伤阴，故用沙参、麦冬、冰糖、生地黄、玉竹以甘凉生津，胃阴复则全身阴津皆复，取其甘凉益胃之功效。增液汤偏于甘寒增液，主治阳明温病，津亏肠燥之便秘证。适用于汗下后阴液损伤，而病程较短者，症见"舌苔未尽退，口微渴，面微赤，脉微数，身微热"，治宜滋养阴液、扶正祛邪，用苦咸而寒之玄参清热养阴生津，启肾水以滋肠燥，麦冬、生地黄甘寒，壮水生津、润肠以润燥，滋阴降火三药相合，咸寒甘润，增水行舟，共奏滋阴退热、生津通便之效。加减复脉汤专于咸寒滋肾，为温热病邪深入下焦，耗伤肝肾之阴之主方。若上述两方证不解，病程较长，日久损伤下焦肝肾阴液，证见舌面干燥，治以滋阴退热养阴润燥，选用炙甘草为主药，以补益中气，达到津充阴复之目的；生地黄、阿胶、麦冬、白芍益阴生津、滋养肝肾，火麻仁润燥通便。

叶天士谓："太阴湿土，得阳始运，阳明燥土，得阴自安。"胃为后天之本，胃阴复则周身之阴液也可渐复。益胃汤的适应证并不限于热病下后汗出伤阴之证，凡杂病郁火伤阴、或热病伤阴转为杂病、或药物毒副作用伤阴者均可。因而，朱莹教授常以益胃汤加减合方治疗脾胃阴虚导致的诸症，运用广泛，用治慢性萎缩性胃炎、糖尿病、口腔溃疡等疾病。本方用治疾病众多，须注意随证加减，阴复即止，不可过用甘寒滋阴之品，以防阻遏脾阳。

朱莹教授以本方为甘凉滋润养胃阴之基础方，临证灵活化裁：口干明显者，加石斛、天冬养阴生津；便秘者，加漂白术、火麻仁润肠通便；气虚自汗甚者，与玉屏风散合用，加浮小麦、麻黄根敛汗生津；腹部胀满不适、纳差者，加麦芽、稻芽、莱菔子行气消食开胃；寐差者，加酸枣仁、蜜远志养心安神，兼有心慌、心悸明显，易受惊者，加龙骨、牡蛎镇惊安神；见舌苔剥落或花剥，气阴两伤者，与生脉散合用，其中人参改为西洋参，取其补气养阴效更专之功。

第二节　温里剂

理中丸

出处：《伤寒论》。

组成：人参9g，干姜9g，白术9g，炙甘草9g。

功用：温中祛寒，补气健脾。

主治：①脾胃虚寒证；②阳虚失血证；③中阳不足，阴寒上乘之胸痹；④脾气虚寒，不能摄津之病后多涎唾；⑤中阳虚损，土不容木之小儿慢惊；⑥食饮不节，损伤脾胃阳气，清浊相干，升降失常之霍乱等。临床用于治疗急慢性胃肠炎、胃及十二指肠溃疡、肠易激综合征、胃痉挛、功能性胃潴留、功能性消化不良以及妇女月经过多、崩漏、小儿慢惊风、慢性腹泻等疾病。

方解：本方所治诸证皆由脾胃虚寒，升降失常所致。方药组成可认为四君子汤去茯苓，加干姜而成，加减后辛温之力更强。方中干姜为君，大辛大热，归脾胃经，温中祛寒，扶阳抑阴，为振奋脾阳之要药。正如金元时期脾胃派代表人物李东垣所讲："理中汤治腹痛者，以水来侮土，取干姜为君，土中泻水也。"阳虚则兼气弱，气旺亦可助阳，故臣以甘温之人参，入脾经，大补脾胃之元气，健运中焦，补虚助阳。君臣相配，温养中焦脾胃阳气，以复运化、统摄、升降之能。脾为中土，喜燥恶湿，虚则湿浊易生，反困脾胃，故佐以甘温苦燥之白术，入脾胃经，既健脾补虚以助阳，又燥湿运脾以助生化，防脾虚生湿。炙甘草与诸药等量，一与参、术以助益气健脾，补虚助阳；二可缓急止痛；三为调和诸药，作佐使药之用。其中，干姜配炙甘草，取干姜辛热复阳，更取炙甘草甘缓止痛，借以治疗虚寒性腹痛等症，二药辛甘合用能复中焦阳气，收甘缓止痛之效。人参、白术二药合用，可增强补益脾气，燥湿利水之功，用于治疗脾胃虚弱的腹胀吐泻、食少、乏力等症。干姜温阳，人参补虚，白术燥湿，炙甘草调和，一温一补一燥一调和，四药相伍，辛热甘苦合方，温补并用，补中寓燥，共奏调理中焦，健脾和胃之功，故曰"理中"。

体悟：本方证治广泛，但总属脾胃虚寒。一则失于温煦，症见脘腹疼痛、喜温喜按、畏寒肢冷或胸痹证；二则运化失常，症见腹满食少；三则升降失常，症见呕吐下利；四则摄纳无权，症见阳虚失血，或病后喜唾涎沫等。舌淡苔白润，口不渴，脉沉细或沉迟无力皆为虚寒之象。朱莹教授临证化裁，善用理中丸治疗消化系统疾病、妇女月经不调、胸痹心痛、小儿慢惊等多种疾病。

理中丸作为治疗中焦脾胃虚寒证之基础方，可加味而成多种名方，以治疗各类兼证，适用病情进展的各个阶段，使其调治中焦脾胃、温中祛寒之效更专，力更强。举附子理中丸、桂枝人参汤、理中化痰丸三方为例：附子理中丸见于《太平惠民和剂局方》，为理中丸加用大辛大热、入脾肾经之附子而成，取其脾肾双补、补火生土之功，治以温阳祛寒、益气健脾，温中散寒之力较理中丸更强，且能温肾，适用于中焦虚寒之重证，或兼肾阳虚衰，火不生土。理中丸又作"人参汤"，加辛甘温之桂枝即可化为桂枝人参汤（《伤寒论》）。理中汤治疗太阴虚寒，加桂枝开太阳之表，二者合用可用治太阴、太阳之合病，即"太阳病，外证未除，而数下之，遂协热而利，利下不止，心下痞硬，表里不解者"，治以温阳健脾、兼解表寒，表里同治，适用于脾胃虚寒而外兼风寒表证者。理中化痰丸出自《明医杂著》，为理中丸加用化痰渗湿之半夏、茯苓而成，具有温中化痰的功效，治其已聚之痰，适用于脾胃虚寒，痰饮内停中焦者。

理中丸在《金匮要略》中作汤剂，称"人参汤"。理中丸方后亦有"然不及汤"四字，盖汤剂较丸剂作用强而迅速。朱莹教授临证便常选用理中汤剂与其他方药合用，使其疗效更为显著。另临床病患多虚中有实，虚实夹杂，人参补气力强，"气有余便化火"，为防变证，故朱莹教授常以党参易人参，取其补脾益气、生津养血之功效。大便稀溏不成形，或次数频繁者，加土炒白术、建曲、芡实健脾止泻，有排便无力、便不尽感，加木香行气助便；手足不温、腹部畏寒、大便秘、多日不解或干结者，与济川煎合用，加漂白术、柏子仁润肠通便；阳虚久泻或年老体虚者，加益智仁、杜仲补肾温阳；便血兼面色无华、气短神疲、四肢冰冷者，干姜改炮姜，以其温散之力更强，加黄芪、当归、阿胶补气养血；气短乏力、不思饮食者，加山药、莲子肉健运脾胃兼补气；纳差、恶心，见舌苔白厚者，加木香、砂仁行气化湿开胃；面色暗黄、手足不温、月经不调，见舌质暗淡者，与四物汤合方，见舌下脉络迂曲者，加葛根、丹参以生津通脉祛瘀。须特别注意的是，中风体质、高血压、大便热结、腹痛泄泻伴有肛门灼热、痰液及鼻涕黄稠等热证者，应慎用或禁用本方。

四神丸

出处：《证治准绳》。

组成：肉豆蔻6 g，补骨脂12 g，五味子6 g，吴茱萸3 g，生姜9 g，大枣6 g。

功用：温肾暖脾，固肠止泻。

主治：脾肾阳虚之五更泻。症见肠鸣腹胀、五更溏泻、食少不化、久泻不止、面黄肢冷。用于治疗慢性结肠炎、肠结核、过敏性肠炎、肠易激综合证等证属脾肾虚寒的久泻或者五更泻。

方解：本方是以《普济本事方》的二神丸和五味子散二方组合而成，二神丸由肉豆蔻、补骨脂组成，五味子散由五味子、吴茱萸组成。补骨脂温补命门之火，涩肠止泻，是为君药；臣以肉豆蔻温脾暖肾、涩肠止泻，取其气香、味辛，辛则能散能行，故能行脾之气，从而达到补而不滞之功。君臣配伍，肾脾兼治，命门火旺则可暖脾土，脾得健运，肠得固摄，则可使久泻得治。佐以吴茱萸温暖脾肾以驱阴寒；五味子收敛固涩，固肾益气，涩肠止泻，性温而不热不燥，可入肾经；配以生姜温肾暖寒；大枣补脾养胃，共为佐使之药。诸药合用，共奏温肾暖脾、固肠止泻之功。

体悟：本方可适用于脾肾阳虚型所导致的泄泻疾病。朱莹教授运用四神丸化裁来治疗慢性泄泻。泄泻类疾病往往是由于脾虚湿盛所致，脾气虚弱，脾失健运，水湿不化，肠道清浊不分，传导失司，故见大便稀溏、次数增加。《素问·水热穴论》："肾者胃之关也，关门不利，故聚水而从其类也。"《景岳全书·肿胀》："水为至阴，故其本在肾；水化于气，故其标在肺；水惟畏土，故其制在脾。"《古今名医方论》："盖水之所制者脾，水之所行者肾也。肾为胃关，聚水从其类。倘肾中无阳，则脾之枢机虽运，而肾之胃关不开，水虽欲行，孰为之主？"明确指出了脾之健运赖以肾阳之温煦，强调了肾为胃之关的作用。因此，脾的阳气与肾中真阳密切相关，命门之火能助脾胃腐熟水谷，帮助肠胃的消化吸收；肾阳失司，使脾失健运，水湿无从化，下迫于肠道，肠道清浊不分，因此形成泄泻。因此，对于泄泻一类的疾病，不应单单从健脾化湿的角度去考虑，还可以从温肾暖脾、健脾止泻的角度去思考。消化系统类疾病同时还易受饮食、情志等因素而影响，往往会因为肝郁脾虚而导致疾病的出现，在治疗泄泻的同时，可以配以疏肝健脾的药物，以协助诊治。四神丸出自《证治准绳》，用药简洁，直中病机，一直被沿用千年。临床上治疗慢性泄泻的基础方有许多，但临床侧重点会有所不同，四神丸主要治疗脾肾阳虚型泄泻，重在温补命门之火；痛泻要方主治肝气乘脾型泄泻，重在疏肝；参苓白术散主要治疗脾胃虚弱型泄泻，重在益气健脾化湿。朱莹教授在李中梓治泻九法的基础之上，结合自身临床经验，病证结合，审因论治，在治疗泄泻的同时结合患者的年龄施治，若患者年老体弱，则易致津液耗伤、阳气亏虚，因此临床运用本方时特别注意剂量，以免耗伤津气；对于寒湿泄泻，方用平胃散加减，佐以白术、法半夏、陈皮燥脾之药以健脾燥湿、平补脾胃；若兼有外感表寒证者，加紫苏子、防风、白芷等；对于湿热泄泻，若患者湿热症状明显，则在使用葛根芩连汤化裁，可配伍该黄芩、黄连、黄柏、马齿苋、白头翁等清热解毒、苦寒燥湿之药物。在使用苦寒燥湿的药物时，朱莹教授特别关注患者的湿热是否明显，以免加重患者的病情；对于食滞泄泻，以疏利为主，配伍大黄、厚朴、槟榔、枳实、木香等，强调中病即止；对于慢性泄泻，脾虚者可参苓白术散主之，佐以薏苡仁等健脾之药物；夹寒或兼阳虚者以理中汤主之，可适量加入风药，以促进肝之阳气升发，肝气条达则疏泄乃治，故临床上常佐以适量荆芥、防风、升麻、羌活等品；长期肝郁所致的泄泻，常常是以痛泻要方和柴胡疏肝散作为基础方，再予以适量加减。朱莹教授认为，在用药过程中不应该急于求成而使用重剂填塞，应徐徐缓图以待胃肠功能恢复，小剂量运用药物有益气缓急之功，而无滞气碍脾之弊。经过长期的临床经验积累，肾虚泄泻者用四神丸效果见长，而脾肾两虚伴有畏寒肢冷者用附子理中汤加减疗效更佳。脾胃系类疾病病程久，治疗时间长，朱莹教授常佐以郁金、贯叶金丝桃、玫瑰花等解郁之品，并加以健康宣教和心理疏导，以促进疾病的好转。

第三节　祛湿剂

藿香正气散

出处：《太平惠民和剂局方》。

组成：大腹皮 3 g，白芷 3 g，紫苏 3 g，茯苓 3 g，半夏曲 6 g，白术 6 g，陈皮 6 g，厚朴 6 g，桔梗 6 g，藿香 9 g，炙甘草 6 g。

功用：解表化湿，理气和中。

主治：外感风寒，内伤湿滞证。症见恶寒发热、头痛、胸膈满闷、脘腹疼痛、恶心呕吐、肠鸣泄泻、舌苔白腻等。

方解：本方主治外感风寒，内伤湿滞证，为夏月常见病证。风寒外束，卫阳郁遏，故见恶寒发热等表证；内伤湿滞，湿浊中阻，脾胃不和，升降失常，则为上吐下泻；湿阻气滞，则胸膈满闷、脘腹疼痛。治宜外散风寒，内化湿浊，兼以理气和中之法。方中藿香为君，既以其辛温之性而解在表之风寒，又取其芳香之气而化在里之湿浊，且可辟秽和中而止呕，为治霍乱吐泻之要药；半夏曲、陈皮理气燥湿，和胃降逆以止呕；白术、茯苓健脾运湿以止泻，共助藿香内化湿浊而止吐泻，俱为臣药；湿浊中阻，气机不畅，故佐以大腹皮、厚朴行气化湿，畅中行滞，且寓气行则湿化之义；紫苏、白芷辛温发散，助藿香外散风寒，紫苏尚可醒脾宽中，行气止呕，白芷兼能燥湿化浊；桔梗宣肺利膈，既益解表，又助化湿；煎用生姜、大枣，内调脾胃，外和营卫；以甘草调和药性，并协姜、枣以和中。

体悟：藿香正气散有五个加减方，五个加减方中共同主药为藿香、陈皮、茯苓、厚朴，体现了四味药物的临床重要性，也体现了苦辛法的应用。藿香正气散理气化湿之功较著，功兼解表散邪。五个加减正气散针对湿邪在里的不同情况，即三焦湿郁，则一加减正气散；若身痛表象明显，则二加减正气散；若已化热，则三加减正气散；若寒湿困遏脾阳，苔白滑，则四加减正气散。若脾虚便泄，则五加减正气散。应当将六个方剂整体来看，从而构建湿邪治疗体系。《素问·刺法论》言："正气存内，邪不可干。"《素问·评热病论》言："邪之所凑，其气必虚。"正气是决定发病的主导因素，而邪气是发病的重要条件。在此发病观的基础上，中医确立了一个基本治则——扶正。扶正并不仅限于补益之法，其含义大体可分为三种：其一，补正气。正气充盛于内，自然不易受外邪影响。《张氏医通》曰："治虚邪者，当先顾正气，正气存，则不致于害，且补中自有攻意。"补正气又可二分，《素问·阴阳应象大论》说"精化为气"，若是气不足而精充足，应将精化为气，即将阴化为阳；若气不足且精也不足，精亏则气衰，应补充阴精，即补阴，使正气生化有源。其二，恢复正气正常的运行秩序。《素问·六微旨大论》曰："出入废则神机化灭，升降息则气立孤危。"气机升降出入正常，气化正常，才能维持人体正常的生理活动。气机升降出入失常，使正气没有在相应的部位发挥功能，导致局部的虚证，此时的扶正，最重要的是疏通气机，使之恢复正常秩序，即是以通为补。其三，祛邪。张从正提出："病由邪生，邪去则正安。"邪气与正气是对立存在的一对因素，邪正斗争，正气必然损耗，在疾病的后期，常常出现邪虽祛但正已虚的状态。因此，祛邪之法，从长远来看，仍是为了扶正。朱莹教授认为藿香正气散之精在于"正气"二字，一扶正气，其外证之生在于中气不足、脾胃虚弱，故治疗时，不仅仅祛湿寒之邪，更重视恢复人体的正常生理活动，以白术、茯苓、甘草扶中气、健脾运；二正气机，其内证乃三焦津凝气滞而生，尤以中焦气机升降出入失常为主，故调畅中焦气机，使脾气得升，胃气得降，气津得散，局部正气得复，后邪自祛，病自安。朱莹教授认为临床用之当紧扣其外感风寒，内伤湿滞的特点。藿香正气散之证无论外感内伤，均属中气不足而受邪。素体脾胃虚弱者，邪气从口鼻入，阻碍气机，气津运行不畅而湿浊自生，此属表里同病；或无表证者，因饮食不当致脾胃运行受阻，气、津布散不畅、升降失调，而致中焦气滞津停，内湿得生。四时不正之气皆可得此证，故今用之者，不应拘泥于暑湿外感证。

平胃散

出处：《简要济众方》。

组成：苍术 12 g，厚朴 9 g，陈皮 6 g，甘草 3 g。

功用：燥湿运脾，行气和胃。

主治：湿滞脾胃证。现代常用于治疗功能性消化不良、胃轻瘫、慢性胃炎、慢性肠炎等疾病。

方解：方中以苍术为君药，其性辛香苦温，入中焦，为燥湿运脾之要药，可使湿去而脾运有权，脾健则湿邪得化；厚朴辛温而散，长于行气除满，气行则湿化，且其味苦性燥而能燥湿，与苍术相须为用；行气以除湿，燥湿以运脾，使滞气得行，湿浊得去，为臣药，共为医药；陈皮为佐，味辛而行温通，具有理气和胃，燥湿醒脾之功效，使苍术、厚朴燥湿行气之功更得益彰；甘草性甘平而入脾经，既可以益气补中而实脾，令"脾强则有制湿之能"（《医方考》），合诸药泄中有补，使祛邪而不伤正，又可以调和诸药，为本方之佐使药；煎煮时少加生姜、大枣，生姜温散水湿且能和胃降逆，大枣补脾益气以襄助甘草培土制水之功，姜、枣相合以助补脾和胃之效，为使药；诸药合用，苦辛芳香温燥，主以运脾，兼以和胃，使湿去脾健，气机调畅，胃气平和，升降有序，胀满吐泻诸症尽除，乃治脾胃之圣剂。

体悟：脾为太阴湿土，居中州而主运化，其性喜燥恶湿。饮食不节或久病者，脾气耗伤，脾气虚而失于健运，则水谷精微物质不得运化，从而导致湿浊内生，湿困脾胃，发为呕吐、脘腹胀满、嗳气吞酸、泄泻、纳差等。清代名医汪昂曾说"调胃诸方从此扩"，本方可用治多种疾病，根据患者病机、证型与体质不同，灵活加减变换，临床疗效显著。因此，朱莹教授临证时常选用平胃散为基础方治疗湿滞脾胃型消化系统疾病。

本方作为燥湿运脾之基础方，后世诸多健脾利湿的方剂均以本方为基础化裁演变而来。与二陈汤合用，可化为平陈汤，又名二陈平胃散（《症因脉治》），具有消积宽中、化痰止咳之功，主治痰湿中阻、脾胃不和之证，适用于食积咳嗽、湿痰内阻、胸膈痞闷、或有呕吐泄泻，症情较平胃散证更重的疾病。与五苓散合用，名为胃苓汤（《世医得效方》），具有祛湿和胃、行气利水之功，主治脾虚湿盛之泄泻，以及水肿、腹胀、小便不利者，多见于夏秋之间，脾胃伤冷，水谷不分。与小柴胡汤合方，即为柴平汤（《景岳全书》），功可和解少阳、燥湿化痰和胃，用于治疗平素多痰湿，复感外邪，痰湿阻于少阳，寒多热少之湿疟。加藿香、半夏二味，化为不换金正气散（《易简方》），其燥湿和胃、降逆止呕之力较平胃散更佳，且兼具解表之功，用于湿邪中阻，兼有表寒之证。加大腹皮、莱菔子、山楂、麦芽、神曲，即为加味平胃散（《医宗金鉴》），具有化积消滞之功效，用治小儿饮食过度、积滞内停、脘腹膨胀、大便不通。加黄芩、黄连，即为芩连平胃散，首见于《医宗金鉴·外科心法》，具有清热燥湿之效，治疗由脾胃湿热导致下颏出现的燕窝疮，俗称羊胡子疮；后见于《外科证治全书·卷三》主治肠胃积湿，脐中不痛不肿甚痒，时流黄水或浸淫成片。除上述名方外，还有参苓平胃散、调气平胃散、香连平胃散等。历代医家对本方化裁之巧妙众多，在此不一一详述。

本方专于湿阻气滞、脾胃失和之证，朱莹教授临床遣方用药时，结合经方、时方用治肝脾胃肠疾病，收效甚佳。胃脘痞闷、不思饮食者，加木香、砂仁以健脾化湿开胃；乏力、胸闷，脾气虚甚者，加太子参、黄芪补中益气，如山药、莲子补虚健脾和胃；大便溏结不调，肝郁者，加柴胡、白芍以疏肝解郁、柔肝健脾；大便溏薄者，加炒白术，补骨脂温脾止泻；恶心、呕吐者，加生姜、半夏降逆止呕；纳差、腹胀者，加炒麦芽、莱菔子、鸡内金、厚朴、枳实以消积开胃、行气除满；肠鸣漉漉有声者，加茯苓、泽泻、白术以健脾淡渗利湿；久病肾阳虚者，加淫羊藿、巴戟天以补肾壮阳祛风湿；见舌苔厚腻者，加石菖蒲、白扁豆、佩兰以化湿和胃；年老体虚者，加益智仁以暖肾温脾；其他伴见症，如咳嗽咳痰加矮地茶、杏仁以化痰止咳平喘，若咳黄痰者，加桑白皮以清热泻肺止咳。

三仁汤

出处：《温病条辨》。

组成： 杏仁 15 g，滑石 18 g，通草 6 g，白豆蔻 6 g，竹叶 6 g，厚朴 6 g，薏苡仁 18 g，半夏 15 g。

功用： 宣畅气机，清利湿热。

主治： 湿温初起，邪留气分。症见头痛恶寒、身重疼痛、肢体倦怠、面色淡黄、胸闷不饥、午后身热、苔白不渴、脉弦细而濡者。

方解： 此为肺脾功能失调，湿热阻滞三焦而湿盛于热。方中"三仁"共用上中下焦并治，杏仁宣降肺气，启上闸以开水源，"盖肺主一身之气，气化则湿亦化"，宣上焦肺气；白蔻仁芳香化湿，醒脾利气，畅中焦脾气以祛湿；薏苡仁淡渗利湿，祛已停之湿，使湿热从下焦而走。加用厚朴行气以宽畅三焦，助上焦津气通行；半夏燥湿化痰，助中焦运化如常；滑石、通草淡渗利湿，同调下焦；合用竹叶清微热。故此方为三焦同调之方，体现除湿为主，清热为辅。

体悟：本方出自《温病条辨》，所治为湿温初起或暑温夹湿之湿重于热证。朱莹教授用三仁汤加减治疗湿阻三焦之纳差、反酸烧心、胸脘痞满、便溏、不知食味等消化系统症状。

本方原用于治疗湿温初起之症，朱莹教授根据其配伍特点，应用于湿阻三焦之症。三焦阻滞主要表现为水气代谢障碍，如中焦气机不畅则胸脘痞满，不通则痛，加之肝胃不和则胃气上逆反酸烧心，湿阻中焦则纳差、不知食味，湿走下焦则便溏。病者感受湿热，卫阳被遏，脾胃失和，本是湿温所致外邪入里，内外相合，本在中焦，伤于上焦，"太阴内伤，湿饮停聚，客邪再至，内外相引，故病湿温"。吴鞠通又按："湿温较诸温，病势虽缓而实重，上焦最少，病势不甚显张，中焦病最多，详见中焦篇，以湿为阴邪故也，当于中焦求之。"而今常可见脾胃内伤之人，湿热蕴结于中焦，久则波及上下二焦，不必有客邪，仍可以三仁汤为治。

朱莹教授在应用三仁汤加减治疗之时，注重运用于中焦湿阻波及上下二焦之症见舌偏红或淡、苔白或黄厚腻、脉弦者。中焦湿阻则气机不畅，津液不行，脾为生痰之源，气机不畅化火，津液停行凝灼成痰，故而治疗上常合用肝胃百合汤、温胆汤、半夏厚朴汤等。肝胃郁热尚未成痰，当疏肝理气合用肝胃百合汤或加黄芩、郁金；若见痰郁化火犯心则可见失眠，加用合欢皮、石菖蒲等；而当胃气上逆，痰阻咽喉之时合用半夏厚朴汤；反酸烧心时加瓦楞子、海螵蛸；当痰湿明显之时合用温胆汤。湿阻中焦，常致食欲不振、胃脘痞满，故而朱莹教授加用白扁豆、佩兰化湿和胃，麦芽、莱菔子健脾和胃；若长期气滞津停，亦见血瘀，舌下脉络迂曲者，加用丹参活血化瘀。

三仁汤常见于湿重于热者，若热象不显者，可用以藿朴夏苓汤，二者均有"三仁"、半夏、厚朴、通草，均可畅通三焦，但藿朴夏苓汤加入藿香、"二苓"、泽泻，意在化湿解表、渗利湿邪，有五苓散之意，加强下焦气化之功。若见湿热并重者，可用黄芩滑石汤，二者均有白蔻仁、通草、滑石，但黄芩滑石汤加入黄芩、茯苓皮、猪苓、大腹皮，清热与祛湿利水之效更甚。三方对比，藿朴夏苓汤祛湿最佳，黄芩滑石汤其次；黄芩滑石汤清热最佳，三仁汤其次，藿朴夏苓汤最弱但兼散表湿。临床上可根据湿热程度选方进行加减。

朱莹教授使用本方治疗湿阻三焦之证，善精准辨证合用温胆汤、肝胃百合汤、半夏厚朴汤等，再依据症状选用不同药对进行临证方药加减。朱莹教授认为，今脾胃内伤之人较多，中焦易见湿阻，常可见于慢性非萎缩性胃炎或部分慢性萎缩性胃炎患者，湿阻中焦而又见肝胆湿热，肝气郁滞，则气机不畅、水液不行，郁热湿阻中焦，侵犯上下二焦，因而将其引申用于治疗消化系统疾病属于湿阻三焦者。

五苓散

出处：《伤寒论》。

组成：猪苓 9 g，泽泻 15 g，白术 9 g，茯苓 9 g，桂枝 6 g。

功用：利水渗湿，温阳化气。

主治：①蓄水证。小便不利，头痛微热，烦渴欲饮，甚则水入即吐，舌苔白，脉浮。②痰饮。脐下动悸，吐涎沫而头眩，或短气而咳者。③水湿内停证。水肿，泄泻，小便不利以及霍乱吐泻等。

方解：本方原治伤寒太阳病之"蓄水证"，方中以泽泻为君药利水渗湿，茯苓、猪苓为臣药助泽泻利水渗湿，其中茯苓以利小便、化水气为主，而猪苓以利水道为主，白术崇土制水，补气健脾以运化水湿，合茯苓既可助其健脾制水，又能散布津液，桂枝温阳化气以助利水，且辛温发散和营以祛表邪，表里同治。全方共奏淡渗利湿，健脾助运，温阳化气，解表散邪之功。

体悟：本方出自《伤寒论》，原治疗伤寒太阳病之"蓄水证"，如今引申用于多种水湿内停证候，朱莹教授常用五苓散加减治疗胃肠型感冒、泄泻、水肿、眩晕、便秘等病证。

张仲景提出五苓散的常见证群有：①太阳经证。"太阳病，发汗后，大汗出，胃中干，烦躁不得眠，欲得饮水者，少少与饮之，令胃气和则愈。若脉浮，小便不利，微热，消渴者，五苓散主之。"汗出过多，损伤津液，胃喜润恶燥，津液被伤则燥热之气上扰心神，故"烦躁不得眠"，若太阳经外邪不解引起太阳膀胱气化不利，则出现"脉浮，小便不利，微热，消渴"之症。②水逆证。"中风发热，六七日不解而烦，有表里证，渴欲饮水，水入即吐者，名曰水逆，五苓散主之。"此水逆证，为外邪闭表，津气不出，加之膀胱气化不利，水无出路，脾精之升胃水之降失常所致。③水痞证。"本以下之，故心下痞，与泻心汤，痞不解，其人渴而口燥烦，小便不利者，五苓散主之。"此为水痞之证，乃胃气虚弱，饮水过多不得运化，使得水液停留胃脘，故而表现"心下痞"胃脘部堵塞胀满之感。④烦渴证。"发汗已，脉浮数，烦渴者，五苓散主之。""伤寒，汗出而渴着，五苓散主之……"此为太阳经气受损，津液无以上承，口渴欲饮。⑤"瘦人，脐下有悸，吐涎沫而癫眩者，五苓散主之。"此为中阳不足，痰饮内停，阻滞气机，饮邪上扰。朱莹教授认为，水液在体内的运行，离不开脾气运输、肾阳气化、肺气宣降，当外邪侵犯肺卫，肾的化气行水功能障碍，脾胃运化水湿功能异常，则会表有头痛发热，内有小便不利，脾不运湿，津不上承，渴欲饮水，而当所饮之水不被吸收之时，则水入即吐。如见脾肾功能失调，可见吐、泻、肿等证，水侵肠胃，升降逆乱则吐利，水犯肌表则肿。亦可见水饮停滞三焦，则见脐下悸、吐涎沫、头眩晕。

因此，朱莹教授认为，五苓散主要应用在于脾肾功能失调导致的水液失调疾病。而五苓散虽为脾肾功能失调，但实际是脾阳的损伤为主，肾阳受累，水液运输失调，主要表现为呕吐、泄泻、痞满等脾胃系病变，因此从方中可见主体在于泽泻、猪苓、茯苓的利水，辅以白术、茯苓健脾制水，再以桂枝温阳化气。临床上见到以呕吐清水、泄泻水样便等表现为水湿泛滥之象的疾病，出现口渴或小便不利等症，结合其舌淡苔白润或薄白脉细滑，可初步辨为五苓散证，但当与真武汤等进行区分。真武汤相较于五苓散而言则更注重于肾阳不足、气化不利所致的水液失调，水液在体内升降出入依赖肾阳蒸腾气化，当肾阳不足之时，水液自然蓄积于下焦，且肾阳为五脏功能之源，肾阳一损，五脏皆苦，苦脾胃则虚寒腹痛呕吐泄泻，苦肝则胁肋胀痛，苦肺则喘咳，苦心则心悸、怔忡，阳气不足以供应四肢，故见四肢发冷。真武汤证发病范围较广，程度较重，因此方中给予附子以复肾脏化气行水之功，但仅恢复气化之功不足以运行水道，故再用白术、茯苓协助脾胃运水，生姜温胃行水兼宣通皮毛，芍药调节肝之疏泄，五脏共合行水之功。

临床上，常可见五苓散加人参，谓之春泽汤。王肯堂认为，此方善治咳而遗尿，五苓散化气行水自下治上，人参补肺气制水液自上治下，运用补和泻两组药物共同治疗。朱莹教授认为，春泽汤还可用治久泻，气失固摄，水液失调，随肠而走，则泄泻下利，久泻者伤气，气随津液而走，气耗而津伤，因此治疗上当益气为本，注重温补阳气，在五苓散制水之上用参类药物益气温阳。其核心仍建立在脾胃之上，脾胃乃气机升降枢纽，加强益气之功，乃固土之用，水湿得燥土所制方能不泛滥。

朱莹教授认为五苓散当用于脾肾功能失调而水湿泛滥之象，以脾阳损伤不能运化水液为主，兼见肾阳被伤不能气化水液，进而导致全身水液失调之症。治疗上当注重崇土制水，临床上可合用平胃散组成胃苓汤加强燥湿和胃之功，若久泻可再加人参益气健脾，加炒白术、佩兰、白扁豆化湿燥湿，加芡实、诃子、乌梅等固涩收敛。

第四节 祛痰剂

温胆汤

出处：《三因极一病证方论》。

组成：半夏 6 g，枳实 6 g，竹茹 6 g，陈皮 9 g，炙甘草 3 g，茯苓 4.5 g，生姜 12 g，大枣 3 g。

功用：理气化痰，清胆和胃。

主治：胆胃不和，痰热内扰证。症见胆怯易惊、虚烦不宁、失眠多梦、或呕恶呃逆、或眩晕、或癫痫等，苔腻微黄，脉弦滑。

方解：本方原主治胆胃不和，而胆与三焦皆属于少阳，故而引申为三焦气郁津凝、痰热阻滞。方中用半夏燥脾湿、祛痰涎，陈皮健脾化湿，竹茹化痰、清郁热、开胃土之郁，茯苓渗湿利水，令脾运而痰自去，此为治痰；三焦气滞则津凝，气机升降出入异常阻碍水津正常运行，故用陈皮醒脾气，枳实下气消痰，使脾气运行通畅而津行，津行则痰无以生。诸药合而用之，理气化痰，舒畅三焦，气水并通。

体悟：本方因三焦痰热泛滥，波及较多，用途也较为广泛，可随证加减。三焦气机不畅，影响脾运，加之七情内伤，以致气郁化热、灼液为痰。痰浊停于胃肠，则嘈杂；痰浊上逆则恶心呕吐；痰浊犯肺则胸闷咳痰；痰阻清阳则头目眩晕；侵扰心神则心烦不眠、心悸怔忡；津液不能上承、胆道不通则口干口苦。临床上见失眠、痰多、胸脘痞满、口苦、苔腻、脉滑等症，可考虑辨证为痰热，以温胆汤加减治疗。《医碥》载："胃不和，或热或痰则卧不安。"《类证治裁》载："胃不和则卧不安，盖胃气主降，若痰火阻痹，则烦扰不寐也。"朱莹教授在使用温胆汤时，亦注重和胃以治疗不寐，常加用酸枣仁、合欢皮、首乌藤以养心安神。不寐易于使人心烦气郁，加之痰湿阻气，其人常有郁怒，进而出现肝气失于调达，肝气郁结，肝木乘土，影响脾胃气机升降，运化功能失调，因此常加入柴胡、黄芩组成柴芩温胆汤以加强疏肝理气之功，且黄芩能清少阳郁热，与温胆汤不谋而合。若见患者心烦，难以入睡，且舌尖红者，合用栀子豉汤清心以安神。若见肝气上犯，胃气不和，合用肝胃百合汤以疏肝和胃。若见肝阳上亢上犯头目，加用天麻、钩藤以平肝息风。若为脾胃本虚之人，合用香砂六君子汤以健脾燥湿和胃。

本方后世可见多种化裁。如《证治准绳》十味温胆汤，乃温胆汤去清热化痰之竹茹，加益气养血、补心安神之人参、熟地黄、五味子、酸枣仁、远志而成，适用于心气不足而痰热内扰之证。《六因条辨》黄连温胆汤为温胆汤加用黄连，以清热畅气机，其中黄连配伍半夏取自半夏泻心汤之意，辛开苦降，用以治疗心烦呕满，气机不利。朱莹教授常以柴胡温胆汤治疗心惊不寐、口干口苦之症。温胆汤、酸枣仁汤、十味温胆汤均可治疗虚烦不眠证。温胆汤所致虚烦不眠为胆胃不和、痰热内扰，方药注重理气化痰、清胆和胃。而酸枣仁汤所致虚烦不眠乃心肝血虚兼阴虚内热所致，其方重在养血安神、清热除烦，心肝得养、虚热得清，则虚烦止。十味温胆汤则用于心气不足、痰热内扰之证。三者可根据侧重不同选择并进行加减。

第五节　理气剂

柴胡疏肝散

出处：《医学统旨》。

组成：陈皮 6 g，柴胡 6 g，川芎 4.5 g，枳壳 4.5 g，芍药 4.5 g，香附 4.5 g，甘草 1.5 g。

功用：疏肝解郁，行气止痛。

主治：肝气郁滞证。症见胁肋疼痛、胸闷善太息、情志抑郁、或易怒、或嗳气、脘腹胀满、脉弦。

方解：本方以治疗胀痛为长处，胀者乃气机阻滞，不通则痛。方中柴胡、枳壳、香附解肝经气郁，其中柴胡性轻清上升，宣透疏散，善疏肝解郁，宣畅气血，而枳壳辛行苦降，降利肝郁之逆气，与柴胡相反相成为调畅气机之关键，使气机升降有序，气血运行复常。川芎开肝经血郁，白芍在《石室秘录·正医法》中有记载："为肝木专经之品，尤擅平肝柔肝，肝木得平，则不远凌脾土，土得休养，则木亦益舒。"与甘草形成芍药甘草汤以柔肝缓急，共呈调气疏肝、柔和经脉之效。气机通畅则胀满自消，肝经柔缓则痛自除。

体悟：朱莹教授用柴胡疏肝散加减治疗功能性消化不良、慢性胃炎、肠易激综合征等，症见胃脘胀痛、嗳气、恶心呕吐、反酸烧心、食欲不振、大便不畅等。柴胡疏肝散由四逆散加味化裁而来，但二者有所不同，四逆散中柴胡、芍药、枳实、甘草四药等量配伍，侧重于调理肝脾气机；柴胡疏肝散中重用柴胡，轻用甘草，改枳实为枳壳，加入调气活血之香附、陈皮、川芎，行气活血止痛之力较强。另在《证治准绳》中记载木香顺气散一方，二者均有香附、陈皮、枳壳、甘草，但木香顺气散行气之力较强，方中木香、槟榔、青皮代替柴胡疏肝理气，加入厚朴、苍术、砂仁行气燥湿，治疗气机郁滞兼脾胃湿阻之证。

朱莹教授认为，本方核心病变在于肝，肝属木，"木气冲和调达"，而气血相互依存，气通则血活，血行则气畅，肝失疏泄，则气机郁滞，血行瘀阻。"土得木而达"，脾胃属土，脾胃与肝息息相关，肝司疏泄条达，能调畅气机，因而脾胃得肝助则可以气机升降有序。若木旺乘土，则脾胃气机混乱，郁于中焦，则见胃脘胀痛、食欲不振，进而脾失健运，津液疏布不利，聚而成痰，停而成瘀。肝主魂，主情感、思维。肝不藏魂，则易受外界刺激，表现为多梦易醒、神经敏感等。朱莹教授临床上使用柴胡疏肝散以调气为主，兼顾滋养肝阴、活血止痛，以"疏肝理气"为原则，注重脾胃气机变化，同时结合患者气郁体质及心理健康，在了解病因病机的基础上，注重对患者进行心理疏导，嘱其保持心情舒畅，精神愉快，使气机调达，正气得复，疾病才能真正治愈。

旋覆代赭汤

出处：《伤寒论》。

组成：旋覆花 9 g，人参 6 g，生姜 15 g，赭石 3 g，炙甘草 9 g，法半夏 10 g，大枣 9 g。

功用：降逆化痰，益气和胃。

主治：胃虚气逆痰阻证。症见心下痞硬，噫气不除，或见纳差、呃逆、恶心，甚或呕吐、舌苔白腻、脉缓或滑。可广泛用于治疗呃逆、呕吐、反胃、咳嗽、郁证、梅核气、失眠、便秘等内科疾病。

方解：旋覆花味苦、辛、咸，性微热，归肺、脾、胃、大肠经，有降气、消痰、行水、止呕、下气之效。赭石味苦、甘，性微寒，归肝、胃、心经，有平肝潜阳、重镇降逆之效。人参味甘，性平，归脾、肺经，有益气、生津、补中的作用。法半夏味辛，性温，归脾、胃、肺经，有宣降气机、燥湿化痰之效。生姜味辛，性微温，归肺、脾、胃经，有温暖肝胃、解表散寒、和中止呕之效。炙甘草味甘，性平，归心、肺、脾、胃经，有补脾益气、清热解毒、调和诸药等作用。大枣味甘，性温，归脾、胃经，有补脾和胃、益气生津之效。法半夏与生姜配伍，生姜能降低法半夏毒性，使降逆效果提升。法半夏与人参配伍，有祛湿、健脾补中之效。旋覆花与赭石配伍，有镇泻相补、降逆不自伐之效。

体悟：本方应用广泛，常应用于胃食管反流病、慢性胃炎、功能性消化不良、胃癌等证属肝肾不和，气郁痰阻者，通过减轻炎症反应、调节胃肠动力、镇吐、抗肿瘤机制修复损伤，减缓病变进程。遵循古载"去滓再煎"法煮出的药液对胃肠黏膜刺激较少。

朱莹教授对此方治疗胃食管反流性咳嗽有独特见解。本病病因病机复杂，从肺胃相关角度，认为其基本病机为胃虚气逆、肺失清肃。《素问·咳论》曰："久咳不已，则三焦受之，三焦咳状，咳而腹满，不欲食饮，此皆聚于胃，关于肺，使人多涕唾而面浮肿气逆也。"提示慢性咳嗽与肺胃关系最为密切。从肺胃的基本生理功能和特点出发，肺主气，司呼吸，主行水，朝百脉，主治节；肺气宣发肃降，为"娇脏"，五行属金。胃主受纳、腐熟水谷；主通降，以降为和，喜润恶燥，五行属土。二者经络相通，即《灵枢·经脉》曰："肺手太阴之脉，起于中焦，下络大肠，还循胃口。上膈属肺。"脾升胃降，与肺气宣发肃降相互协调，维持着机体水谷精微的正常布化和气机的升降平衡。胃食管反流性咳嗽属内伤咳嗽范畴，因饮食不节、烟酒嗜好、情志失调、劳倦内伤等影响中焦气机，致使脾胃运化失司，脾不运化而聚湿生痰，胃气不降反逆而上行，痰阻气逆，上干于肺，肺失清肃，上逆作咳。肺胃失降故咳嗽不止，胃气上逆则嗳气吞酸，或伴见胸脘满闷、眩晕呕恶惊悸喘咳诸症。基本病机为胃虚气逆，肺失清肃。所谓诸脏先伤，后伤于肺，证属标本虚实错杂。以肺为标，以脾胃为本；止咳为标，和胃降逆为本。故治法拟和胃降逆、化痰止咳，以旋覆赭石汤加减治疗。胃虚有热加陈皮、竹茹；胃气虚寒加丁香；痰阻气逆明显者酌情选用竹茹、陈皮、茯苓、瓜蒌、厚朴、枳壳降逆化痰；呕吐酸腐宿食加神曲、鸡内金，反酸明显加黄连、吴茱萸、瓦楞子、乌贼骨、海螵蛸；嗳气者加佛手、紫苏梗；脘腹疼痛者加延胡索、香附或合用失笑散；腹胀者加沉香、木香、砂仁、紫苏梗、枳壳、香附；大便溏泄者加白术、茯苓、山药；大便干结者用火麻仁、瓜蒌、生白术；兼肝火旺者加夏枯草、牡丹皮、栀子；失眠者加酸枣仁、合欢皮、首乌藤。有是证而用是方，体现和印证了"病症结合、方证相应"中医辨证体系与"异病同治"中医治则的特色和优势。

第六节　和解剂

逍遥散

出处：《太平惠民合剂局方》。

组成：柴胡 10 g，当归 10 g，白芍 10 g，白术 10 g，茯苓 10 g，甘草 5 g，生姜 3 g，薄荷 3 g。

功用：疏肝解郁，养血健脾。

主治：肝郁血虚脾弱证。症见两胁作痛，头痛目眩，口燥咽干，神疲食少，或见寒热往来，月经不调，乳房作胀。主要用于慢性肝炎、肝硬化、胆石症、胃及十二指肠溃疡、慢性胃炎、胃肠神经症、经前紧张征、乳腺小叶增生、轻度情绪抑郁者等。

方解：柴胡疏肝解郁，使肝郁得以条达，故为君药；当归甘辛苦温，养血和血，且其味辛散，乃血中气药；白芍酸苦微寒，养血敛阴，柔肝缓急；当归、白芍与柴胡同用，补肝体而助肝用，使血和则肝和，血充则肝柔，共为臣药。木郁则土衰，肝病易传脾，故以白术、茯苓、甘草健脾益气，非但实土以御木乘，且使营血生化有源，共为佐药。配合薄荷少许，疏散郁遏之气，透达肝经郁热；烧生姜降逆和中，且能辛散达郁，亦为佐药。柴胡引经入肝，甘草调和诸药，二者兼使药之用。全方可使肝郁得疏，血虚得养，脾弱得复，气血兼顾，肝脾同调，立方周全，组方严谨。诸药合用，共奏疏肝解郁、养血健脾之功。

体悟：本方临床运用使用十分广泛，可用于全身性疾病。朱莹教授在临床上常常会运用此方来治疗消化系统类疾病，以及失眠、抑郁等疾病。《类证治裁·不寐》曰："思虑伤脾，脾血亏损，经年不寐。"肝属木，脾属土，肝与脾之间存在相克关系，即所谓"木克土"，这种相克关系是生理性制约的正常关系，不发生任何病理反应和表现。若性情急躁，郁怒太过则伤肝，导致肝失疏泄，气郁化火，火扰心神，心神不安而不寐，这就属于一种病理状态。心情不畅、思虑过度、忧心过重等情绪很容易影响到肝，致使肝气郁结，肝失疏泄，横逆犯脾，脾失健运，疾病由生。此外肝为刚脏，气机不宣，扰动神明易致失眠。脾失健运，化源不足，不能养心安神，或思虑过度，脾气虚弱，清气不升，脑腑不明，均可导致失眠、抑郁的发生。情绪对于肝、脾协调尤为重要，逍遥散不能简单地当作疏肝主方，而是疏肝、养血、健脾三者齐管而下，因此，在现代生活中运用逍遥散极为广泛。逍遥散亦可治疗病毒性肝炎、更年期综合征、乳腺增生等。对于因情绪不佳而导致的肝气郁结有多种方药，逍遥散侧重肝气郁结兼有脾气虚弱；加味逍遥散侧重肝气郁结、脾气虚弱兼有内热，加用牡丹皮、栀子清热泻火，改善抑郁或者焦虑症；黑逍遥散侧重于偏血虚，加用生地黄或者熟地黄以补血生血；四逆散用甘草、枳实、芍药、柴胡四味药治疗肝郁气滞证，侧重于疏肝，可用于治疗抑郁症，且副作用少；柴胡疏肝散在疏肝理气的同时，亦可活血止痛，也用于治疗肝郁气滞证，侧重于在疏肝的同时，也可止痛，对于治疗肋间神经痛随表有抑郁者有较好的疗效；越鞠丸可治疗六郁，气、血、痰、火、湿、食郁，在治气郁的同时亦可治疗诸郁，可以随诸郁而有所加减。在临床上，朱莹教授常用逍遥散作为底方，临证运用不同药对进行化裁加减。临证之时若以血虚为主，益酌加当归、白芍之量；若脾气虚为主，则当主以白术；若以脾虚湿盛为主，则重用茯苓；若肝郁为主，理当重用柴胡；肝郁脾虚之失眠为主，加用酸枣仁、刺五加。在疏肝的同时，会加用郁金、玫瑰花等解郁之品；兼有胃口不佳、纳差，加用炒麦芽、炒稻芽、鸡内金、炒莱菔子等健脾开胃之药味，行脾胃健运之功；兼有腹痛，加用枳实、厚朴行气导滞；兼有胃痛，加香附、延胡索以理气疏肝，活血止痛。配伍旨在可疏肝胃郁滞之气，畅大肠失司之传导，使肝脉郁遏之气得疏，脾胃升降之用正常，气血调和，郁滞得去，则疼痛减轻、心情疏畅、睡眠改善，在配合中药的同时，会开导患者，教导患者控制情绪，减少担忧，鼓励患者进行自我心理情志的调整，做到喜怒有节，避免过度抑郁、愤怒、焦虑等不良情绪的出现；鼓励患者要适当进行一些体育活动，这样可以缓解精神压力，还可以增强体质；告诫患者要清淡饮食，饥饱适宜。

痛泻要方

出处：《丹溪心法》。

组成：白术 9 g，白芍 6 g，陈皮 4.5 g，防风 3 g。

功用：补脾柔肝，祛湿止泻。

主治：脾虚肝郁之痛泻，症见肠鸣腹痛，大便泄泻，腹痛必泻，反复发作，舌苔薄白，脉弦而缓。常用于治疗急性肠炎、慢性结肠炎、小儿泄泻、慢性泄泻、神经性腹泻、肠易激综合征等属肝旺脾虚者。

方解：白术苦甘而温，补脾燥湿以培土，为君药；白芍酸甘而寒，柔肝缓急以止痛，为臣药；二药配伍，可于土中泻木。陈皮辛苦而温，理气燥湿，醒脾和胃，为佐药。防风具有升散之性，合白芍以助疏散肝郁，伍白术以鼓舞脾之清阳，并可祛湿以助止泻，又为脾经引经药，故兼有佐使之用。本方补脾柔肝，寓疏于补，抑木扶土。诸药合用，健脾柔肝，共奏补脾柔肝，祛湿止泻之用。

体悟：本方四药合用，配伍精当，药简力宏，朱莹教授常使用此方治疗肠易激综合征。《医方考》载："泻责之脾，痛责之肝，肝责之实，脾责之虚，脾虚肝实，故令痛泻。"痛泻的病位在肝与脾，病机是肝气郁结、脾气虚弱、肝气乘脾，治疗在于疏肝与健脾。张景岳云："凡遇怒气便作泄泻者，必先怒时挟食，致伤脾胃，故但有所犯，即随触而发，此脾胃二脏之病也。盖以肝木克土，脾气受伤而然。"说明肝木乘犯脾胃之土引发泄泻，其"必先怒时挟食，致伤脾胃，故但有所犯，即随触而发"所论说明患者先有脾胃之伤，而后由于情志因素，致使肝郁而横犯脾胃，这一发病过程符合"邪之所凑，其气必虚"的理论。本方名为"痛泻"，此属证候之概括，临证多痛、胀、泻并见，且可随病机发展有程度之区别，在临床用药上不唯拘泥于其方，会根据证候不同调整各药之剂量。脾虚泄重者，仍以白术为君；肝郁痛甚者，或见泻后疼痛不减，当以白芍为君；脾虚肝郁相当时，可白术、白芍等量以兼顾补脾与柔肝；气滞湿盛者，或见脘腹胀闷难舒，当酌加陈皮以理气燥湿；风邪外束者，或兼见畏风汗出，可酌加防风以疏风解表，并增升阳止泻之效。痛泻要方可缓解肠肌痉挛导致的腹痛，并且可通过抑制肠道运动，减缓肠蠕动，延长食糜停留时间，增加肠道吸收能力，使大便变干，改善腹泻的症状，并疏解情志。在此方的基础上，根据药物及剂量的加减变化，玉屏风散以防风量大为君，重在祛表邪以治疗伤风伴自汗出之证；升阳除湿防风汤出自《脾胃论》，药味相比痛泻要方少陈皮而加苍术、茯苓，既治泄泻不止，又疗大便闭塞。扶土抑木煎源自《重订通俗伤寒论》，其曰："脘闷腹满，鸣响作痛而泄泻，得泻则腹满痛鸣响皆瘥，为肝邪侮脾化泻。再新受外感，亦头痛发热……用扶土抑木煎（炒白芍六钱、炒白术三钱、煨防风钱半、新陈皮一钱、炒黄芩二钱、煨葛根一钱），加豆豉、焦栀之类。"扶土抑木煎侧重于主治夹泻伤寒，本病乃患者素有肝郁侮脾泄泻，复受外感而得，故本方为痛泻要方化裁而成。从药味而言，本方仅加入黄芩、葛根二药，但药量有变，其白术、白芍、陈皮、防风之比例由痛泻要方的 3：2：1.5：1 变更为 3：6：1：1.5，着重治疗由于气血不和、筋脉拘急而致的腹满疼痛。因"诸风药皆是风能胜湿也"使脾胃中枢复其斡旋之职，则清浊自分，泄泻可止。朱莹教授在治疗泄泻时喜用风药，风药清扬升散，同气相召，脾气上升，运化乃健，泄泻可止。风药尚具有促进肝之阳气升发的作用，肝气升发条达，疏泄乃治，在多加用藿香、葛根、荆芥、防风、桔梗、升麻、柴胡等风性药物。

半夏泻心汤

出处：《伤寒论》。

组成：半夏 10 g，黄芩 9 g，干姜 9 g，人参 9 g，黄连 3 g，大枣 9 g，炙甘草 9 g。

功用：寒热平调，散结除痞。

主治：寒热互结之痞证。症见寒热中阻、胃气不和、心下痞满而不痛、或干呕、或呕吐、肠鸣下利、苔腻微黄、脉弦滑。常用于治疗慢性胃炎、胃食管反流病、功能性消化不良等消化系统疾病。

方解：此方是张仲景辛开苦降、寒热平调的代表方。方中既有辛温之半夏，入脾胃肺经，善降逆止呕，散结消痞；辛热之干姜，入脾胃经，长于温中散寒，降逆止呕；甘温善补之人参、大枣、炙甘草健脾益气以补脾胃之虚；又有苦寒之黄芩、黄连清热燥湿、泻热开痞。其中半夏为君，干姜、黄芩、黄连共为臣，君臣相伍，寒热平调以和阴阳，辛开苦降以调气机；佐以人参、大枣，补泻兼施而顾虚实；炙甘草补脾和中而调诸药，为佐使药；诸药相伍，调脾胃，纠虚实、寒热、升降之偏，使寒去热清，升降复常。

体悟：在《伤寒论》原文中，本方系小柴胡汤证误用攻下，损伤中阳，少阳邪热乘虚内陷，以致寒热互结之痞。朱莹教授在临床诊疗中，基于张仲景主张所治之痞，以半夏泻心汤为基础方，根据患者不同的病因病机，随症化裁，抑或合方，常用于多种脾胃疾病所致的功能失调、寒热错杂类病证，包括但不限于消化性溃疡、肠易激综合征、功能性消化不良、失眠、复发性口腔溃疡等。虽用治疾病不同，但其病机与证候特点多体现为脾胃虚弱，受六淫、情志、饮食等因素影响，以致虚实夹杂、寒热错杂。自张仲景首创半夏泻心汤用治痞证后，几千年来，无数医家加以运用投入实践，得以验证，其对消化系统疾病疗效甚佳。然针对痞证，将半夏泻心汤用作基础方，根据寒热虚实的偏重，分别加以化裁，又可变换为以下五种治疗心下痞的代表方剂：生姜泻心汤可由半夏泻心汤减干姜二两，加生姜四两变换而来，方中重用生姜，取其和胃降逆，宣散水气而消痞满，长于湿浊内阻，水饮偏重之心下痞硬；甘草泻心汤可由半夏泻心汤加重炙甘草用量而成，方中重用炙甘草调中补虚，配合辛开苦降之品，以和胃补中，消痞止利，专于胃虚偏重，寒热互结之心下痞；半夏泻心汤加黄连二两，并以黄芩易桂枝，人参减为二两，即可化为黄连汤，以黄连清热、干姜、桂枝温肠寒，温清并用，补泻兼施，善治胸中有热，胃肠有寒之心下痞；半夏泻心汤去半夏、炙甘草、大枣，加重黄连用量，可化为干姜黄芩黄连人参汤，专于辛开苦降甘调，清热力更强，善治寒热格拒，上热以呕吐为主之心下痞。

半夏泻心汤作为治疗中气虚弱、寒热互结、升降失常之基础方，补泻兼施，调和脾胃，临证加减后运用广泛，不仅可用治上述心下痞证，也十分适宜脾胃本虚，兼有众多标实之症的消化系统心身疾病。朱莹教授在临证中深谙此道，抓住其主要病机为脾胃虚弱气机不畅，湿热内蕴。症状虽多种多样，但万变不离其宗。朱莹教授以半夏泻心汤为主方，治疗腹泻型肠易激综合征与便秘型肠易激综合征，二者主诉看似南辕北辙，两相对立，但其伴随症状往往可循其关联，比如大便不论成形与否，皆可闻其味臭，虽有口干口苦，甚则口中有异味、生有口疮、心烦闷热等热证与实证，又可兼见畏风畏寒、汗出、手足不温等寒证与虚证，针对此类便秘与腹泻患者，根据其症状偏重，治以半夏泻心汤加减，皆可取得较好疗效。肝脾不和型消化性溃疡，主要病机为脾胃虚弱、肝气郁结，朱莹教授以半夏泻心汤加减化裁，选用疏肝柔肝之品，治以调和肝脾、消痞散结，临床效果显著，可促进脾胃功能恢复。功能性消化不良多以气机升降失常为主要病机，寒热错杂为证候特点，朱莹教授取其平调寒热、降逆和胃之功，选用理气和胃降逆之品，治以调畅气机、健脾益气、和胃降逆，有益于减轻患者症状，促进胃肠蠕动。

半夏泻心汤原方中生半夏有小毒，法半夏则更长于燥湿且可减轻毒性，故朱莹教授临证常用法半夏为君药；原方中人参更专于气虚甚者，补气之力强，"气有余便是火"，患者病情不断进展，又多兼有实证，朱莹教授临床诊疗常以太子参替人参，取其益气滋阴、补而不过之功，且太子参较人参价廉，但不失其补气生津之效。若患者大便次数频繁且质稀，减黄芩、黄连用量，加建曲、补骨脂、益智仁健脾和胃温肾，散寒止泻；排便困难、大便干结者，加漂白术、麻子仁润肠通便；气虚无力所致排便难者，加木香行气助便；胃有糜烂、泛酸烧心者，加蒲公英清热解毒，白及敛疮生肌，瓦楞子、海螵蛸制酸止痛；嗳气频、恶心欲呕者，加旋覆花、赭石降逆和胃止呕；腹胀甚者，加炒麦芽、莱菔子下气行气，使气下行，以消胀满；腹痛甚者，加延胡索理气和胃止痛；感寒后痛甚者，加乌药散寒行气止痛；湿重者，加白扁豆、佩兰化湿和胃；口干喜冷水、畏热等热证明显，肝胃郁热者，重用黄连、黄芩，另加百合、郁金清肝泻热，养阴和胃安神；Hp感染者，结合患者寒热虚实偏重，可适当加重黄连、黄芩用量，加蒲公英、连翘以清热解毒杀菌；肝脾不调所致失眠者，加柴胡、百合疏肝解郁安神，酸枣仁、蜜远志补肝安神以助眠。

乌梅丸

出处：《伤寒论》。

组成：乌梅30 g，细辛3 g，干姜9 g，黄连9 g，当归6 g，附子6 g，蜀椒5 g，桂枝6 g，人参6 g，黄柏6 g。

功用：温脏安蛔。

主治：蛔厥证。亦治久泻、久痢。症见脘腹阵痛、烦闷呕吐、时发时止、得食则吐、甚至吐蛔、手足厥冷、或久痢不止、反胃呕吐、脉沉细或弦紧。现代常用于治疗溃疡性结肠炎、腹泻型肠易激综合征、难治性功能性胃肠病等疾病。

方解：乌梅丸出自《伤寒论》厥阴病篇，主治厥阴蛔厥，徐灵胎称乌梅丸为"治久痢之圣方也"。本方集大建中汤、四逆汤、当归四逆汤、泻心汤等数方之功，能扶阳、通阳、调寒热，恰中厥阴病病机，实为厥阴病肝阳虚寒热错杂之主方。方中乌梅味酸，能涩肠止泻止痢，重用可安蛔，使蛔静痛止，又入厥阴经能柔肝止痛，为君药；蜀椒、细辛、黄连、黄柏共为臣药，蜀椒、细辛味辛性温，温脏而驱蛔，与桂枝配伍，辛甘化阳，温补脾肾之阳；味苦性寒之黄连、黄柏清热而下蛔，能泻、能燥、能坚，黄连可以清降心火、胃火、肝火、湿热及热毒，还可止泻止痢，同时黄连偏泻中焦脾胃之火，黄柏偏泻下焦之相火，二者相配，可降脾肾虚火，二药又为止痢之要药；附子、干姜、桂枝、人参、当归共为佐药，附子、干姜辛热，为阳中之阳，入脾肾经，温补脾肾之阳；桂枝辛甘温，可通经散寒止痛，助其温脏祛寒、伏蛔之力；蛔虫久积脏腑，必耗伤气血，故以人参、当归益气补血，扶助正气，与桂、附、姜相配，既可养血通脉，以除四肢厥冷，亦有利于温脏安蛔；人参归脾肺心肾经，为补脾气之要药，脾胃为后天之本，又可助肾阳；当归有补益气血之功，可养血、止血，可治疗黏液脓血便；以蜜为使药，炼蜜为丸，甘缓和中；诸药合用，共奏温脏安蛔、扶正祛邪之功。

体悟：《伤寒论》中厥阴病提纲证未提及乌梅丸，且王叔和将此方编于吐蛔条文下，使得后世常误认其仅为治蛔专方，然乌梅丸之妙绝不止于此。吴鞠通强调其"寒热刚柔同用，为治厥阴，防少阳，护阳明之全剂"，纠其偏颇，扩大了其主治病证范围，总结了其可广泛用于肝胃、肝脾不和之病证的特点。朱莹教授在临床诊疗时便取其酸收涩肠、清热燥湿、温中补虚之功，根据患者病因与体质不同进行加减，广泛用治于胃热肠寒、正气虚弱之久泻、久痢。

《伤寒论》第338条曰："蛔厥者，当吐蛔。令病者静而复时烦者，此为藏寒。蛔上入其膈，故烦，须臾复止，得食而呕，又烦者，蛔闻食臭出。其人常自吐蛔。蛔厥者，乌梅丸主之。又主久利。"基于此，乌梅丸主治证可简化为"呕、烦、厥、利"四字，"呕"临床表现包括呕吐、恶心、嗳气、反胃以及胃镜可见之胆汁反流、胃食管反流等；"烦"临床可表现烦躁不安、焦虑易怒、性格急躁、抑郁不语等；"厥"临床表现为四肢不温、腹部畏寒喜温喜按，以及进食生冷寒凉之物或受凉感寒诱发腹部不适等；"利"临床表现为腹泻、大便溏薄、腹痛伴黏液脓血便，可见于现代功能性胃肠病与炎症性肠病。功能性消化不良症见腹胀腹痛、餐后胀满明显、嗳气、恶心等；腹泻型肠易激综合征主要表现为腹部不适、大便频次增加或大便溏薄等；溃疡性结肠炎主症为腹痛、便脓血黏液等。此类患者临床除主症外，往往同时兼有多个症状，恰与乌梅丸方证之"呕、厥、利"相应。现代人学业、事业、家庭等各方压力聚集，临床焦虑抑郁患者居多，而胃肠受大脑支配，易受情绪影响，以致脾胃虚弱，运化失常，肝郁气结。比如功能性消化不良患者常处于焦虑状态，严重者患抑郁症；肠易激综合征患者常伴有心理情绪压力，如紧张、焦虑、抑郁等，这与乌梅丸方证之"烦"相应。由此可见，乌梅丸与功能性胃肠病及炎症性肠病的症状重叠是"方证相应"的。临床选方用药时，乌梅丸应与半夏泻心汤相鉴别。二方均为寒温并用，攻补兼施之剂，均可用治寒热错杂证。然乌梅丸酸苦辛并进，偏于寒热错杂所致之久泻、久痢；半夏泻心汤辛开苦降，适用于中焦寒热错杂之心下痞。

朱莹教授选用乌梅丸治疗消化系统疾病时，根据患者寒热偏重与兼症之分，临床遣方用药也有所不同。不思饮食、久泻者，加莲子、山药健脾开胃止泻；便有黏液者，加苦参、五倍子、芡实以清热燥湿，涩肠止泻；久泻久痢气阴两伤者，合用生脉散，西洋参易人参以益气养阴生津；便血者，加地榆炭、侧柏叶凉血止血；腹痛欲解大便，便后痛缓者，合用痛泻要方，以补脾柔肝、祛湿止泻；晨起泄泻甚，兼见手足不温、畏风畏寒等症者，减黄连黄柏用量，合用四神丸以温肾暖脾、固肠止泻；见舌下络脉迂曲者，加牛膝引热引血下行；久病伤脾肾已久、畏寒乏力者，加肉桂制约黄连、黄柏之寒，补火助阳；情绪焦虑抑郁、平素压力大者，加玫瑰花、贯叶金丝桃以疏肝解郁调脾。

第七节　消食剂

保和丸

出处：《丹溪心法》。

组成：山楂 18 g，神曲 6 g，半夏 9 g，茯苓 9 g，陈皮 6 g，连翘 6 g，莱菔子 6 g。

功用：消食，导滞，和胃。

主治：用于食积停滞，脘腹胀满，嗳腐吞酸，不欲饮食。

方解：方中重用山楂，能消一切饮食积滞，尤善消肉食油腻之积，为君药。神曲消食健脾，善化酒食陈腐之积；莱菔子下气消食，长于消谷面之积，并为臣药。君臣相配，可消一切饮食积滞。因食阻气机，胃失和降，故用半夏、陈皮行气化滞，和胃止呕；食积易于生湿化热，又以茯苓渗湿健脾，和中止泻；连翘清热而散结，共为佐药。诸药相合，共奏消食和胃、清热祛湿之功，使食积得消，胃气得和，热清湿去，诸症自愈。由于本方药力缓和，药性平稳，故以"保和"命名。

体悟：本方应用广泛，朱莹教授对此方治疗功能性消化不良和老年性便秘颇有经验。功能性消化不良病因较多，病机演变较复杂，常涉及肝脾等多个脏腑。《黄帝内经》谓"饮食自倍，肠胃乃伤"之理。食停中脘，但见呕恶、脘痞、腹胀、腹痛之症，吐、下两法似不相宜，惟平和之品，消而化之。张秉成说："此为食积痰滞，内瘀脾胃，正气未虚者而设也。"山楂酸温，善消腥膻油腻之积，行瘀破滞，为克化之药，故以为君。神曲系蒸窨而成，其辛温之性，能消酒食陈腐之积。莱菔子辛甘下气而化面积，麦芽咸温消谷而行瘀积，二味以之为辅。然痞坚之处，必有伏阳（亦即郁热），故以连翘之苦寒，散结而清郁热。积郁之凝，必多痰滞。故以二陈化痰而行气。肝郁气滞者加延胡索、柴胡，脾胃虚寒重者去连翘，加桂枝、生黄芪，痰浊中阻者加苍术、厚朴，胃阴亏虚者去茯苓加沙参、麦冬，食滞湿热重者加黄芩、竹茹。老年性便秘多由于老年人气血渐衰，津亏肠燥，或肾阳不足，肠失温润，大肠传导功能失常所致，与脾、肺、肾三脏关系最为密切，与气虚气滞血虚有关。因气虚气滞则大肠传送无力；血虚则津枯不能荣润肠道，无水行舟而秘结。忧愁思虑过度，情志不舒，或久坐不动，使气机郁滞，不能畅达，通降失常而秘结；亦或劳倦饮食内伤或病后、产后、年老体虚之人，气血两亏而便秘。其症状为虽有便意，便质多正常或仅稍有干结，努挣乏力，汗出，神疲气怯，头晕目眩，心悸，苔薄，脉虚细。对其治疗，于气当调理气机，虚者补之，滞者行之，以增加肠道推动之力；于血当补血活血，使肠道得润，即增水行舟之法。但气为血帅，血为气母，气病必及血，血病也必及气，故理气与调血不能截然分开，而当并行，即调和气血为基本大法，只是偏重于气分或血分而已，但气血失衡并不一定会致秘，只有其引起肠内传导、升降功能失常才可秘结，而秘结反过来又加重肠内传导升降功能的进一步失常，二者互为因果。又便秘不通必致瘀热内生，故当消积清热和胃肠与调和气血并行。方取保和汤加减，组成：陈皮、半夏、茯苓、莱菔子、焦山楂、焦建曲、连翘、党参、白术、桃仁、当归、肉苁蓉、制何首乌、大枣、炙甘草。党参、白术补气健脾。桃仁、当归、肉苁蓉、制何首乌补血活血、润肠通便。大枣、炙甘草健脾和中。全方可使化源充足、正气得复、精血得生、瘀结得除而秘结自愈。

第八节 　 润下剂

麻子仁丸

出处：《伤寒论》。

组成：麻子仁 20 g，白芍 9 g，枳实 9 g，大黄 12 g，厚朴 9 g，杏仁 10 g。

功用：润肠泄热，行气通便。

主治：脾约证。症见大便干结、小便频数、脘腹胀痛、舌红苔黄、脉数。

方解：本方所治为脾约证，由肠胃燥热，脾津不足，肠道失于濡润所致。方中麻子仁为君药润肠通便，大黄泻热通便、杏仁降气润肠、白芍养阴缓急共为臣药，枳实、厚朴行气消滞为佐药，蜂蜜润肠通便、调和诸药为使药。

体悟：本方出自《伤寒论》，所治为脾约证。朱莹教授用麻子仁丸加减治疗大便干结或排便困难型便秘。《伤寒论》载："趺阳脉浮而涩，浮则胃气强，涩则小便数，浮涩相搏，大便则硬，其脾为约，麻子仁丸主之。"此病系阳明燥热，运化水湿功能过于亢进，分消水液入膀胱，以致大肠中出现燥结干粪，排便困难，而又见小便频多。如《伤寒明理论》所云："脾主为胃行其津液者也。今胃强脾弱，约束津液，不得四布，但输膀胱，致小便数而大便硬，故曰其脾为约。"两种证候体现了燥热与津虚同时存在的本质，因而本方以小承气汤苦寒泻下燥热，火麻仁、杏仁、芍药、白蜜增液润肠，通过泻热与润燥共同治疗，开润肠通便之先河，为后世润肠丸、增液汤等名方出现奠定基础。

朱莹教授在使用麻子仁丸时，十分注重固护脾胃，常去大黄或少用大黄，因其苦寒泄泻之力过强，易于伤及脾胃，未见明显燥屎或热结旁流之症慎用大黄。在此基础上根据症状舌脉不同用以不同加减：如燥热明显伤津，甚有伤阴，出现舌红少苔、花剥苔等，已然伤及胃阴，则加用沙参、麦冬、玄参滋阴；如排便困难，大便难下，或见羊屎状大便，加用柏子仁、杏仁、决明子等润肠通便，若还见气虚者，加用黄芪益气，以推动肠道蠕动；如患者多年排便困难，考虑肾虚气微下焦元火不足，可合用济川煎、何首乌等；如见舌下迂曲明显，加用牛膝、桃仁活血化瘀；如兼见腹痛、腹胀、呕吐者，加用漂白术、莱菔子；如苔薄黄脉弦，情志不遂者，伴胸胁胀痛、经期乳胀、肛门坠胀等肝郁气滞之症，加用郁金、佛手、贯叶金丝桃；若患者失眠梦多，加合欢皮、酸枣仁、远志解郁安神。

朱莹教授善用麻子仁丸加减治疗排便困难、肠燥津亏型便秘。此类便秘患者常为形体干瘦，火郁伤阴，长期便秘之人，先有胃强脾弱，约束津液行走，再见肠失津液干燥，久而津亏。此时若伴有气郁则易化火，见"热气留于小肠，肠中痛，瘅热焦竭，则坚干不得出，故痛而闭不通矣"。火邪常灼津液，则伤阴，久病伤肾阳，大肠失于温煦而传送无力，且老人体虚、大病愈后或懒人少动，气虚者常有，亦不能推动传导。故而朱莹教授在临床治疗上常兼顾理气、泻热、滋阴、益肾、补气等法，强调固护脾胃的同时泻热润肠以治疗疾病。

第四章

常用对药及角药

第一节　　补益组

白术—苍术

白术，味甘苦，性温，苍术，味苦燥，性辛散，两药均入脾胃经。《本草崇原》载："白术性优，苍术性劣，凡欲补脾，则用白术，凡欲运脾，则用苍术，欲补运相兼，则相兼而用。如补多运少，则白术多而苍术少。运多补少，则苍术多而白术少。品虽有二，实则一也。"《玉楸药解》载："白术守而不走，苍术走而不守，故白术善补，苍术善行。其消食纳谷、止呕住泄亦同白术，而泄水开郁，苍术独长。"白术因其甘温之性，故功用偏补，善于守中，益气生血，苍术因其辛散之性，功用偏燥、偏散，善于走行，除湿较佳，也可发汗，故除湿力较白术强。白术入胃经，胃气以下行为宜，故白术除湿以降浊为主；苍术入脾，脾气宜升，苍术便随脾气升发而上行，亦可上以开郁，二者配伍使用有补有运，脾胃同调，开郁、除湿、上行、下达，可达补脾益气以泄湿浊之有余，燥湿运脾以补脾气之不足的功效。临证时多依据脾虚与湿盛之偏重而灵活运用，治疗脾胃不健、湿邪中阻之食欲不振，以及纳差、食后腹胀、脘闷呕恶、肠鸣、泄泻等症。若中下焦湿盛、症状偏重者，酌加大白术剂量，而上焦湿盛，或并见有外感表证、汗出营卫不和时，可加大苍术剂量。二者虽相似但所擅大不相同，单用时需细察症状而论之，共用则燥湿力强，疗效鲜明。

《本草经读》云："以白术之功用在燥，而所以妙处在于多脂。"白术，苦、甘、温，归脾胃经，具有健脾益气、燥湿止水、止汗等功效。生白术含挥发油较多，由于未经炒制，其燥湿力强，如水湿内盛甚或水肿时适用。炒制品则可用其内酯类或其他成分，达到和胃或消导等其他治疗作用。故炒白术则健脾燥湿止泻、补脾气、收涩为主，临床多用于止泻。白术生品与炒制品对小肠运动的影响有着显著差异，生品比炒制品更能促进小肠蠕动。白术经炮制后挥发油含量明显降低，促进小肠蠕动作用减弱，白术内酯含量明显升高，抑制小肠蠕动作用增强。生白术苦温能燥，但富含脂膏，功偏健脾、润燥通便；土炒白术，缓和温燥之性，功偏健脾和胃止泻。

白术—茯苓

　　白术为菊科植物白术的干燥根茎，味苦甘，温，归脾经、胃经，可补脾益胃、燥湿和中、安胎，治脾胃气弱、不思饮食、倦怠少气、虚胀、泄泻、痰饮、水肿、黄疸、湿痹、小便不利、头晕、自汗、胎气不安。茯苓为多孔菌科真菌茯苓的干燥菌核，味甘、淡，性平，归心、肺、脾、肾经，可利水渗湿、健脾、宁心，用于水肿尿少、痰饮眩悸、脾虚食少、便溏泄泻、心神不安、惊悸失眠。白术与茯苓二药相伍，一补一渗，一燥一利，相反相成，使水湿除而脾气健，健脾气以运水湿，为平补平和之剂。

　　二者配伍可治疗痰饮病，如经典名方的苓桂术甘汤。痰饮之本意，是指水液不从气化停留于体内经脉或脏器，本质属于水饮阴邪。水饮之邪，饮水而得之，程门雪先生言："凡流质从口入者，均名曰饮……病本因水而得，不曰水而曰饮者，明其水之从外入也。"外入水饮，需经气化而成津液精气。《素问·经脉别论》述："饮入于胃，游溢精气，上输于脾，脾气散精，上归于肺，通调水道，下输膀胱，水精四布，五经并行。"表明水饮入胃，需经脾、肺、膀胱等脏器气化，方能周流全身脏腑经络，成为有用之"精气"。而身体任何部分对水饮的气化运行失职，则随气运行之水即停聚或流溢而成痰饮，诱发疾病发生。根据水饮停聚或流溢的部位不同，所致病理状态的差异，可将痰饮分门别类，如水饮停留于肠腑的狭义痰饮，水饮循经流溢于胁下的悬饮，水饮停留于肌腠而不能外达的溢饮，以及不安于一处，居于中而逆于上的支饮等。《金匮要略痰饮咳嗽病脉证并治》言"夫饮有四，何谓也……有痰饮，有悬饮，有溢饮，有支饮"，即指出痰饮致病的不同病理状态。而"微饮"属于痰饮病中一种水饮结聚较轻浅的病理状态，更加强调了水饮邪气结聚的"小而少"，同时也可以理解为其他痰饮病经治疗后稳定期的病理状态，由于水饮邪气结聚轻浅，部位隐匿，故而症状轻微，仅表现为有形实邪阻碍气机，升降不得接续的短气症状。结合《金匮要略·痰饮咳嗽病脉证并治》条文可知，苓桂术甘汤使用的关键在于短气，核心病机为中焦脾胃阳气不足，"微饮"停留于心下，而治法的关键在于"从小便去之"。作为"温药和之"的经典代表方剂，其秉承着"温不可太过""配以行消之品"的特点，协助着水液运化进路和出路的畅通，配伍兼顾了人体水液运化的起点和终点。因此，正如张锡纯所言，苓桂术甘汤作为"治上焦停饮之神方"，在治疗痰饮病时，若辨证得当，则可功效甚捷。方中白术健脾燥湿，《类证治裁》《本草思辨录》等均言白术崇脾土而燥湿气，炒制之后更增加了健脾之功，但生白术的燥湿能力更强，因此，可以推导《金匮要略》原文以生白术为主，重在燥湿以运化心下停饮；炙甘草甘以扶土，具有补脾益气，燥湿祛痰止咳之功。《金匮要略》原文所言炙甘草实为炒甘草，虽祛痰之功不足但与桂枝合用，其辛甘温阳之力更甚，且原方以桂枝三两、甘草二两配伍，即重在温通中焦脾胃不足之阳气，以循经上行肺脉，温化上焦水气；《金匮要略》原文中茯苓（四两）用量最大，多数医家理解为其具有"健脾渗湿之功"，实则不然，王好古言茯苓可"泻膀胱，益脾胃，治肾积奔豚"。《药性论》述其可"治妇女热淋"，由此可知，苓桂术甘汤中配伍大量的茯苓，目的在于取其利尿之功，即使微饮"从小便去之"。因而，在临证使用苓桂术甘汤时，茯苓的用量应符合《金匮要略》原文所述，最大可至 60 g，而患者亦可出现服用后尿量增加的临床表现。二者配伍可治脾胃气虚证，如四君子汤。

四君子汤源于宋代《太平惠民和剂局方》，由人参（去芦）、白术、茯苓（去皮）、甘草（炙）等四味常用中药配伍组成。此方为中医健脾益气之经典方，具有益气补中、温养脾胃的功效，主治由脾胃气虚引起的中医内科疾病，同时还可以用作补气剂治疗气短食少、脉弱、舌淡苔白患者。腹痛者加用附子治疗；心悸失眠者加用酸枣仁治疗；恶心呕吐者加用半夏治疗；咳嗽痰多者加用陈皮、半夏、大枣、生姜治疗；腹部肿胀者加用蛤壳、附子治疗。

　　总之，二者配伍加减临床应用广泛，是治疗脾胃功能减退及相关病变的基础药对。

白术—莱菔子

莱菔子为十字花科植物莱菔的成熟种子，味辛、甘，性平，归脾经、胃经、肺经、大肠经，可下气定喘、消食化痰，治咳嗽痰喘、食积气滞、胸闷腹胀、下痢后重。白术为菊科植物白术的干燥根茎，味苦甘，性温，归脾经、胃经，可补脾益胃、燥湿和中、安胎，治脾胃气弱、不思饮食、倦怠少气、虚胀、泄泻、痰饮、水肿、黄疸、湿痹、小便不利、头晕、自汗，胎气不安。生白术苦温能燥，但富含脂膏，功偏健脾、润燥通便；土炒白术，温燥之性缓，功偏健脾和胃止泻。元代《丹溪心法》中，就将莱菔子与白术一同使用，可起到攻补兼施的效果。

临床上朱莹教授每取生白术 30 g、莱菔子 10 g 治疗肠燥便秘伴腹痛、腹胀、呕吐者，尤其是老年功能性便秘。中医基础理论认为，便秘的发生与五脏六腑均有一定关联，老年人随着年龄增长，脏器功能逐渐衰减，造成津液亏虚及气机不调，故而便秘是常见的老年病之一。如《千金翼方·养老大例》提出："人年五十以上……大便不利，或常苦下利。"清代叶天士《临证指南医案》提出："高年下焦阴弱，天府之道不利，多痛不得大便。""六旬又六，真阴衰，五液枯……大便秘闭。"由此也可以看出，便秘与衰老明显相关。《素问·阴阳应象大论》有"年四十，阴气自半，起居衰矣"之说，随着年龄的增长可逐渐出现"肝血渐衰""心气始衰""脾气衰""肺气衰""肾气焦"。脾主运化，脾虚则气血生化无源，津液亦为之少，同时运化无力，大肠传导失职。故"脾病"乃是老年人功能性便秘的病理基础，其基本病机在于脾失健运。《素问·经脉别论》载："饮食入胃，游溢精气，上输于脾；脾气散精，上归于肺；通调水道，下输膀胱，水精四布，五经并行，和于四时五脏阴阳。"脾运化功能正常，则能将水谷精微、津液等输布到全身。脾属土，居中央，主中焦，为一身气机升降之枢纽。当脾气虚弱，脾运化功能失常，水谷精微不能布散于全身，则肠腑失养，干燥枯涩，糟粕搏结形成燥屎；脾运化失常，气的运动异常，无法推动糟粕下行，从而导致便秘。《灵枢·营卫生会》载："中焦亦并胃中，出上焦之后，其所受气者，泌糟粕，蒸精液，化其精微，上注于肺脉，乃化为血。"指出水谷入于胃中，经过脾的运化，转变为水谷精微，上输于心肺，化赤生血。"血为气之母，气为血之帅"。气血同出中焦，供养全身。

若脾虚运化失常，气血生化乏源则肠道失于濡润，进而形成便秘。《灵枢·天年》曰："五十岁，肝气始衰，肝叶始薄，胆汁始减，目始不明；六十岁，心气始衰，苦忧悲，血气懈惰，故好卧；七十岁，脾气虚，皮肤枯；八十岁，肺气衰，魄离，故言善误；九十岁，肾气焦，四脏经脉空虚；百岁，五脏皆虚，神气皆去，形骸独居而终矣。"从上述可以看出，早在《黄帝内经》中就详细论述了老年人的生理特点，同时书中又强调"邪之所凑，其气必虚"。因此，老而衰，衰而受邪，从而形成虚实夹杂证候，是老年人发病的重要特点。《金匮翼·便秘》曰："气滞者，气内滞，而物不行也。"朱莹教授认为年老脾气渐衰，脾虚运化失司，气血津液生化乏源，肠道失于濡润，肠燥津亏，大便燥结不通而成便秘，即"无水行舟"；脾气亏虚则无力斡旋气机，大肠气机亦为之滞，糟粕停于肠中不下，即"无力行舟"。脾升则健，胃降则和，脾喜刚燥，胃喜柔润，是以太阴得阳则健，阳明得阴则和，若便干难排，则责之脾不运化，胃肠津枯。朱莹教授治疗常以生白术为君药，盖因其能健脾益气，燥湿利水，如此则脾复健运，亦可为胃行其津液，配合茯苓、黄芪、莱菔子、枳实等行气健脾之类，此为治本；年老者肝肾之阴亏虚，加之便秘年久，有形之邪客于肠道，致使气机不畅，郁而化热，亦可耗伤津液，故辅以生地黄、玉竹、当归、百合、玄参等，育阴清热，壮水增液，以合"增水行舟"之意；稍佐杏仁、紫苏子、瓜蒌、浙贝母等，则可升清降浊，通调气机，更有"提壶揭盖"之神效。

故白术配伍莱菔子，以健脾行气为主，有攻补兼施的效果，临床使用抓住脾虚气滞为主要病机便可广泛应用。

石斛—麦冬

石斛为兰科植物金钗石斛、美花石斛、铁皮石斛、束花石斛、马鞭石斛等的茎。味甘，微寒，归胃经、肺经、肾经，可生津益胃、清热养阴。治热病伤津、口干烦渴、病后虚热、阴伤目暗。麦冬为百合科植物麦冬的块根。味甘，微苦，微寒，归心经、肺经、胃经，可养阴润肺、清心除烦、益胃生津。治肺燥干咳、吐血、咯血、肺痿、肺痈、虚劳烦热、消渴、热病津伤、咽干口燥、便秘。石斛配伍麦冬是滋养脾胃之阴佳品。

《灵枢·本神》指出"脾藏营"，营者，即是阴血之类。《伤寒论》所载麻子仁丸即是滋脾阴之方。南宋齐仲甫《女科百问》言"有因冷气痞结于脾阴，湿郁而为黄"，较早提到脾阴病变，但似乎尚未涉及脾阴虚。至元代朱丹溪《丹溪心法》认为"脾土之阴受损，转输之官失职，胃虽受谷不能运化"，明确提出脾阴虚可致脾失于转输，运化不及。明清以降，诸多医家对脾阴生理、病理、方药皆有阐发，如清末唐容川认为"脾之统血，功于脾气，也功于脾阴"，指出脾阴亦主统血，较前代又有创新，并对脾阴和脾湿进行鉴别，认为"脾不治水固宜燥"，即"脾喜燥恶湿"之义。脾湿即水饮、湿浊之类，为病理之"湿"，自当祛除，而脾阴为生理之"湿"，不可或缺，该理论令人耳目一新。综合明清诸家论述，脾阴虚和胃阴虚证均可出现食少、口干、脘腹灼热、便干，舌脉表现亦相似。但脾阴、胃阴生理功能不同，脾阴虚、胃阴虚发病机理各异，证候、治法自然有别。脾阴指藏于脾中的水谷精微，如阴液、营血、脂膏之类，有濡养、制约阳热以及协同脾阳完成运化、升清、统血等功能。故脾阴虚证多有运化失司、阴虚失养、阴不制阳等临床表现。唐容川言："脾阳不足，水谷固不化，脾阴不足，水谷仍不化也。譬如釜中煮饭，釜底无火固不熟，釜中无水亦不熟也。"脾阴亏虚，脾运失司，常见食少脘胀，但大便未必一定干结难下，临床亦可见便溏，或初硬后溏。脾主肌肉，亦主四肢，脾阴亏虚，机体失养，常见形瘦、神疲、面色少华、肌肤干燥甚至皲裂，故脾阴虚者往往口唇干燥、皲裂或脱屑。《黄帝内经》言："（脾）其华在唇四白。"脾阴虚，失于濡养，故见口唇"干劲皱揭"。脾阴亏虚，阴不制阳，虚热扰动，又可见脘腹灼热、手足烦热、口干、口舌生疮等，若虚热重灼，脾不统血，又可致痰嗽带血、崩漏。脾阴虚者多舌红少津或红绛，舌苔剥脱或无苔，临床亦可见部分脾阴虚者舌仅淡红，或舌苔虽均匀分布于舌面，但薄如蝉翼，可轻松视及舌质，不可不知。脾阴虚脉象以明代周慎斋论述最详，其言："肝脉弦长，脾脉短，是为脾阴不足。"然脉为血之府，脾统血，血枯则脾阴虚，故脉象所见不一，脉或大、或小、或浮、或数、或弦、或湿，变易不常，知其脾阴虚而脉失信也，可谓经验之谈。蒲辅周总结指出"脾阴虚，手足烦热，口干不欲饮，烦满，不思食"，临证亦可参考，以执简驭繁。胃阴指濡润胃腑的水谷精微，如津液之类，协同胃阳共行受纳、腐熟水谷之职。故胃阴虚证多有胃纳失司、胃失和降、虚热内扰等临床表现。胃阴亏虚，失于濡润，腐熟无力，常见纳少或饥不欲食，口不知味等。正如叶天士所言"知饥少纳""五味不美"皆是胃阴伤也。胃阴亏虚，失于和降，常见恶心、呕吐、嗳气、呃逆、脘痞、嘈杂、便干等。若虚热内扰，又可见胃脘灼热，口渴欲饮。《素问·刺法论》云："欲令实脾……宜甘宜淡也。"滋脾阴之药亦以甘平、甘淡为主。明末缪希雍继承发挥东垣脾胃学说，主张用"甘寒滋润益阴"之法治疗脾阴虚证，不可"徒知香燥温补为治脾之法"，且认为药补不如食补，多用山药、白扁豆、莲子肉、薏苡仁等药食两用之品，代表方剂为资生丸。叶天士受此启发，创立养胃阴法，后世往往认为叶天士之说影响较大，对缪希雍脾阴虚治法反而多有忽略，故应强调缪希雍脾阴说之学术价值。但缪希雍治疗脾阴虚时亦参考李东垣甘温健脾升阳之法，若学用不当，易伤阴助火。朱莹教授认为脾阴虚者往往脾气亦虚，故以山药益气健脾养阴，白扁豆健脾除湿，另以麦冬、石斛补脾阴而除虚热，白芍养阴和营，陈皮调中利膈，炒山楂、炒谷芽健脾消食化滞，功在益气扶脾、濡润养阴，用之多效。若脾阴亏虚，以大便干硬或便结难下为主症者，当治以张仲景麻子仁丸，滋脾阴、润肠燥，疗效确切。"胃宜降则和"，胃阴虚证当以甘凉滋养胃阴法治之。叶天士论述颇详："非用辛开苦降，亦非苦寒下夺，以损胃气，不过甘平或甘凉濡润以养胃阴，则津液来复，使之通降而已矣。"朱莹教授的胃阴基础方为北沙参、麦冬、石斛。该方以北沙参、麦冬、石斛滋胃阴，妙在甘寒滋润之中配以白扁豆，取其健胃除湿之用，既鼓舞胃气以生津，又防阴柔药碍胃。若胃阴伤明显，则依证加入玉竹、天花粉或甘蔗汁、梨皮、梨汁等；若胃气不通明显，则加茯苓、薏苡仁、陈皮等，滋中有健，补中寓通。

总之，脾胃运纳协同，升降相因，治疗总以"随其所得"，顺应脾胃生理特性为宗旨。临证亦多见脾胃同病，需灵活变通，不可执一。

玉竹—沙参

玉竹、沙参为补阴之要药，均有味甘，归肺、胃经，具有养阴润燥、益胃生津之功效。玉竹，又名"荽""委萎""女萎"，最早以"女萎"之名载于《神农本草经》，列为上品，气微、性平、味甘，嚼之发黏，治以生津止渴、养阴润燥，可用于燥热咳嗽、津伤口渴、阴虚外感、头痛身热等。古时医籍典著中常论之"萎蕤"，也为玉竹前身，《本草便读》云："萎蕤，质润之品，培养脾肺之阴，是其所长，而搜风散热诸治，似非质润味甘之物可取效也……以风温风热之证，最易伤阴，而养阴之药，又易碍邪，唯玉竹甘平滋润，虽补而不碍邪，故古人立方有取乎此也。"沙参性微寒，味甘、微苦，具有养阴清肺、化痰益气、益胃生津之功。《神农本草经》上经载："沙参，味苦，微寒，主血积惊气，除寒热，补中，益肺气，久服利人。"徐灵胎曰："肺主气，故肺气之药气胜者为多。但气胜之品，必偏于燥，而能滋肺者，又腻滞而不清虚。惟沙参为肺气分中理血之药，色白体轻，疏通而不燥，润泽而不滞。血阻于肺者，非此不能清也。"可见古代医家对沙参评价颇高。沙参甘润而偏于苦寒，为清补肺气要药，功能清肺中之热，祛肺中之痰，补肺中之气，治久咳，退邪热，安神；归肺胃两经，能补肺胃之阴，兼清肺胃之热。

朱莹教授临证常将玉竹与沙参相配用于肺胃阴伤者，常用剂量为玉竹20~30 g、沙参15~20 g。脾胃属土，肺属金，土能生金，当脾胃久病时则造成土不能生津，与脾胃同病。《本草经解》中有沙参"气寒益阴，所以补中……苦寒清火，所以益肺气"之论，又称玉竹"甘能补虚，平可清热"。二药皆入肺经，为养阴生津之良品。沙参微苦、性微寒，善养阴清肺、益胃生津；玉竹性平，偏于养阴润燥、生津止渴；二药皆属味甘质润之品，均入肺、胃二经，合用则增强滋肺阴、润肺燥之功效，善能滋阴清肺、润燥和胃、生津止渴。二药单用则力不足，起效缓而微，须加大剂量，用足疗程才可发挥其妙用，故常相伍入方，与其他养阴清热生津药合用，使效更快、力更强、用更广。二者相伍，补而不碍邪，润泽而不滞，共奏养胃清肺、润燥止渴之功。如益胃汤中，玉竹、沙参共为臣，取其滋阴润燥、益胃生津之功，以助君药——生地黄、麦冬益胃养阴之力，佐以冰糖濡养肺胃，全方甘凉清润，清而不寒，润而不腻。

沙参又分为南沙参与北沙参。最初沙参并无明显南北之分，直至清代，《本经逢原》一书最早记载了南沙参和北沙参的区别，认为"北者质坚性寒，南者体虚力微"。沙参在临床应用中逐渐区分南北，现产北方沙地者号北沙参，产南方者为南沙参。《中华人民共和国药典》中记录南沙参来源于桔梗科植物轮叶沙参或沙参的干燥根，北沙参则为伞形科植物珊瑚菜的干燥根。尽管南沙参和北沙参疗效相似，但却是两种科属不同的药用植物，药用也有所区别，所以不应混用。南沙参药力弱，北沙参药力强；南沙参专长于"入肺"，偏于清肺、祛痰、止咳，适于肺热阴虚所致的病症，较宜于气阴两伤及燥痰咳嗽者；北沙参则专长于"入胃"，偏于补肺气、养胃生津，适用于肺胃阴虚有热伤津所致的病症。故朱莹教授临床选用玉竹与南沙参相伍时，取其补肺脾之气兼化痰之功，用于见倦怠乏力、咽干喑哑、或咳痰无力，燥咳，痰少而黏等症者；玉竹与北沙参相配，则用治热病后期或久病阴虚内热伤津，见低热、口干多饮、干咳、无痰、劳嗽等症者，取其善补肺胃之阴的功效。

　　玉竹生用与炮制后疗效各有所长，生用则以生津止渴为主，多用于素体阴虚、发热咳嗽、口渴咽痛、或燥邪伤津、口干舌燥、或胃火炽盛、烦渴善饥等症者。经蒸制后，味甘甚，以滋阴益气为主，用于虚劳干咳、或热病中期、下后汗出、口干咽燥，或热病后期、阴液耗损等症者。炒香后，以芳香醒脾，从而恢复脾胃运化及升降之功。《药品辨义》云："炒香开胃，以除烦闷。"此外，炒香后可防止生玉竹微寒之性损伤已经虚弱的脾胃，达到顾护脾胃的效果。玉竹不仅具有药用价值，还具有食用价值，被卫生部列为药食同源物品。因其具有保健作用，玉竹常被作为高级滋补食品、佳肴和饮料食用，与沙参可共用于各种汤类食品的熬制中，以滋阴润肺，提高免疫力，兼以调味。沙参味甘、微苦、性微寒，归脾、胃经。生用时味甘质润，偏于养阴益胃生津，鲜用时力更强。蜜炙后可增强润肺化痰作用，用于劳嗽痰血，燥咳痰少。糯米拌炒后，可增强补脾养胃之功。须特别注意的是，临床运用时，玉竹不宜与降压药同时使用，否则可能影响降压药效；沙参不宜与藜芦同用，二者属于"十八反"之一；二药性微寒，凡外感风寒、内伤生冷、脾胃虚寒、肾阳虚衰等证不宜以单味药大量、长期服用；二药治以养阴生津，有助湿之弊，因此脾虚湿盛、大便滑泻者不宜大量、长期服用，胸闷困重者不宜用。

第二节 // 理气组

旋覆花—赭石

旋覆花为菊科植物旋覆花或欧亚旋覆花的花序，味苦、辛、咸，微温，归肺经、胃经、大肠经，可消痰下气、软坚行水。治胸中痰结、胁下胀满、咳喘、呃逆、唾如胶漆、心下痞硬、噫气不除、大腹水肿。赭石又称代赭石，为氧化物类矿物赤铁矿的矿石。味苦、甘，平、寒，归肝经、胃经、心经，可平肝潜阳、重镇降逆、凉血止血。治噫气呕逆、噎膈反胃、哮喘、惊痫、吐血、鼻衄、肠风、痔瘘、崩漏带下。

旋覆花配伍赭石的药对，见于旋覆代赭汤方，源于《伤寒论》第161条："伤寒发汗，若吐若下，解后，心下痞硬，噫气不除者，旋覆代赭汤主之。"方药组成为"旋覆花三两、人参二两、生姜五两、代赭石一两；甘草三两，炙；半夏半升，洗；大枣十二枚，擘"，煎服法为"上七味，以水一斗，煮取六升，去滓，再煎取三升。温服一升，日三服"。《古今名医方论》谓其"承领上下之圣方"。《伤寒药性赋》谓"代赭甘寒，能镇水逆"，《长沙药解》谓赭石能"驱浊下冲，降摄肺胃之逆气，降哕噫而泄郁烦，止反胃呕吐，疗惊悸哮喘"，都说明赭石有降逆之功。张仲景用它配伍有"诸花皆升，旋覆独降"之称的旋覆花，其中，赭石质重，能镇虚逆，并能平肝；旋覆花降气止呕，并能消痰行水。正如尤怡方论分析"胃气弱而未和，痰气动而上逆也。旋覆花咸温，行水下气；代赭石味苦质重，能坠痰降气……合而用之，所以和胃气而止虚逆也"（《伤寒贯珠集·太阳篇上》）。二药相须为用，则降逆下气、化痰消痞之功更著，《本草新编》对此阐说曰："代赭石虽能旋转逆气，然非旋覆花助之，亦不能成功，二味必并用为佳。"后世赭石与旋覆花，即便不用全方，也常用作降逆经典药对。朱莹教授认为由于赭石有独特的降逆功效，凡反胃吞酸、咳嗽痰喘、气逆不降者，都可用之，现代临床常用于治疗慢性胃炎、胃及十二指肠溃疡、反流性食管炎、胆汁反流性胃炎、神经性呃逆、胃神经官能症、高血压、慢性肝炎等，均有不错疗效。"噫气不除"是旋覆代赭汤证的眼目，《伤寒论》中证候见"噫"的只有旋覆代汤和生姜泻心汤两方。《说文解字》对"噫"的解释为"饱食息也，从口意声，於介切"，《集韵》释为病痛之声的语辞，气从口出之声是为噫，《素问》论五藏气为病心主噫，心痹之候有噫，以此来看噫病当为上焦病。然《素问·脉解》云："太阴……所谓上走心为噫者，阴盛而上走于阳明，阳明络属心，故曰上走心为噫也。"《灵枢·口问》云"寒气客于胃，厥逆从下上散，复出于胃，故为噫"，可见噫是脾病子传母而出于心。《金匮要略·五脏风寒积聚病》载："上焦竭善噫，何谓也？师曰：上焦受中焦气未和不能消谷，故能噫耳。"对于"噫"的病机，朱丹溪归其咎于胃中实火、膈上有稠痰而致，王肯堂也取此观点言："噫者是火土之气郁而不得发，故噫而出。王注解心为噫之义，象火炎上，烟随焰出。如痰闭隔间，中气不得伸而噫者，亦土气内郁也。"《医钞类编》中载噫气脉候为寸口弱而缓，阳气不足则弱，胃气有余则缓，是可见噫气"虚"的证机关键。虽然何为噫气各家观点不一，但总的来说都是气机升降不利，胃气上逆，或为噫，或为嗳，或为呕，或为呃，经方为后世所推崇的原因也是其论治组方在治其根本，异病同治，只要抓住关键病机，知何犯逆，随证治之，即可获效。朱莹教授认为在临床应用中从证机出发，抓住"中虚寒饮"和"气上逆"的关键，可扩展旋覆代赭汤的疾病治疗范围，朱莹教授补充了便溏、呕吐清水稀涎、四肢困重、乏力的气虚症状，舌淡苔薄白或腻的舌象及虚弱或滑的脉象，治疗病扩展及呕吐、呃逆、反胃、噎膈、噎食、痰、胸痛、喘、咳、便秘、下痢等。朱莹教授在本方基础上加竹茹、黄连、菊花治疗眩晕；加生地黄、玄参、麦冬、杏仁、大黄、牛膝治疗咳血；去生姜、大枣，加钩藤、石菖蒲、川芎、白芍、当归、黄芪治疗血管神经性头痛，也都获得了较理想的疗效。这就拓宽了本方的应用范围，使辨证与辨病相结合，从而为某些辨证方面存在困惑的疾病提供了治疗思路。

枳实—厚朴

枳实味苦、辛、酸，性微寒，归脾、胃经；厚朴味苦、辛，性温，归脾、胃、大肠经。枳实具有破气消积、化痰散痞的功效，为理气要药。《药品化义》云："枳实专泄胃实，开导坚结。"《珍珠囊补遗药性赋》中概括枳实的功效为"其用有四：消胸中之虚痞；逐心下之停水；化日久之稠痰；削年深之坚积"。六腑以通为顺，不通则痛，枳实善于破胃肠之气，对于痞结心下、胃脘满胀、食滞胃肠、泻痢后重、大便不通、痰滞气阻、脏器下垂等均有一定疗效。厚朴属化湿药，具有燥湿消痰、下气除满的功效，主治湿滞伤中、脘痞吐泻、食积气滞、腹胀便秘、痰饮喘咳。厚朴入药始载于《神农本草经》，列为中品："味苦，温。主治中风，伤寒，头痛，寒热，惊悸气，血痹，死肌，去三虫。"简要记载了厚朴的性味主治，其性味与今相近，后世医家增补其味苦且辛。但主治与今相差较大，《神农本草经》中所载的主治更偏向于解表药，而今所用厚朴药材主要功效是化湿理气。汉魏时期《名医别录》载："大温，无毒。主温中，益气，消痰，下气，治霍乱及腹痛、胀满、胃中冷逆、胸中呕逆不止、泄痢、淋露、除惊，去留热，止烦满，厚肠胃。其树名榛，其子名逐折。治鼠瘘，明目，益气。"此处明确指出厚朴具有燥湿消痰、下气除满的功效，与今所用厚朴功效基本一致。可见厚朴功用众多。

许多医家只识厚朴为治"腹满"要药，厚朴、枳实为行气药而不除水饮等实邪，《名医别录》云："枳实除胸胁痰癖，逐停水，破结实，消胀满。"明确提出枳实可治疗上焦胸胁痰水互结之胸满。唐宗海云："胸痞满，则加枳实以泄胸中之气……仲景凡胸满均加枳实。"邹澍亦云"枳实之性原相下也"，枳实通过引气下行以除胸满之意明矣。故厚朴配枳实可引胸满之气下行，即上病下治之法，疏通肠道则胸满可除。

朱莹教授常将枳实-厚朴作为理气化湿药对，用于气滞中焦，脘腹胀满者。枳实与厚朴皆属苦泄辛散性温，"辛"能行，能散，引气上行，"苦"能降，能泻，苦泻下行，苦辛通降，调理脾胃气机，具有较强的行气消积作用，同为消除胀满的要药。枳实功善破气，兼能泻火，厚朴下气除满，兼能燥湿，二者相互为用，可治气机郁结于胃肠之证。且枳实性寒，厚朴性温，二者相伍，寒温并用，共理中焦之气，泻下导滞、行气止痛。二味药常用剂量均为10 g，视病情偏重、兼症及患者体质不同，而进行加减。

枳实、厚朴药对出自张仲景《伤寒论》，此二药之配伍自古至今被认为具有协同增效的作用。自《神农本草经》首载以来，历代本草著作对其多有记载，但对二者合用的记载较少。在张仲景所论中，厚朴、枳实两药在太阴、阳明两经疾病中，是其最常用的两味理气药，为消胀除满之要药。二者配伍出现于大承气汤、小承气汤、厚朴三物汤、厚朴七物汤、厚朴大黄汤、麻子仁丸、枳实薤白桂枝汤、栀子厚朴汤 8 首经方中。《伤寒杂病论》中"满证"多用枳实与厚朴相伍，根据病位不同，分为胸满和腹满，胸满即为胸膈上有闷满阻塞感，腹满则为腹部胀闷不舒。通过上病下治，厚朴配枳实引气下行、通肠导滞以除胸满。用量较重时，行气消痞除胀作用更强，作用部位以腹为主，药少力宏，多合大黄、芒硝等攻下之品而用于阳明腑实证，如张仲景的大小承气汤均以厚朴与枳实相伍，可治阳明腑实证及里热实证。

药材的炮制方法会影响其自身的性味和功效，朱莹教授临床常选用麸炒枳实与姜厚朴入方。枳实一般分为生用和炙用。据文献考证，有关枳实炮制的记载在历代本草著作中大多为炒炙，而主要方法是麸炒。《中药炮制学》认为生枳实品性峻烈，长专于破气化痰，有损伤正气之虑，麸炒可以缓和其峻烈之性，长于消积化痰。故生枳实适宜气壮邪实者，临床常用治胸痹、痰饮，近年来亦用治胃下垂。麸炒枳实则多用于食积胃脘痞满、积滞便秘、湿热泻痢等。厚朴的炮制方法始载于《本草经集注》："用之削去上甲错皮。"即去粗皮的净制法，与今厚朴生品相近。《本草述》载："厚朴始尝之味苦，苦中微微有甘，最后有辛意，非辛也，乃苦温之余烈，俗所云麻味也。故以姜制之，犹制半夏之义耳。"传统认为，生厚朴辛味峻烈，对咽喉有一定刺激性，故一般内服都不生用；姜汁炙厚朴可减轻对咽喉的刺激性，并增强宽中和胃的功效，多用于湿阻气滞、脘腹胀满或呕吐泻痢、积滞便秘、痰饮喘咳、梅核气等。临床运用此药对时需注意，因枳实、厚朴有行气、下气除满，皆为味苦且辛之品，故妊娠者应慎用。

柴胡—白芍

柴胡味苦而辛，性微寒，归肝、胆、肺经；白芍味苦而酸，性微寒，归肝、脾经，此二药皆有味苦，入肝经。柴胡具有疏肝解郁、疏散退热、升举阳气的功效。其功用总结首见于《神农本草经》，为上品用药，谓其："主心腹，去肠胃中结气，饮食积聚，寒热邪气，推陈致新，久服轻身明目益精。"《伤寒论》中柴胡功效主为和解少阳，治疗伤寒少阳病、疟疾、发热等；《千金要方》多用其治疗肝胆病变；《药性论》提出柴胡"宣畅血气"；《太平惠民和剂局方》以柴胡疏肝解郁；李东垣倡张元素药类法象学说，善用柴胡治疗脾胃病。可知柴胡临床运用灵活多变。根据其性状不同，柴胡又分为南柴胡与北柴胡。传统认为北柴胡专于疏肝解郁，南柴胡善解表清热。白芍具有养血调经，敛阴止汗，柔肝止痛，平抑肝阳的功效。最早以"芍药"之名载于先秦时期的《诗经》，当时多作为离别时的赠礼；在《神农本草经》中被列为中品，对其性味及功效做了描述，其曰："主邪气腹痛，除血痹，破坚积，治寒热疝瘕，止痛，利小便，益气。"《本草经集注》将芍药分为白芍、赤芍，后世有"白补、赤泻"之说。传统认为白芍偏补血柔肝、缓急止痛、敛阴收汗；赤芍长于化瘀止痛、凉血消肿。

朱莹教授临床多选用北柴胡、白芍为药对入方，可疏肝气、和胃气以解气郁。气郁为郁证之首，气郁一词出自《素问·六元正纪大论》，多因情志不舒、气机郁结所致。《丹溪心法·六郁》曰："人身诸病，多生于郁。"朱丹溪提出："凡郁皆在中焦。"治疗上，朱丹溪认为郁证治疗大法为"调中为法，顺气为先"。李东垣认为郁与阳气不足、脾胃虚衰密切相关。其在《脾胃论》指出："脾胃虚弱……四肢不收，精神不足。"《医碥》又云："郁而不舒，则皆肝木之病矣。"柴胡、白芍作为疏肝解郁之名方四逆散的核心药对，功善调理肝脾，逍遥散与柴胡疏肝散也均以这两种药物为基础组合。柴胡芳香辛散、体质轻清，擅疏达走窜，正合乎肝木条达之性，为善开木郁之佳品，又透邪升阳，使郁热从土中外达。柴胡入胃肠经，正如《神农本草经百种录》云："以其气味轻清，能于顽土中疏理滞气。"白芍味酸入肝，肝为刚木赖以血养，白芍"益荣血以养肝"，功擅养血柔肝；且肝体阴而用阳，然柴胡性辛散，易劫肝阴，白芍擅敛阴平肝，可滋肝体而助肝用；柴胡和散，又可防白芍酸寒而肝气结也。二者配伍，一疏一敛，疏则治肝郁气滞，敛则使肝阴内守，肝气畅达，使肝血充盈，肝体受养，肝不克脾，肝治脾安；一气一血，疏肝气使木条达，养肝血以柔肝体，气血兼顾，相得益彰。既得疏肝解郁，相须为伍，又相辅佐，取长补短，共奏疏达肝气、养血柔肝之功。

柴胡生品升散作用较强，多用于解表退热。传统炮制理论认为麸炒柴胡可缓和其辛散之性，增强其升举脾胃清阳之气的功效；醋制柴胡有缓和升散之性，增强疏肝止痛之功效；酒制柴胡疏肝解郁之功效斐然；鳖血炒制柴胡有抑制升浮之性，能填阴滋血，增强清肝退热、截疟的作用。白芍生品多用于血虚萎黄、月经不调、自汗、盗汗、胁痛、腹痛、四肢挛痛、头痛眩晕等。酒白芍酸寒伐肝之性降低，入血分，善于调经止血，柔肝止痛，用于肝郁血虚，如胁痛腹痛、月经不调、四肢挛痛等；炒白芍寒性缓和，以养血和营、敛阴止汗为主，用于血虚萎黄、腹痛泄泻、自汗盗汗等；醋白芍可引药入肝，增强敛血养血、疏肝解郁的作用，用于肝郁乳汁不通、尿血等；土炒白芍可借土气入脾，增强养血和脾、止泻作用，适用于肝旺脾虚，如腹痛腹泻等。朱莹教授临床常选用醋北柴胡、麸炒柴胡与生白芍、土炒白芍。

柴胡功效与其临床用量确有密不可分的联系。柴胡用量小至 1～3 g 时，可起到升举阳气的作用。《本草纲目》言其可"引少阳清气上行"，升肝阳之气。因柴胡具有升发、疏散的性质，属风药。风药非轻清无以升浮，如要发挥其升发肝阳之气的目的，理应顺应阳气升浮的性质，取小剂量加以应用。小量柴胡常与升麻配伍应用，左右相须，两升相辅，发挥其升阳举陷之力。补中益气汤为升阳益气的代表方剂，柴胡用量中至 9～15 g 时，发挥其疏肝解郁、调畅气机的功效，肝气郁滞、气机不畅的症状可得到明显缓解，此剂量适用于情志不舒的患者，醋制效果更佳。柴胡，其性散，不仅能升举阳气，更能主伤寒表邪未解。大剂量取 25～30 g 时，行和解少阳、解表退热之功。

治疗脾胃病应当尤其注意药物毒性及其用量，历代本草虽未将柴胡归为有毒之品，但不少研究已发现柴胡生品及醋制品对大鼠均有一定的肝毒性作用，虽醋制后柴胡的肝脏毒性降低，但临床上肝功能不全者仍应慎用。另，柴胡性散，不可多用，恐耗伤本已中气虚弱之人的气血。因此，朱莹教授临床中常用醋柴胡 5～6 g，疏肝解郁之际，又不因长期大剂量使用而损肝伤肝。白芍则可用 10～12 g，但不宜与藜芦同用，阳衰虚寒之证也不宜使用。

玫瑰花—合欢皮

玫瑰花性甘温，味微苦，归肝、脾经，可奏理气解郁、和血散瘀之效；主治肝胃气痛，吐血咯血，月经不调，赤白带下等。《本草再新》载其可"舒肝胆之郁气，健脾降火。治腹中冷痛，胃脘积寒，兼能破血"。《本草正义》曰：

"玫瑰花，香气最浓，清而不浊，和而不猛，柔肝醒脾，流气活血，宣通窒滞而绝无辛温刚燥之弊，断推气分药之中，最有捷效而最为驯良者，芳香诸品，殆无其匹。"《纲目拾遗》又言其可"和血，行血，理气。治风痹"。《现代实用中药》记载道：用于妇人月经过多，赤白带下及一般肠炎下痢等。

合欢皮性甘平，入心、肝二经，有解郁安神、活血消肿之效；主治心神不安，忿怒忧郁，失眠多梦；肺痈，疮肿；跌扑伤痛等。《神农本草经》谓其"主安五脏，和心志，令人欢乐无忧"。《常用中草药手册》言其可"治心气燥急、失眠及筋挛"。

玫瑰花、合欢皮为疏肝理气之佳品，药性味芳香，轻灵走窜，行气而不耗气，理气而不伤阴，且二者气血同调，兼具行血和血之功。常用于心烦易怒、焦虑抑郁、眠差的患者，魂以肝为居，以肝血为依托，气机不畅，则魂不安藏，魂主情绪、意识，因而引发抑郁、情志不畅。玫瑰花为治疗肝胃失和、气血失调型脾胃病首选药物，其不仅疏肝解郁以增行气之效，还芳香醒脾以助纳运之功。合欢皮味甘性平，归心、肝经，合欢皮常用其治失眠多梦、心神不宁等症，可与酸枣仁、远志等药联用。临床上，朱莹教授玫瑰花多用 6～10 g，合欢皮常用 20 g，以此药对治疗肝胃不和、气滞血瘀导致的胃脘胀痛、失眠、情志病等。

其中，玫瑰花乃花类药物，于《本草纲目》中所记载描述的花类药达80 种以上，李时珍充分利用花类药效特性，突出一花多用、一病多花，广泛运用于内、外、妇、儿等多科疾病的治疗。据统计，在《中药大辞典》162 味花类药中，花类药物药性偏于温、平，明确标有毒性的药物较少，仅占总数的3.75%；在五味方面，以辛味为主，质轻透散；归经方面则以归肺、肝经较多，对于气血的调节具有显著优势。对于某些病程较长、缠绵难愈的疾病，灵活运用花药，可起到"轻可去实""四两拨千斤"的独特作用。而合欢皮自古以来便是调节情志，治疗郁证的良品，《养生论》提到："合欢蠲忿，萱草忘忧。"合欢皮与合欢花属于同一植物不同部位，但合欢皮较之合欢花还有化痰之功，郁者气滞，津液不行，郁久生痰，加用合欢皮以解郁行气而化痰。

《医醇剩义》中记载归桂化逆汤，方中当归、白芍、肉桂、青皮、茯苓、蒺藜、郁金、合欢花、木香、牛膝、玫瑰花、大枣、降香，共同解郁和中，以治肝气犯胃，食入作吐。其中包含合欢花、玫瑰花，但此方是以气郁为主，因此均用花类轻宣气郁，然实际常见气郁生痰，故而朱莹教授喜用合欢皮代替合欢花，共奏解郁行气、化痰和胃之功。临床上，可结合逍遥散等方疏肝解郁、养血健脾，方中尚有柴胡、薄荷，二者亦是疏肝解郁、透达肝经郁热之药，结合玫瑰花、合欢皮加强解郁之功，且柴胡引药入肝，薄荷引药上行以达头目，将行气之药布遍全身。

朱莹教授在使用玫瑰花、合欢皮药对时，用以治疗肝胃不和、气滞血瘀导致的胃脘胀痛、失眠、情志病等，其中玫瑰花用量较轻，取其"四两拨千斤"之用，而合欢皮用量较大，取其解郁行气而化痰之功。二药行气而不耗气，理气而不伤阴，气血同调，肝胃自和。结合逍遥散、肝胃百合汤、柴胡疏肝散等方剂，能加强其疏肝理气、和胃化痰之功。

紫苏梗—香附

紫苏梗、香附同为疏肝解郁、宽中理气之品，紫苏梗"苏从酥，音酥，舒畅也。苏性舒畅，行气和血"，能"和血温中止痛"。故而紫苏梗能顺气宽胸，理气解郁，和血温中。香附"乃气病之总司，女科之主帅也"。"辛味甚烈，香气颇浓，皆以气用事，故专治气结为病"。故而香附乃从血分行气散结之上品。临床上，朱莹教授以此药对治疗肝郁气滞导致的胃脘胀痛、胸闷短气、乳房胀痛、痛经闭经等。香附疏肝解郁、理气活血、调经止痛；苏梗理气安胎、宽中除胀、和胃止呕，二药伍用，其解郁止痛、消胀除满之功效更著，用于治疗肝郁气滞之胸腹胀满、胁肋疼痛、妊娠呕吐、腹胀等。且香附重在疏肝，《本草求真·温散》中载："香附，专属开郁散气。"而紫苏梗则重在调胃，《药品化义·气药》中言："苏梗，能使郁滞上下宣行，凡顺气诸品惟此纯良。"如此二药合用，使肝气舒畅，胃气调和，肝胃同治，多收良效。

其中，紫苏梗、紫苏叶、紫苏子为同一植物不同部位，紫苏叶乃叶，其叶形似肺，故古人常言轻宣上行，辛温，归肺、脾、胃经，可解表散寒、行气和胃；紫苏子属果实，其性沉重，故气性属沉降，辛温，归肺、大肠经，可降气化痰、止咳平喘、润肠通便。因而有言，紫苏为"致新推陈之宣剂，轻剂也。故主气下者，可使之宣发，气上者，可使之宣摄。叶则偏于宣散，茎则偏于宣通，子则兼而有之，而性稍缓"。

紫苏与香附合用可见于《太平惠民和剂局方》之香苏散，方中所用为紫苏叶，紫苏叶更倾向于发散风寒，而紫苏梗能行气宽中适用于胸腹气滞。方和谦教授曾创和肝汤加减，为逍遥散加党参、大枣、紫苏梗、香附，在逍遥散疏肝健脾的同时，以香附、紫苏梗增强疏肝理气之功效，党参、大枣增强健脾益气之功。朱莹教授认为脾胃疾病者，多有情志失调的表现，而肝主疏泄，调畅气机，二者密不可分。一旦肝失疏泄，气机郁滞，致使脾失健运，形成精神抑郁、胸闷太息、纳呆腹胀等肝脾不调之证；或脾失健运，影响肝失疏泄，形成"土壅木郁"之证。故临床上每取紫苏梗 10 g、香附 10 g 治疗肝气犯胃之胸胁胀闷、脘腹胀痛、嗳气呕吐者，相伍用之，达调和肝胃之效。

郁金—佛手—贯叶金丝桃

佛手功偏理气化痰，适用于肝郁气滞、痰湿阻胃之证。郁金功偏行气，尤适用于肝郁气滞兼血瘀之证。

贯叶金丝桃又称为贯叶连翘，有小翘之称，而当今之连翘称为大翘。《唐本草》云："此物有两种，大翘，小翘……其小翘生冈原之上，叶花实皆似大翘而细，山南人并用之，今长安惟用大翘子。"但因大翘、小翘凉血止血功能相近，因而大多选用大翘用之，而忽视小翘之用。小翘，性味辛寒，归肝经，具有疏肝解郁、清热利湿、消肿通乳之效。

佛手则与香橼功效类似，二者均有疏肝理气、和胃止痛的功效，但香橼的化痰止咳力量强于佛手。香橼始载于《本草拾遗》："去气，除心头痰水。"其性味辛、苦、酸、温，归肝、脾、肺经。辛能行散，苦能疏泄，入肝经，能疏肝理气而止痛。气香醒脾，辛行苦泄，入脾胃以行气宽中。苦燥降泄以化痰止咳，辛行入肺而理气宽胸。多用治湿痰咳嗽、痰多胸闷等。佛手理肝胃之气而止痛之力略强，香橼理脾肺之气而化痰止咳之力略胜。在肿瘤化疗后出现恶心呕吐等胃肠副反应时，朱莹教授在辨证基础上用此二味药常取得显著治疗效果。

朱莹教授临床上常用佛手 10 g、郁金 10 g、贯叶金丝桃 3～9 g 以治疗肝郁气滞所致肝胃不和或肝胃郁热兼血瘀者，三药同用，有疏肝和胃、行气活血之功。朱莹教授认为该药对较百合、郁金而言，二者均有郁金，但佛手配贯叶金丝桃燥湿化痰、清热解毒之效更强，对于舌苔黄腻、脉弦滑之人出现肝胃气滞疼痛之时，多选用此药对，而若有伤阴者，则选用百合以滋阴润燥。而较之玫瑰花、合欢皮药对而言，佛手配合欢皮以理气化痰为长；但玫瑰花配合欢皮更善于疏肝调情志，对于因情志不畅导致气滞者更加有效。此外，紫苏梗、香附药对亦善于疏肝理气、化痰和胃，其无清热之力，但理气之功更强，且香附善于调经止痛，对于月经不调、乳房胀痛患者有更好的治疗效果。

第三节　　理血组

丹参—葛根

丹参苦平微寒，归心、肝经；葛根甘辛凉，归脾、胃、肺经。丹参，始载于《神农本草经》，有"味苦，微寒。主心腹邪气，肠鸣幽幽如走水，寒热，积聚。破除瘕，止烦满，益气。一名郄蝉草"的记载。具有活血祛瘀、通经止痛、清心除烦、凉血消痈的功效，其作用平和，能活络血脉去除瘀阻而不伤正气，是为活血化瘀之要药。同时也是妇科活血调经之常用药，常有"一味丹参散，功同四物汤"的说法。葛根，属解表药中的发散风热药，为风药中之润药也。《神农本草经》云："葛根味甘，平。主消渴，身大热，呕吐，诸痹。起阴气，解诸毒，主下利。"葛根具有升发清阳、生津活血、舒筋活络等功效。2015 年版《中华人民共和国药典》载其："甘、辛，凉。归脾、胃、肺经。解肌退热，生津止渴，透疹，升阳止泻，通经活络，解酒毒。用于外感发热头痛，项背强痛，口渴，消渴，麻疹不透，热痢，泄泻，眩晕头痛，中风偏瘫，胸痹心痛，酒毒伤中。"

丹参，专入血分，降而行血破瘀；葛根，气轻升扬，善入阳明气分，疏理气血、开郁闭散滞气，功在生津止渴、解肌退热、通经活络。此二药相伍，一升一降，共活气血，逐脉中之瘀阻，破经络之凝滞，通利血脉；可气血同治，生津通脉，祛瘀止痛效佳。凡气血不利，痹阻上焦，经络不通，血脉不和诸症尤善，故常用于胸痹心痛等症。胸阳不足，阴邪乘袭，脉痹不通，得之胸痹。《金匮要略》以"阳微阴弦"概括了胸痹病的核心病机，本为气虚，标在脉络瘀阻，立通阳宣痹之大法。朱莹教授遵《金匮要略》法，以瓜蒌薤白类方开通心阳、豁痰宣痹。配伍葛根，取之升阳之意，合通阳之方，入上焦，和营开闭，畅滞涩之心脉，开痰瘀之痹阻；丹参入心、入血分，能降而活血化瘀通脉，共奏疏理气血、祛瘀活络之功，行蠲肢体及脏腑诸痹之用。除用治胸痹心痛诸症外，朱莹教授临证时，每遇胃痛、腹痛等痛症日久反复，刺痛，入夜痛甚，舌质紫或黯，舌下脉络增粗迂曲，伴见便溏等症者，在用丹参活血的同时配用葛根，其为相宜，疗效卓越。盖葛根既能生津通脉，又能升清止泻，鼓舞胃气，如《本草正义》云："葛根，气味皆薄，最能升发脾胃清阳之气。"朱莹教授丹参常用剂量为 15 g，葛根多用 30 g。

丹参、葛根药对，始载于《施今墨对药》中，二者配伍使用，相互促进，可活血化瘀，祛瘀生新。其所针对的病机环境为瘀血阻滞，病位在血脉或经脉。丹参可祛除出血后或血流缓慢所形成的血管内外瘀血；葛根可促进血管平滑肌的运动，主要体现在疏通和滋养血脉，两药为用，葛根可助丹参活血化瘀，推动血液运行，保证血行畅通。该配伍为治疗心脑血管疾病的常用药对，广泛应用于冠心病、心绞痛、心肌缺血、动脉粥样硬化、高脂血症和糖尿病等疾病治疗，对保护缺血性脑卒中也具有巨大潜力。

《本草逢源》云："葛根清轻，生用则升阳生津，熟用是鼓舞胃气。"可知炮制方法不同，其疗效也随之有所侧重。生用、熟用，当视病情而定。生葛根长于解肌退热，生津止渴，透疹，通经活络，解酒毒；葛根煨制后，发散作用减轻，升阳止泻功能增强，多用于湿热泻痢、脾虚泄泻。丹参性微寒，在临床上多生用，祛瘀清心除烦通脉止痛力强，善调妇女经脉不匀，多用于血热瘀滞所致的疮痈，产后瘀滞疼痛，经闭腹痛，心腹疼痛及肢体疼痛。酒炙后，寒凉之性缓和，活血祛瘀、调经止痛之功增强，多用于月经不调、血滞经闭、恶露不下、心胸疼痛、癥瘕积聚、风湿痹痛。

当归—川芎—郁金

当归，性温味甘辛；川芎，性温味辛；郁金，性寒味辛苦，三药均入心肝经。《本草正》中云："当归，其味甘而重，故专能补血，其气轻而辛，故又能行血，补中有动，诚血中之气药，亦血中之圣药也。"《本草汇言》中言："川芎，上行头目，下调经水，中开郁结，血中气药。"《本草经疏》云："郁金本入血分之气药，其治已上诸血证者，正谓血之上行，皆属于内热火炎，此药能降气，气降即是火降，而其性又入血分，故能降下火气，则血不妄行。"当归甘温质润，功专能补血，其气轻而辛，又能活血行气；川芎辛散温通，有活血行气、祛风止痛之效；郁金能疏肝解郁、活血止痛，当归以养血和血为主，川芎以行气散瘀为要；当归柔润而川芎辛燥，当归可制约川芎之辛燥，川芎可防当归之滋腻，再配伍郁金行气解郁、凉血活血止痛，三药合用，气血同治，补肝血疏肝气，补血而不滞血，行血而不伤血。在临床上，朱莹教授常用于治疗气滞血瘀证，症见胸腹胁肋诸痛、胸痹心痛、男科少弱精子不育、妇科诸症等。

当归始载于《神农本草经》，其中记载："当归，一名干归。味甘，温，无毒。主咳逆上气，温疟，寒热洒洒在皮肤中，妇人漏下绝子，诸恶疮疡、金疮。煮饮之。温中，止痛，除客血内塞，中风，痉，汗不出，湿痹，中恶，客气虚冷，补五脏，生肌肉。"可见《神农本草经》已对当归的功效有了详细的记载。当归能入血分，能补血，为补血圣药，配伍熟地黄、白芍、川芎组成了经典名方四物汤，治疗血虚气滞证；当归其气轻辛，又能活血，使补血不滞血，《本草正》称其为："诚为血中之气药，亦血中之圣药也。"故为妇科补血活血、调经止痛之要药，因其性温，故血虚、血瘀有寒者之尤为适宜。除之此外，当归也可食补，如当归生姜羊肉汤，治疗血虚血瘀寒凝之腹痛，可治疗血虚肠燥便秘。当归又分为全当归、归头、归身、归尾 4 种不同的药用部位，在中医药理论的指导下，其根据不同部位分别入药，具有不同的药用特征。《雷公炮炙论》云："欲破血即使头一节硬实处；若欲止痛，止血，则用尾。"《汤液本草》中引做："头止血而上行，梢破血而下行，身养血而守中，全活血而不走。"归头长于补血，可用于治疗因血虚所致的面色萎黄、头晕目眩、心悸心慌等不适，且对缓解肠燥便秘也有一定的疗效；归尾长于活血，更长于治疗血瘀证所引起的不通而痛所致的诸痛，也可治疗女性闭经、痛经等。根据病情，以辨证用药。当归有不同的药用部分，也有不同的炮制方法，酒当归为当归常用的炮制品，因其活血通经、祛瘀止痛作用大大增强，常用于经闭痛经、风湿痛、跌打损伤、瘀血肿痛等证型；"土炒入脾"，经土炒后可增强入脾补血作用，油润而不滑肠，防止脾虚所致滑肠之弊。川芎入药，以"芎䓖"之名始载于秦汉《神农本草经》，列为上品，云："味辛温，主中风入脑，头痛，寒痹，痉挛，缓急，金创，妇人血闭，无子，生川谷。"详细记载了川芎的功效，川芎较当归，其活血之力更甚，既能活血祛瘀，又能行气通滞，《本草汇言》

称其为"血中气药"，其性善动，动则气行血活，旧血易去，新血易生，功善止痛，为治疗气滞血瘀诸痛证之要药，同时其气上行，又可祛风止痛可治疗头痛，川芎辛香窜，能升能散，走而不守，上升巅顶，下行血海，旁达四肢，外彻皮毛。当归养血活血，川芎行气活血，二者配伍增强活血行气止痛之效，但阴虚火旺、无瘀之出血和孕妇当慎用。郁金，《新修本草》记载："味辛、苦、寒，无毒。主血积，下气，生肌，止血，破恶血，血淋，尿血，金疮。马药用之。破血而补。"《本草纲目》言："郁金入心及包络，治血病。"《本草备要》云："宣，行气解郁，泻，泄血破瘀。"郁金既可入血分，也可入气分，辛散苦泄，既能活血祛瘀以止痛，又能疏肝行气以解郁，善治气滞血瘀之证，常与当归、川芎配伍，同时郁金苦泄性寒，归心肝经，能清心解郁开窍，与石菖蒲配伍以治疗湿温病浊邪蒙蔽清窍所致的胸脘痞闷、神志不清等症状，除此之外，郁金入肝胆经，能疏肝利胆，清利湿热，可治疗肝胆病。

同时，川芎和当归是经典的活血药，始载于《太平惠民和剂局方》的芎归汤，由川芎和当归配伍而成，具有活血补血之功效，再配伍郁金加强活血止痛之功，还可以行气解郁，改善患者情绪，促进疾病恢复，在临床上多用于治疗心胸腹部疼痛诸症、脑血管、妇科等疾病。

第四节　祛湿组

半夏—陈皮

半夏，味辛，性温，有毒；陈皮，味辛苦，性温，两药均入脾肺经。半夏与陈皮均为辛温之品，均入脾经，两药配伍，半夏得陈皮之助，则气顺而痰自消，化痰湿之力尤胜；陈皮得半夏之助，则痰除而气自下，理气和胃之功更著。半夏、陈皮两药相使相助，共奏燥湿化痰、健脾和胃、理气止呕之功。故脾可健、湿可去、痰自化，使气机通畅，常用于脾胃不和、痰湿内停、气机不畅所致的胸膈满闷、咳嗽痰多、恶心呕吐、头晕心悸等。但是半夏属燥湿化痰药，温燥之性尤强，燥湿化痰之力更尤胜，同时也能降逆止呕，消痞散结，外用消肿止痛，不仅可以治疗湿痰，也能治疗气逆呕吐、心下痞、结胸、梅核气、痈疽肿毒、瘿瘤痰核等；陈皮是属理气药，理气之力更强，辛行苦泄，长于理气和中，更擅治脾胃气滞、脘腹胀痛、食少便溏等。

半夏生品有毒，但治疗效果极佳。半夏生品的净制始见于汉代《金匮玉函经》："凡用，以汤洗十许过，令滑尽。不尔，有毒戟人咽喉。"生品辛温有毒，能使人呕吐，咽喉肿痛失音。宋代对于半夏生品的加工有了具体的要求，如"破如枣核""破为细片""汤泡、洗浸""切作片如纸薄""捶碎"等，使半夏生品加工逐渐完善。半夏最早的炮制方法"治半夏"见于春秋战国的《黄帝内经》，《灵枢·邪客》："治半夏五合。"在临床上常用的半夏的炮制品为清半夏、法半夏和姜半夏。其中清半夏是用明矾制用的，用于痰湿咳嗽，痰热内结，风痰咳逆，咳吐不出，姜矾制见于《卫济宝书》："用水浸透，内无白星为度，入明矾，生姜水煮透，略干切片。"清半夏长于化痰；法半夏是使用甘草、石灰、白矾炮制而成的，"法制半夏"始见明代《本草纲目》曰："用大半夏，汤洗七次，焙干再洗……以浓米泔浸一日夜，每一两用白矾一两半，温水化浸五日，焙干，以铅白霜一钱，温水化。"法半夏更加长于治疗寒痰，用于脾不化湿、痰涎壅滞所致的咳嗽气逆，以及胸脘痞闷，梅核气和痛肿疮毒等，是临床上最常用的炮制品；姜半夏是加用生姜炮制而成，明代《本草纲目》曰："痰分之病，半夏为主，造而为由尤佳。治湿痰以姜汁，白矾汤和之，治风痰以姜汁及皂荚煮汁和之，治火痰以姜汁竹沥和之，治寒痰以姜汁矾汤入芥子末和之……"姜半夏大大降低了半夏的毒性，并增强了降逆止呕的作用，以温中化痰、降逆止呕为主，用于痰饮呕吐，胃脘痞满。现代药理学发现，法半夏能够抑制大脑咳嗽、呕吐中枢，能够起到良好的镇咳、镇吐作用；姜半夏有明显抑制胃肠蠕动的作用，可减少对胃肠的刺激，保护胃黏膜而达到和胃降逆止呕的功效；清半夏、姜半夏能破坏肿瘤细胞，使肿瘤细胞结构模糊、萎缩、崩解、形成碎片。陈皮在《神农本草经》记载："橘柚，味辛，温。主胸中瘕热逆气，利水谷。久服去臭，下气通神。"陈皮在历史发展过程中，不断增加功效，在临床上使用非常广泛。

半夏和陈皮是常用药对，两药用量比例往往是 1∶1，在许多古今经典名方中被使用，如二陈汤、温胆汤、保和丸、异功散、半夏散、导痰汤等。二药合用，可燥湿化痰，兼有湿痰咳嗽，常与茯苓、甘草配伍；兼有风寒咳嗽，常与紫苏叶、前胡、生姜配伍，如杏苏散；兼有寒痰咳嗽，常与白芥子、香附配伍；两药合用，还可理气和胃降逆，治疗恶心呕吐等胃肠不适，兼有痰湿，配伍茯苓、甘草；兼有食积，配伍麦芽、神曲、莱菔子；兼有感寒伤湿，配伍藿香、紫苏叶、白芷、厚朴等；脾胃虚弱兼痰湿，两药与四君子汤合用形成了六君子汤；兼有反胃呕吐，配伍厚朴、人参、白术等。半夏与陈皮合用，可镇咳、镇吐、抑制胃酸分泌、预防和治疗胃溃疡，可用于治疗呼吸系统的咳嗽、咳痰、支气管炎，消化系统的慢性胃炎、胃溃疡等疾病。

半夏—麦冬

半夏味辛，性温，有毒；麦冬味甘、微苦，性微寒，二者均入肺、胃经。麦冬与半夏合用始见于《伤寒论》之麦门冬汤，《伤寒论》提及："咳而上气，咽喉不利，脉数者，麦门冬汤主之。麦门冬七升，半夏一升，人参二升，甘草二两（炙），粳米三合，大枣十二枚。"麦冬味甘性寒，善长滋阴润燥，有清肺胃虚热、滋肺胃之阴之功；半夏味辛性温，有降逆止呕、消痞散结之功，两药配伍合用，一燥一润，相使为用，能够润而不燥，养阴生津而不滞腻，燥湿化痰不伤津，降逆和胃不伤津，二者相互制约，相互促进，相辅相成，共奏养胃清肺、化痰降逆之功。同时两药配伍，半夏辛燥，得麦冬之性寒、滋阴之力则温燥之性减而降逆之用存，麦冬甘寒而滋，得半夏之温燥则麦冬滋阴生津而不滞腻，去性存用。对麦冬配半夏之用，《医学衷中参西录》中所述："盖以其汁浆胶黏太甚，肺中稍有客邪，即可留滞不散，惟济以半夏之辛燥开通，则不惟治嗽甚效。"两药配伍使用可用于治疗气津两伤、胃气不和或胃阴不足、气逆反胃的呕吐、呃逆、咳嗽等病证。半夏属化痰药，辛开散结，能走能散，是燥湿化痰、温化寒痰的要药，尤善治疗脏腑之湿痰，同时半夏也可降逆止呕、散结消痞，可以治疗咳喘痰多、呕吐反胃、胸脘痞满、头痛眩晕等症。麦冬属于补虚滋阴药，甘寒，能益胃养阴、清心润肺，滋阴不腻，常用来治疗肺燥咳嗽、肺痈、阴虚咳嗽、消渴、失眠、肠燥便秘等症。

麦冬与法半夏配伍首见于《伤寒论》之麦门冬汤，麦门冬汤药物组成：麦门冬、半夏、人参、甘草、大枣和粳米。方中麦门冬滋补肺胃之阴、清虚火，半夏祛痰降逆，人参、甘草、大枣益胃补气生津，粳米之用为引麦门冬所滋之阴入胃。全方共奏清养肺胃、降逆下气之功，主治虚热肺痿、胃阴不足。在麦门冬汤原方中，麦冬为七升，半夏为一升，麦冬用量较大，大量的润燥滋阴之药用于阴虚痰饮证似为不妥。《千金方衍义》中提到："当火逆上气，皆是胃中痰气不清，上溢肺隧，占据津液流行之道而然，是以倍用半夏，更用大枣通津涤饮为先，奥义全在乎此。若浊饮不除，津液不致，虽曰用润肺生津之剂，乌能建止逆下气之绩哉？俗以半夏性燥不用，殊失立方之旨。"故使用大剂量麦冬以滋阴润肺，滋养胃阴，再配伍半夏性燥，以达到滋而不腻之功。但由于人体质改变、饮食变化以及中药饮品的采摘、炮制过程的不同、药材价格的升高，考虑到患者的症状偏重以及经济实力，故在临床上通常不会使用麦冬与半夏的配比达到 7∶1，一般使用麦冬与半夏的配比为 1∶1 或者 2∶1，而将麦冬与半夏的剂量减少，同时根据两药配对润燥相宜，能养胃生津，降逆止呕，其临证时用麦冬 15 g，法半夏 6 g，麦冬用量稍大，半夏用量较少。另外，麦冬、半夏药对亦常用于失眠、消渴等病症之中，其配伍用量随治疗目的和方剂配伍环境而变化，其临证应用灵活而广泛。而对于《金匮要略》中所用半夏为何种？历来医家有不同看法，认为用生半夏者居多。有学者认为《金匮要略》中半夏用法当参照《伤寒论》洗后用，即热汤洗后缓其毒再使用。但明清医家若用其治疗阴虚痰饮证，大多使用青盐半夏，这种使用方法为一大特色，其炮制方法为取制半夏净片用青盐化水、拌匀，使之吸尽，晒干。《药性赋》中言："青盐治腹痛，且滋肾水。"经盐制之半夏不只能燥湿化痰，且可润肾燥，故于燥湿化痰之剂治痰饮、咳嗽等用盐半夏，可防其燥火伤阴伤肺之弊，而对于现代一般使用的是法半夏，不仅能够降低药物的毒性，也能够燥湿化痰，治疗寒痰。

半夏与麦冬配伍还见于竹叶石膏汤、温经汤、《千金要方》之竹叶汤等名方，运用十分广泛，在竹叶石膏汤与温经汤中常用的配伍比例是 2：1，但在现代中，需根据病症的不同需要，虚热的轻重适量去调整二者的配伍比例，如在治疗失眠症时，大剂量应用麦冬，润肺以加强肺脏治节之功，清心以制约心火上炎干扰神明，少佐半夏，交通阴阳，和胃安中，从而使气血调，阴阳和，失眠症愈。麦冬与半夏配伍，能够镇咳、镇吐、抗菌、调节免疫功能、降血糖、调节腺体分泌，因此可以用于治疗呼吸、心血管、内分泌、消化等系统疾病。

白扁豆—佩兰—薏苡仁

白扁豆，味甘，性微温；薏苡仁，味甘淡，性凉；佩兰，味辛性平，三者皆入脾胃经，三药同用，共奏健脾化湿之效，用于脾虚湿盛之证。三药又侧重点并不相同，白扁豆味甘，《药品化义》云："扁豆，味甘平而不甜，气清香而不窜，性温和而色微黄，与脾性最合。主治霍乱呕吐，肠鸣泄泻，炎天暑气，酒毒伤胃，为和中益气佳品。"既可健脾化湿，也可和中消暑，可与佩兰、香薷合用治疗暑湿之证，可用于治疗暑湿吐泻、胸闷腹胀等症状；薏苡仁，《药品化义》云："薏米，味甘气和，清中浊品，能健脾阴，大益肠胃。"健脾利水渗湿之功更著，具有利水渗湿、健脾止泻、除痹之功，主治脾虚泄泻、水肿、湿痹拘挛；佩兰，《现代实用中药》云："为芳香性健胃、发汗、利尿药。"主治湿阻中焦者。

白扁豆入药首载于《名医别录》，曰："藊豆味甘，微温。"因"藊"同

"扁"，以形为名，现代多以"扁豆"为名。白扁豆可药食两用，李时珍《本草纲目》言"硬壳白扁豆，其子充实，白而微黄，其气腥香，其性温平，得乎中和，脾之谷地。入太阳气分，通利三焦，能化清降浊，故专治中宫病，清暑除湿而解毒也"，并言其"止泄痢，消暑，暖脾胃，除湿热，止消渴"。《滇南本草》言其"治脾胃虚弱，反胃吐冷，久泻不止，食积痞块，小儿疳积"。《本草新编》言其"味轻气薄，单用无功，必须同补气之药共用为佳"。因此，白扁豆在临床运用上往往需配伍补气之药，如人参、茯苓、白术等，从而更好的发挥健脾化湿之功，但白扁豆在明代《雷公炮制药性解》提出"扁豆性味皆与脾家相得，宜独入之，然此剂最为泥膈，惟入健脾药中，则能补脾，若单食多食，极能壅气伤脾"。各代医家认为单独食用或过多食用白扁豆，易导致滞气而伤脾，因此白扁豆在用药需控制其剂量在 15～20 g，同时应注意白扁豆的禁忌证，白扁豆的证候禁忌为：患冷气及寒热病者勿食，如脾胃虚及伤食劳倦发寒热者则不忌。对于白扁豆的炮制，《会约医镜》言其"生用清暑养胃，炒用健脾止泻"。可对于不同的病症可使用不同的炮制品。《神农本草经》记载薏苡仁"治筋急拘挛，不可屈伸，风湿痹。兼淡能渗泄，故主筋急拘挛不可屈伸及风湿痹。"李时珍在《本草纲目》中认为薏苡仁是"阳明药也，能健脾、益胃，虚则补其母"，表明了薏苡仁在健脾化湿益胃的同时，也可清补肺气。吴鞠通在《温病条辩》中运用薏苡仁十分之多，薏苡仁的功效细化为宣肺利湿、缓急止痛、健脾和胃、蠲饮安神、散结消痈等。湿阻中焦，则会阻碍脾胃升清降浊的功能，患者则会出现纳呆、脘闷、便溏的症状，薏苡仁可健脾和胃化湿，从而可以恢复脾胃升清降浊之功，吴鞠通总结薏苡仁为"中流涨者开支河之法""利小便所以实大便也"治法的代表性药物。薏苡仁药力轻缓，急病非重用不能为功。古代典籍中记载重用薏苡仁的临床用药经验，如《本草新编》认为"故凡遇水湿之症，用薏仁一二两为君，而佐之健脾去湿之味，未有不速于奏效者也"。半夏汤中重用薏苡仁 60 g 尚有和胃安眠的功效，小剂量可用于调理慢性脾胃病。薏苡仁出于五谷，药食同源，既顺脾喜燥恶湿之性，又兼顾胃气下降之体，是不可多得的调理脾胃之佳药。白扁豆、薏苡仁合用源于宋朝《太平惠民和剂局方》之参苓白术散，原方专为脾虚泄泻而设。白扁豆味甘，性微温，温可燥脾、味甘可入脾而补脾，《本草纲目》谓其"入太阴气分，通利三焦，能化清降浊止泄痢"。薏苡仁味甘淡，性凉，《名医别录》谓其可"利肠胃，消水肿，令人能食"。两药合用，可渗湿健脾，治疗脾虚泄泻。佩兰，入药始载于《神农本草经》，其中载："兰草，味辛，平，主利水道，杀蛊毒，辟不祥，久服益气，不老，通神明，一名水香。"而佩兰在现代文献中的功效更加齐全、详细，《全国中草药汇编》载："醒脾，化湿，消暑。主治夏季伤暑，发热头重，胸闷腹胀，食欲不振，口中发粘，急性肠胃炎，胃腹胀痛。"《中华本草》载："解暑化湿，辟秽和中。主治感受暑湿，寒热头痛，湿浊内蕴，脘痞不饥，恶心呕吐，口中甜腻，消渴。"佩兰在临床汤剂一般用量为 3～60 g，常用剂量为 6～15 g，散剂为 0.2～0.7 g。根据疾病、证型、症状，寻求佩兰最佳用量与配伍。如芳香化湿时，常配伍藿香、白豆蔻、白术等，可治疗消化系统疾病（肠易激综合征、慢性胃炎、消化性溃疡、小儿腹泻）、湿疹、带下病等，一般用量为 5～15 g。

　　白扁豆、薏苡仁、佩兰三药合用，共奏健脾化湿之功效，对于临床上偏重有不同，三味药的临床剂量会有所不同，如湿重会加用佩兰、薏苡仁的用量，但是朱莹教授在使用角药时，会取白扁豆 15～20 g、佩兰 10 g、薏苡仁 20～30 g治疗脾虚湿滞之证，尤其兼有苔白厚者。而对于苔白厚不解，或苔白厚腻者，加用草果 10 g 以增强健脾燥湿之力，但因其草果性味辛温燥烈，故需重视舌苔变化，中病即止，以防太过化燥伤阴。

杏仁—豆蔻仁—薏苡仁

　　杏仁味苦，性微温，有小毒，归肺、大肠经；豆蔻仁味辛，性温，归肺、脾、胃经；薏苡仁味甘而淡，性凉，归脾、胃、肺经。杏仁为止咳平喘要药，分为苦杏仁与甜杏仁。最初以"杏核"之名载于《神农本草经》，述其"味甘，温"位列中品，中品药"主养性以应人，无毒、有毒，斟酌其宜"。《新修本草》之后，逐渐以杏核仁为主流正名；杏仁为正名始见于《雷公炮炙论》，至明清时期逐渐作为主流正名。清代以前的本草未区分苦杏仁与甜杏仁，而清代的部分本草虽明确了二者的应用区别，但未将二者单独收载。直至 1953 年版《中华人民共和国药典》为区别用药，以苦杏仁为正名，甜杏仁见于各省中药材标准。苦杏仁治以降气止咳平喘、润肠通便，多用于咳嗽气喘，胸满痰多，肠燥便秘；甜杏仁味甘而性平，专于润肺止咳、润肠通便，多用于虚劳咳嗽，肠燥便秘。经考证，历代医家常以苦杏仁为主流，本药对中所论之杏仁也为苦杏仁。豆蔻仁又名豆蔻、白豆蔻、白蔻仁，为化湿要药，具有化湿行气，温中止呕，开胃消食的功效。"豆蔻"一名首载于《名医别录》："豆蔻味辛，温，无毒。主温中、心腹痛、呕吐，去口臭气。生南海。"历代本草中，豆蔻类中药包括白豆蔻、草豆蔻、红豆蔻及肉豆蔻 4 种，历代基原记载混杂。《本草拾遗》中首次出现"白豆蔻"一词，但并无具体描述。《开宝本草》首次对白豆蔻进行详细的描述："出伽罗古国，呼为多骨。形如芭蕉……熟者变白，七月采。"当今所述豆蔻特指白豆蔻，即为本药对中所论之豆蔻仁。薏苡仁具有利水渗湿，健脾止泻，除痹，排脓，解毒散结之功效。最早见于《山海经》："昆仑之虚，……上有木禾。""木禾"指的是"薏米"。"薏苡仁"之名首见于《神农本草经》，被列为上品药，"味甘微寒，主筋急拘挛不可屈伸，风湿痹，下气。久服轻身益气"，是益中气之要药，祛湿之要药，治痿之要药，历代本草中记载的薏苡仁功效多以此为基础。《本草从新》云"甘淡微寒而属土，阳明药也"。《本草备要》中描述其"甘则益胃，土可胜水，淡能渗湿"。陈士铎赞薏苡仁"其妙在利水而又不耗真"。可知薏苡仁为健脾和胃、利水渗湿之要药，临床运用广泛。

杏仁、白蔻仁、薏苡仁是三仁汤的核心药组。三仁汤出自清代吴鞠通的《温病条辨》，具有宣畅气机、清利湿热之功效，该方配伍精妙，重在利湿佐以清热，使得湿祛而热自清。方中杏仁主入肺经，开宣上焦肺气，开水之上源，亦可调节全身气机，寓"气化则湿亦化"之意，故以杏仁开上；白蔻仁主入脾经，化湿和胃，行气宽中，畅达中焦脾胃气机，温运中州，湿不困脾，脾胃运化复常，使脾土以制水湿，故以白蔻仁畅中；薏苡仁利水渗湿，疏利下焦，使湿热有出路，从小便而去，故以薏苡仁渗下。三药合用，共为君药，为方中核心配伍结构。滑石、通草、竹叶甘寒淡渗，加强君药清热利湿之功，为臣药。半夏、厚朴行气化湿、散结除满，是为佐药。其中"杏仁、白蔻仁、薏苡仁"即为经典角药组合，体现"宣上、畅中、渗下"之思想，使湿热之邪从上、中、下三焦分消。《难经·三十八难》谓三焦"主持诸气"，三焦作为气化之总司，统率五脏六腑，气血津液的正常运行也离不开三焦统领。三焦气化失司乃脾胃疾病湿证之本。上焦心肺、中焦脾胃、下焦肝肾中任何一环气化失常，抑或气血津液升降出入不畅，均可致气血津液的化生、运行、输布异常，从而酿生气滞、水湿、痰饮、瘀血。

故朱莹教授常选用杏仁、豆蔻仁、薏苡仁作为药对以分消三焦湿热之邪，正所谓"湿去则脾自健也"，用治湿热阻滞的消化系统疾病最为适宜。临床根据湿热偏重、病邪所在部位及体质的不同，进行加减，常用剂量为杏仁 10～15 g，豆蔻仁 6～9 g，薏苡仁 20～30 g。薏苡仁作为药食同源的药材，其药力平顺，故药用时需加大用量，"此药力和缓，凡用之时，须当倍于他药尔"（《本草蒙筌》）。

苦杏仁生品性微温而质润，长于润肺止咳，润肠通便，多用于新病喘咳（常为外感咳喘），肠燥便秘；燀苦杏仁作用与生品相同，去皮后，除去非药用部位，便于有效成分煎出，提高药效，兼可缓和毒性；炒苦杏仁性温，长于温散肺寒，并可去小毒，多用于肺寒咳喘，久喘肺虚。豆蔻主要含挥发油类成分，炮制后疗效减弱，宜生品入药，加工方法一般除去杂质，净制即可，李中梓云："白豆蔻，其功全在芳香之气，一经火炒，便减功力；即入汤液，但当研细，待药煎好，乘沸点服尤妙。"薏苡仁生品偏寒凉，长于利水渗湿，清热排脓，除痹止痛，可用于小便不利，水肿，脚气，肺痈，肠痈，风湿痹痛，筋脉挛急及湿温病在气分；炒薏苡仁或麸炒薏苡仁寒凉之性偏于平和，长于健脾止泻，可用于脾虚泄泻，纳少腹胀。朱莹教授临证常选用燀苦杏仁、生豆蔻、生薏苡仁。

第五节　消食组

麦芽—谷芽—莱菔子

　　麦芽，味甘，性平；谷芽，味甘，性温；莱菔子，味辛甘，性平，三药均入脾胃经。《本草汇言》谓大麦芽："和中消食之药也。补而能利，利而又能补。"《本草纲目》中提到："麦蘖、谷芽、粟蘖，皆能消导米面诸果食积。"《本草述》云："谷、麦二芽俱能开发胃气，宣五谷味。"《本经逢原》："谷芽，启脾进食，宽中消谷，而能补中，不似麦芽之克削也。"《药性纂要》中指出："谷芽能醒运脾胃，助益生气，以消虚胀，而不损真元，汤剂中加而用之，比之麦芽尤纯，而作饮代茶常服，更能启脾进食。"麦芽，行气消食、健脾开胃、回乳消胀；谷芽，消食和中，健脾开胃；莱菔子，消食除胀，降气化痰，莱菔子味辛行散，有化积之功，尤善行气消胀；麦芽与谷芽合用可消食，相需鼓舞胃气、消食开胃，助消化而不伤胃气，同时麦芽又兼疏肝解郁之功效，三药配伍使用，共奏消积化滞、健脾开胃、开发胃气之功，主治米面芋食滞证及脾虚食少证，也可治疗肝胆气郁、横逆犯胃型胆囊炎。麦芽、谷芽、莱菔子属消食药，皆可消食化滞，用治食积不化之证，三者偏重又不同，麦芽作用合缓，消一切米、面、薯、芋食积，大剂量麦芽还有回乳之功；谷芽功效可同麦芽，但力缓，且有补益和中之功，故多用于脾胃虚弱、不饥食少证；莱菔子又有降气化痰作用，常用于痰盛咳喘病症。

　　麦芽在梁代《名医别录》里记载："大麦味咸，温微寒无毒，主治消渴，除热，益气，调中。"又云："令人多热，为五谷长。穬麦味甘，微寒，无毒，以作蘖，温，消食和中。"简述了麦芽的功效。麦芽炮制始见于晋《肘后备急方》，谓"熬令黄香"。《备急千金要方·食治》曰麦芽"熬末令赤黑，捣作轶止泻痢，和清醉浆服之，日三夜一服"。指出麦芽炒黑粉碎后服，可用于止泄痢。《医学启源》曰麦芽可"补脾胃虚，宽肠胃，捣细炒黄色，取面用之"。指麦芽炒黄服用后，有益于补脾胃之功。一般消导之品久服易消人元气，炒黄能缓其之弊，也会引起消导作用的缓和，同时缓和药性。《药品化义》曾论"大麦芽，炒香开胃，以除烦闷，用力生猛，主消麦面食积，症腹气结，胸隔胀满，郁结痰涎，小儿伤乳，又能行上焦滞血"。麦芽炒后，醒脾开胃，可治疗各种疾病。张锡纯先生曾主张"入丸散剂可炒用，入汤剂皆宜生用"。但在现代临床中，无论是入煎剂，还是入丸散剂，均以应用炒麦芽或焦麦芽为主。麦芽偏温而气香，如用于饮食停滞，可与山楂、神曲等同用；治中虚食少、脾胃虚弱、食少难消、脘腹胀闷可与人参、白术、茯苓、神曲、砂仁等配伍，如健脾丸；用于妇女产后无儿食乳、乳房胀痛，可与熟地黄、当归、白芍、川芎等同用，如回乳四物汤；治疗食过饱、心胸满闷不快，可与白术、枳实、神曲等配伍，如曲蘗枳术丸。焦麦芽性偏温而味甘微涩，治食积泄泻，常与焦山楂、焦神曲配伍；治脾虚泄泻，常与白术、党参、炮姜、乌梅炭等同用。通过与其他中药配伍，起增效减毒的作用。"谷芽"一词最早正式出现在明代李时珍的《本草纲目》中，在《本草纲目》谷部第二十五卷品种"蘗米"项下记载："粟蘗一名粟芽、稻蘗一名谷芽等。粟芽，苦，温，无毒。主治寒中，下气，除热。稻芽，甘，温，无毒。主治快脾开胃，下气和中，消食化积。"在《本草纲目》中明确将粟芽与稻芽分别开，后代使用稻芽，《本草害利》曾曰："甘温消食，与麦芽同功，而性不损元。温中偏长，为消食建脾，开胃和中之要药。生谷芽，长于开胃。"《药性切用》言："谷芽性味甘温，温中化气，开胃进食，生则升胃气下陷为宜，亦能助发斑疹。熟则降胃气虚闭为宜，亦能助胃化食。禀性中和，全无禁忌。"《药笼小品》曰："快脾开胃，下气和中，消食化积。生用运化为多，炒用开导为多。味甘气和，健脾之良药也。"谷芽，既可生用，也可炒用，经过炮制后又各有不同。生谷芽用于食积不消，腹胀口臭，脾胃虚弱，不饥食少。炒谷芽味甘、微涩、气香，性平偏温，和脾止泻力剧，善化积滞，用于积滞不消，在临床上炒谷芽使用更加之多。"莱菔子"之名始载于《本草衍义补遗》，莱菔子药用历史悠久，《日华子本草》载其"醋研消肿毒"。《食医心镜》曰其："主上气咳嗽，喘促，吐脓血。"《滇南本草》载其功效为"下气宽中，消膨胀，消痰涎，消宿食，消面积滞，降痰，定吼喘，攻肠胃积滞，治痞块，治单腹疼"。《本草纲目》记载："莱菔子之功，长于利气。"《本草秘录》谓莱菔子"疗喘咳下气甚神，解面食至效""补气之药得之而无大过之忧，利湿之剂入之而有善全之妙"。《本草从新》载其"生能吐风痰，散风发疮疹""调下痢厚重，止内痛，消食除膨"。莱菔子生用可吐风痰，莱菔子炒用后，可焦香醒脾，奏消食下气化痰之功，除了治疗食积之证，还可以治疗痰壅气逆、咳喘痰多之证，用于治疗肺系疾病。

脾失健运，水谷精微及水湿无从化，发为泄泻、纳差、食积等。麦芽、谷芽、莱菔子炒焦后可增强疗效，此类药物在经过炒焦后会产生焦香气味，焦香醒脾，加强消食化积之功。因此临床上使用消食类药物多用炒品而非生品。

第六节　护膜组

白及—蒲公英

蒲公英、白及二者均属苦寒之性，有治痈疮肿毒之用。白及消肿生肌，又能除胃中邪气；蒲公英清热解毒泻火，又补脾和胃。二者共用可祛腐生肌。蒲公英自古便是治疗疮疡之要药，现代研究表明其能抑制 Hp，白及据现代研究是护胃之品，故而二者常共同用于 Hp 导致胃黏膜损伤的系列疾病，如糜烂性胃炎、胃溃疡等。而糜烂性胃炎、胃溃疡等认为是多食肥甘厚味致热毒内积，或因感受邪毒郁久化热而成。《灵枢·痈疽》载："大热不止，热盛则肉腐，肉腐则为脓，故名曰痈。"《圣济总录》载："胃脘痈者，由寒气隔阳，热聚胃口，寒热不调，故血肉腐坏。"蒲公英具有清热解毒、消痈散结之功效。《本草新编》载："蒲公英亦泻胃火之药，但其气甚平，既能泻火，又不损土，可以长服久服而无碍。凡系阳明之火起者，俱可大剂服之，火退而胃气自生。"有研究证实，蒲公英煎剂有很好的抗 Hp 作用及保护胃黏膜、缩小胃溃疡面积等药理作用。白及有收敛止血、消肿生肌之功效。现代药理研究证实，白及提取物、白及多糖能够明显促进溃疡面的愈合，减少胃穿孔及胃黏膜出血面积，白及还有改善溃疡灶局部血液循环、促进受损胃黏膜愈合的作用，对慢性胃溃疡具有较好的治疗效果。

朱莹教授喜用白及、蒲公英治疗糜烂性胃炎、胃溃疡，蒲公英长于清热解毒，白及长于消肿生肌，两药合用，清热解毒、祛腐生肌力增。朱莹教授认为 Hp 感染与脾胃虚弱相关，脾胃虚弱者常易感染，而情志不遂肝郁者，常导致气滞、血瘀、津停、湿热等，是 Hp 感染的常见因素，因而治疗上配合柴芍六君子汤、肝胃百合汤、柴胡疏肝散等方疏肝理气和胃，再加用白及、蒲公英清热解毒，祛腐生肌治疗。

第七节 安神组

百合—郁金

郁金、百合均性寒，具有清心疏肝、养阴安神功效。郁金辛散苦泄，入肝胆心经，体轻气窜，入血分以活血化瘀、凉血清心，入气分以疏肝解郁，善治气血郁治诸证，行气而不伤阴。百合药性平和，入心经以清心养心、宁心安神，善治阴液亏虚，虚火上扰所致失眠多梦、虚烦惊悸、精神恍惚等。故对虚烦不寐、胸胁胀痛、月经不调等，善用二药相伍，既能疏肝解郁、清心凉血，又能滋阴安神。

百合最早可见运用于治疗百合病，《金匮要略》云："意欲食复不能食，常默然，欲卧不能卧，欲行不能行，饮食或有美时，或有不用闻食臭时，如寒无寒，如热无热，口苦，小便赤，诸药不能治，得药则剧吐利，如有神灵者，身形如和，其脉微数。"此为肺虚燥热、魄气变幻所致，因而可见神志失守、恍惚错妄的证象，但实质仍是心肺阴虚内热。故而用百合地黄汤治疗以滋阴清热，临床上常用百合安神养阴，若见患者阴虚之证可用之百合。临床上可以用于更年期妇女或情志不畅干瘦阴虚者，其人常伴随情志不畅，故而亦有肝郁气滞之象，合用郁金以行气解郁，清心凉血。

临证朱莹教授常用郁金 10 g，百合 15 g 以治疗情志病导致气郁化火之证。夏度衡教授所创立的肝胃百合汤，方中柴胡、郁金、乌药、川楝子疏肝解郁，理气和胃；百合、丹参益气调中，养阴生血，补而不碍脾；久病入络多瘀，丹参、郁金又可活血通络，祛瘀生新；气郁化火，血瘀生热，黄芩以清肝胃之热，全方共奏疏肝和胃之效。其中便有百合与郁金，从中取之意在以百合清轻平补、益气生血、滋养胃阴，郁金活血通络、行气解郁，百合与郁金相配伍，清心解郁、滋阴安神。朱莹教授临床运用该药对治疗忧郁恼怒伤肝，肝气失于疏泄，横逆犯胃而致胃脘疼痛，亦可用于更年期妇女或情志不畅干瘦阴虚者，其肝气郁结日久进而可以化火，火邪又可伤阴，均可使疼痛加重，或见烦躁，失眠多梦，口干喜饮，可用百合与郁金药对进行治疗。

第五章

医案撷英

第一节　反流性食管炎

一、疏肝泄热，和胃降逆法治吐酸肝胃郁热案

患者，女，47岁。2021年10月09日初诊。

主诉：反酸烧心2个月余。患者诉2个月前无明显诱因出现反酸烧心，于当地医院行胃镜提示：反流性食管炎，中药调理后症状稍缓解。现症见：自觉反酸烧心，嗳气频，进食后反酸加重，时欲饮凉水，其余未诉特殊不适。情绪焦虑，纳一般，寐差，入睡困难，大便每日1次，成形质软，小便调。舌红，苔黄，脉弦。

西医诊断：反流性食管炎。

中医诊断：吐酸（肝胃郁热证）。

治法：疏肝泄热，和胃降逆。

予肝胃百合汤加减，处方：百合10 g，醋北柴胡5 g，郁金10 g，丹参15 g，白及10 g，煅瓦楞子30 g，黄芩5 g，醋延胡索10 g，合欢皮20 g，炒酸枣仁10 g，山药30 g，盐菟丝子10 g，牛膝10 g，旋覆花20 g，炒麦芽10 g，炒莱菔子10 g，姜厚朴10 g，玫瑰花10 g。7剂。水煎服，每日1剂，分2次温服。

2021年10月16日二诊：服上方后症状较前好转。现症见：偶反酸烧心，

咽喉有异物感，肠鸣音亢进。情绪一般，纳一般，寐差，大便每日 1 次，质软成形，小便调。守原方再加西洋参 5 g，麦冬 15 g，醋五味子 10 g，茯苓 15 g，炒鸡内金 5 g，莲子 15 g。再服用 7 剂。

2021 年 10 月 24 日三诊：服上方后症状明显缓解，进食红薯等不易消化食物后饱胀感加重，现症见：胃脘部饱胀感，无明显牵扯样不适，无明显疼痛，嗳气后稍改善，咽喉疼痛，稍觉梗塞不适，纳可，夜寐安，大便每日 3 次，小便可。上方再加半夏厚朴汤加减，加紫苏叶 10 g，木香 6 g，芡实 20 g，醋香附 10 g。嘱患者再服 9 剂，清淡饮食，不适随诊。随访 6 个月后该症状未再发作。

按语： 胆汁反流性食管炎属于中医学"胃脘痛""吞酸"等范畴，病位在食管，但重点为胃，胃失和降、胃气上逆是其基本病机。《素问·至真要大论》有云"诸呕吐酸，暴注下迫，皆属于热"，认为本病证多属于热。明·龚廷贤《寿世保元·吞酸》曰："夫酸者肝木之味也，由火盛制金，不能平木，则肝木自甚，故为酸也。"说明与肝气有关。本证有寒热之分，以热证多见。本例患者反酸 1 年余，朱莹教授审证查因，指出患者胃脘部嘈杂日久，必定影响情绪，导致肝气郁滞，所致肝胃不和，从肝胃论治，可疏肝理气、和胃降逆，恢复肝升胃降的功能，从而促进食管、肠胃的正常运动。选方肝胃百合汤加减以疏肝泄热、和胃降逆。本方取性平之柴胡、微凉之郁金、性寒之川楝子、微温之乌药以疏肝解郁、理气和胃。乌药虽温，但不刚不燥，能顺气降逆，疏畅胸膈之逆气，与苦寒性降之川楝子为伍，相互抑其弊而畅其长，于气阴无损也。久病入络，气滞血瘀，络损血伤，故用丹参、郁金以活血通络、祛瘀生新。气郁久之化火，血瘀久之生热，本方又取黄芩以清解肝胃之热。久病致虚，当以补之。但温补则滞胃，滋腻之药又碍脾，故重用百合、丹参清轻干补之品，以益气调中、生血、养胃阴。本方在归经上，或入脾胃，或走肝经。合而为之，不燥不腻，能取得多方协调、标本兼顾、疏理调补、相配得当的作用，不仅缓解病情较快，而且宜于久服，从而达到根治的目的。三诊诸症好转，守原方继续巩固疗效。方药对症，身心俱调，自然会取得良好疗效。

二、清化胆热，降气和胃法治吐酸胆热犯胃案

患者，女，61 岁。2022 年 12 月 17 日初诊。

主诉： 反酸 1 个月余。现病史：患者自诉 1 个月前无明显诱因出现反酸、

烧心，未予以重视，3日前于当地医院行胃镜检查提示：①反流性食管炎；②慢性非萎缩性胃炎伴胆汁反流。患者欲服中药治疗，遂来门诊就诊。现症见：反酸，烧心，口干欲饮温水，饮水后可缓解，进食多则腹胀，无恶心呕吐等不适，大小便正常，睡眠一般。舌淡胖边有齿痕，苔薄腻，脉弦滑。

西医诊断：反流性食管炎。

中医诊断：吐酸（胆热犯胃证）。

治法：清化胆热，降气和胃。

予柴胡温胆汤加减，处方：柴胡10 g，黄芩5 g，法半夏10 g，党参10 g，炙甘草10 g，生姜10 g，白芍15 g，陈皮15 g，白术10 g，大枣3粒，茯苓10 g，竹茹10 g。7剂，水煎服，每日1剂，分2次温服

2022年12月24日二诊：患者服药后症状好转。现症见：偶有反酸，烧心，大便不成形，1次/日，小便正常，饮食睡眠可。舌淡边有齿痕，苔薄腻，脉弦。守原方加干姜10 g。7剂，服方同前。

2023年1月1日三诊：患者服上方后诸症缓解，反酸烧心较前明显减轻，纳寐可，大便每日1次，质软成形，小便调。守上方续服7剂以巩固疗效。

按语：中医学认为，反酸多因感受邪毒、嗜食辛辣或郁热内蕴、胃气上逆灼伤食道而致，清代医家李用粹《证治汇补·吞酸》曰："大凡积滞中焦，久郁成热，则木从火化，因而作酸者，酸之热也。"说明本病与胃热有关，患者久病郁肝，肝胆互为表里，肝胆邪热留结于心下，则少阳枢机不利，邪气亦内传阳明。本例老年女性患者，平素脾胃虚弱或饮食劳逸失常，损伤脾胃。脾主运化，脾胃失常则进食后饱胀；胆气不行，胆腑郁热，热邪犯胃则见反酸、烧心；热盛伤津则见口干欲饮。本方实为《伤寒论》中小柴胡汤去参、草、姜、枣，与《三因极一病证方论》中温胆汤之合方，由柴胡、黄芩、法半夏、陈皮、茯苓、枳实、淡竹茹组成。该方柴胡温胆汤，柴胡辛行苦泄，性喜条达，善能疏泄，长于疏肝气，疏解肝郁；黄芩性味苦寒，清热燥湿；法半夏辛燥化饮、降逆开结，使饮聚者散，木郁者达；党参健脾益气，炙甘草调和诸药，陈皮苦温、行气消痞，茯苓、炒白术健脾除湿以助脾运，竹茹清热和胃降逆。升中有降，降中有升，以降为主，全方共奏清化胆热，降气和胃之功。

三、疏肝解郁，清热利湿法治吐酸肝胃郁热案

患者，男，54岁。2023年02月09日初诊。

主诉： 反酸半个月余。现病史：半个月前无明显诱因出现反酸，未予以重视。现症见：反酸，无烧心，口干，口中黏腻感，腹胀，无恶心呕吐等不适，大小便正常，睡眠一般。舌红，苔黄腻，脉弦滑。

西医诊断： 胃食管反流病？

中医诊断： 吐酸（肝胃郁热证）。

治法： 疏肝解郁，清热利湿。

予四逆散合四妙丸加减，处方： 柴胡6 g，枳实10 g，白芍10 g，炙甘草3 g，法半夏10 g，党参10 g，黄柏6 g，薏苡仁30 g，陈皮6 g，苍术10 g，牛膝10 g，茯苓10 g，竹茹10 g。7剂，水煎服，1日1剂，分2次温服。

2023年02月23二诊：患者服药后症状好转，停药后偶有反酸，口干，口中黏腻感，无恶心呕吐等不适，大小便正常，睡眠一般。舌红，苔黄腻，脉弦滑。守原方再加瓦楞子、海螵蛸增强制酸止痛之效。14剂，服法同前。2个月后电话随访患者症状未再复发。

按语：《素问》谓："诸呕吐酸，暴注下迫，皆属于热，阐明本病主要以热为主……如饮食热则易于酸矣，或言吐酸为寒者，误也。又如酒之味苦而性热，烦渴呕吐，皆热证也；其必吐酸，为热明矣。"吐酸属热者，多由肝胃化热，热犯肺胃，肺胃气逆所致，总以肝气横逆、邪犯肺胃、气机失和为基本病机。本例患者中年男性，平素脾胃虚弱或饮食劳逸失常，损伤脾胃。脾主运化，脾胃失常则进食后饱胀；胆气不行，胆腑郁热，热邪犯胃则见反酸；热盛伤津则见口干；湿热内蕴则口中黏腻。方中取柴胡入肝胆经，升发阳气，疏肝解郁，透邪外出，为君药。白芍敛阴养血柔肝为臣，与柴胡合用，以补养肝血，条达肝气，可使柴胡升散而无耗伤阴血之弊。佐以枳实理气解郁，泄热破结，与白芍相配，又能理气和血，使气血调和。使以甘草，调和诸药，益脾和中。黄柏清热燥湿，善清下焦湿热；苍术燥湿健脾，祛风散寒；川牛膝通血脉；薏苡仁健脾渗湿，舒筋缓急，利水除痹；陈皮苦温，行气消痞；法半夏辛燥化饮，降逆开结；竹茹清化胆热；党参补脾益气。全方共奏疏肝解郁，清热利湿之效。

第二节　　功能性消化不良

一、疏肝和胃，理气活血法治肝胃不和痞满案

患者，女，36 岁。2022 年 8 月 3 日初诊。

主诉：腹部胀满不适 6 年，加重 2 月。现病史：患者诉 6 年前无明显诱因出现上腹部间断性胀满不适，2 个月前感染新型冠状病毒后症状加重，完善胃镜检查未见明显异常。现症见：上腹部间断性胀满不适，嗳气后缓解，稍感头晕，晨起口干，精神疲乏，情绪急躁，月经伴有血块，纳可，夜寐欠安，多梦，大便每日 1 次，稍干结，小便调。苔薄，舌底脉络迂曲，脉弦细。

西医诊断：功能性消化不良。

中医诊断：痞满（肝胃不和证）。

治法：疏肝和胃，理气活血。

予肝胃百合汤加减，处方：百合 10 g，醋北柴胡 5 g，郁金 10 g，丹参 15 g，煅瓦楞子 30 g，白及 10 g，醋延胡索 10 g，黄芩 5 g，炒麦芽 10 g，炒莱菔子 10 g，牛膝 10 g，佛手 10 g，姜厚朴 10 g，麸炒枳实 10 g，旋覆花 20 g，合欢皮 20 g，刺五加 20 g，白术 20 g。7 剂，水煎服，每日 1 剂，分早晚 2 次温服。

2022 年 8 月 10 日二诊：患者诉服上方后腹胀明显好转，稍感头晕，晨起口干，精神疲乏好转，情绪急躁，纳可，夜寐好转，大便正常。苔薄，舌底脉络迂曲，脉弦细。上方白术改 10 g，去白及，续开 7 剂，服法同前。嘱患者多运动，控制情绪，后随访 3 个月未复发。

按语：功能性消化不良是指非器质性病变引起的一组常见消化不良症候群，其发生机制与胃酸分泌、Hp 感染和精神、心理因素等有关。本病归属于中医学"痞满""胃脘痛""嘈杂""吐酸"等范畴。肝属木，主疏泄而恶抑郁，主情志；脾主运化，胃主受纳，属土。木土相关，脾胃的运化受纳有赖于肝的疏泄，当情志抑郁时，肝失疏泄，会使脾胃气机不畅，纳化失司，即"木郁乘土"。如《素问·六元正记大论》所载："木郁之病，民病胃脘当心而痛。"《临症指南医案》亦指出："肝为起病之源，胃为传病之所。"《血证论》言："木之性主于疏泄，食气入胃，全赖肝木之气以疏泄之，而水谷乃化，设肝之清阳不升，则不能疏泄水谷，渗泄中满之症，在所不免。"临床所见的功能性消化不良患者中，往往伴有急躁、焦虑、抑郁、失眠等精神症状，本案患者亦是如此。患者平日情绪急躁，肝气失于调达后克脾犯胃，导致中焦气机不利，升降失司，出现腹胀、嗳气、头晕等症状。治胃毋忘调肝，同时又应和胃降逆，二者相顾，相得益彰。由于脾胃升降功能有赖于肝木疏泄，所以脾胃升降功能失常时，常先疏利肝胆。肝复条达，则脾胃功能正常。久病则瘀，气机常年不顺，导致血行瘀滞，故患者舌底脉络迂曲，月经伴有血块。因此朱莹教授治疗脾胃久病常配合活血化瘀之法。本案朱莹教授取肝胃百合汤加减以疏肝和胃、理气活血，方中百合、柴胡、郁金疏肝解郁，调畅情志；瓦楞子、白及抑酸护胃；厚朴、枳实、延胡索、旋覆花行气消胀，使气机升降得复；久病则瘀，故用丹参、牛膝活血化瘀；炒麦芽、莱菔子健胃消食，同时辅助厚朴、枳实疏肝行气；黄芩配合柴胡，避免肝气郁久化热；患者肝气郁结，扰乱心神，则用合欢皮、刺五加健脾解郁安神；脾胃气机升降失常则大便难出，以致干结，予以白术健脾通便。二诊患者症状好转，提示药中病机，去性寒之白及，患者大便已无干结，改白术 10 g。续服以巩固疗效。方药对症，身心同调，取得良好疗效。

二、健脾和胃，温中散寒法治脾胃虚寒胃脘痛案

患者，女，29 岁。2020 年 9 月 4 日初诊。

主诉：胃脘部胀满疼痛 6 年余。现症见：胃脘部胀满疼痛，饱餐后明显，饮食寒凉后加重，无反酸烧心、口干口苦、颜面淡白，两颊有痘疹。经前乳房胀痛，经行小腹有胀痛感，精神一般，纳差，寐可，大便每日 1 次，质松散。舌淡、边有齿痕、质润，苔白，脉沉滑。

西医诊断：功能性消化不良。

中医诊断：胃脘痛（脾胃虚寒证）。

中医治法：健脾和胃，温中散寒。

予平胃散合良附丸加减，处方：厚朴 10 g，苍术 10 g，甘草 5 g，陈皮

6 g，醋香附 10 g，高良姜 5 g，炒麦芽 10 g，炒稻芽 10 g，炒鸡内金 10 g，炒莱菔子 10 g，焦山楂 10 g，茯苓 15 g，连翘 5 g，木香 6 g，槟榔 10 g，砂仁 5 g。7 剂。水煎服，每日 1 剂，早晚餐后服用。

2020 年 9 月 11 日二诊：患者诉胃脘部胀满疼痛感减轻，两颊痘疹减轻，大便成形，纳寐可。舌淡、边有齿痕、质润，苔微白，脉沉滑。去槟榔，再服 14 剂。

2020 年 9 月 14 日三诊：患者诉胃脘部不适感未再出现，经期不适感明显减轻。舌淡红、边有齿痕，苔薄白，脉沉滑。守上方再服 7 剂，服法同前。嘱患者注意保暖，慎食生冷。3 个月后随访诉病症未复发。

按语：功能性消化不良可归属于中医学胃脘痛、痞满等范畴，基本病机为脾虚气滞，胃失和降。朱莹教授认为脾胃虚寒型功能性消化不良多因饮食不节、贪凉伤阳，使脾阳为寒所遏，中焦虚寒，升清降浊功能失常，导致脾胃运化功能失职。中医药治疗脾胃虚寒型功能性消化不良疗效卓著，治法以健脾和胃，温中散寒为主。本案患者证属脾胃虚寒，温运失职，予平胃散合良附丸化裁。方中以苍术为君药，苦温燥烈，最善燥湿运脾，使湿祛脾运胃和，以复升降；厚朴为臣，行气化湿，消胀除满，君臣配伍，燥湿以健脾，行气以化湿；佐以陈皮，理气和胃，行气化湿，以助苍术、厚朴之力。香附疏肝开郁，行气止痛，且用醋洗，加强入肝行气之功。高良姜味辛大热，温中暖胃，散寒止痛，但因其两颊有痘疹，此为脾胃运化失常，水谷在运化过程中酿生湿热所致，故用小剂量高良姜温中散寒，避免助长热象，同时加少量连翘清热散结，并清胃肠积聚之热。为恢复患者脾胃运化之功，朱莹教授常用炒麦芽、炒稻芽、炒莱菔子、焦山楂来健运脾胃，恢复患者食欲。脾胃病日久，常现木克土之相。稻芽、麦芽甘平无毒，归脾胃二经，禀冲和敦厚之土气，稻芽升脾气，麦芽降胃气，一升一降，共奏健脾和胃功。稻芽与麦芽皆为谷之萌芽，与肝同气相求，故能入肝经，条达肝气。稻芽与麦芽并非纯是消导药，亦能补脾胃、疏肝郁，合木香、砂仁共奏疏肝行气止痛之功，以解经前乳房胀痛。焦山楂健脾消积；炒莱菔子、槟榔宽胸膈，利大小便，化痰消谷。茯苓健脾祛湿，补益心脾，对实不耐补、虚不耐攻之症尤为适宜。二诊患者症状好转，提示药中病机，去行气力强之槟榔。三诊患者症状基本好转，守原方巩固疗效。同时嘱患者保暖，慎生冷饮食，加强运动，避免复发。

第三节　　胆汁反流性胃炎

一、疏肝泄热，和胃止痛法治胆瘅肝胃郁热案

患者，女，75 岁。2023 年 03 月 16 日初诊。

主诉：剑突下疼痛 1 个月余。现病史：患者诉 1 个月前无明显诱因出现剑突下疼痛，于当地医院住院诊断为"反流性胃炎、胆汁反流"，服药后症状稍缓解，但仍反复发作。现症见：剑突下疼痛，伴腹痛，肠鸣音甚，其余未诉特殊不适，情绪稍急躁，纳一般，寐一般，大便不规律，日解 1～3 次，质干，量少，小便调。苔白，根部稍厚，舌底脉络迂曲，脉弦涩。

西医诊断：胆汁反流性胃炎。

中医诊断：胆瘅（肝胃郁热证）。

治法：疏肝泄热，和胃止痛。

予肝胃百合汤加减，处方：百合 10 g，醋北柴胡 5 g，郁金 10 g，丹参 15 g，白及 10 g，煅瓦楞子 15 g，黄芩 10 g，醋延胡索 10 g，佛手 10 g，合欢皮 20 g，刺五加 20 g，贯叶金丝桃 6 g，炒白扁豆 20 g，佩兰 20 g，木香 6 g，砂仁 6 g，西洋参 5 g，紫苏梗 10 g，醋香附 10 g。9 剂。水煎服，每日 1 剂，早晚温服。

2023 年 9 月 25 日二诊：患者诉服上方后诸症减轻，剑突下现偶有疼痛，情绪仍焦虑，腹痛较前减轻，纳可，寐稍安，大便每日 1～2 次，质可成形，小便调。舌苔较前稍薄。守上方加乌药 15 g，藿香 15 g，豆蔻 30 g。14 剂，服法同前。

按语：《丹溪心法·六郁》所云："气血冲和，万病不生，一有怫郁，诸病生焉。故人身诸病多生于郁。"脾气不升，胃气不降，肝失条达，气机郁滞不通，日久郁而化热，肝主疏泄失调，故胆汁上逆入胃发病。此外，中医学认为胆汁反流性胃炎的发生与中医证候类型有一定关联，肝胃郁热型为临床较为常见证型，治疗应以疏肝泄热和胃为主。朱莹教授根据多年的临床经验，以百合汤为底方，加减化裁使用肝胃百合汤治疗该疾病，疗效甚佳。该方中柴胡、郁金疏肝解郁、理气和胃；百合、炙甘草滋阴润胃、益气补中，扶中土而抑肝木；乌药温而不燥，行气解郁，川楝子味苦性寒，疏肝泄热，二者相伍，加强疏肝和胃之功，去其弊而扬其长，于气阴亦无损；丹参活血通络，与郁金同用祛瘀以生新；黄芩清热泻火，与川楝子相合，清解肝胃之郁热；其余中药对症治疗。纵观全方，以疏肝和胃为大法，使肝胃调和，升降复常，又能活血化瘀、清热泻火，使瘀去络通、火清热除。

二、寒热平调，消痞散结法治痞满寒热错杂案

患者，男，46 岁。2021 年 3 月 15 日初诊。

主诉：间断胃脘部胀痛 2 年余，加重 1 周。现病史：患者于 2 年前无明显诱因出现上腹部胀满疼痛，间断发作，尤以餐后为甚，未系统诊治，1 周前无明显诱因加重，前往我院完善胃镜检查提示：慢性非萎缩性胃炎（胆汁反流）。现症见：胃脘部胀痛，偶泛酸，恶心嗳气，胃内烧灼感，晨起口苦，口中异味。平素常感周身乏力，且工作压力大，情绪不佳，两胁隐痛，时有心烦，夜寐不安。纳呆，食后不消，大便 2 日 1 次，不成形。舌淡，苔薄白，脉沉弦。

西医诊断：胆汁反流性胃炎。

中医诊断：痞满（寒热错杂证）。

治法：寒热平调，消痞散结。

予半夏泻心汤加减，处方：姜半夏 9 g，黄连 9 g，黄芩各 9 g，旋覆花（包煎）15 g，赭石（先煎）20 g，白术 30 g，枳实 10 g，厚朴 10 g，陈皮 10 g，党参 10 g，香附 10 g，合欢皮 20 g，佛手 6 g，大黄（后下）3 g，焦槟榔 6 g，干姜 3 g，生姜各 3 g。7 剂，水煎服，每日 1 剂，早晚温服。

2021 年 3 月 22 日二诊：患者自诉服药 2 日后胃脘明显舒适，胀痛发作次数较前减少，仍偶有胃脘部烧灼感，大便干，每日 1 次，纳差，舌淡，苔薄白，脉弦。按初诊方加炒神曲 20 g，炒麦芽 20 g，炒谷芽 20 g。7 剂，服法同前。

2021 年 3 月 29 日三诊：患者诉大便改善，每日 1 次，纳可，情绪轻松，寐差，易醒，余无不适，舌淡苔薄白，脉沉弦。按上诊方加炒酸枣仁 20 g，远志 15 g。14 剂，服法同前。

按语：《伤寒论》149 条："伤寒五六日，呕而发热者，柴胡汤证具，而以他药下之，柴胡证仍在者，复与柴胡汤。此虽已下之，不为逆……但满而不痛者，此为痞，柴胡不中与之，宜半夏泻心汤。"半夏泻心汤出自《伤寒论》，是治疗寒热错杂的经典代表方，用于治疗寒热错杂型疾病。半夏泻心汤之寒热错杂并不是寒邪与热邪，寒者为其素体胃中虚冷，凝滞不解，热者为虚阳不得舒，寒热相结而成痞，其本质为虚实夹杂。方中半夏、干姜味辛，可温中祛寒，以散中焦之痞结，助脾升发清阳；黄芩、黄连性味苦寒，善于通泻降浊，与半夏、干姜配伍则苦辛合用，调畅中焦气机；同时寒温并用，调脾胃，调气机，调虚实，从而以达寒热平调之用。配伍甘温补气、健脾和中的人参、大枣和甘草，意在修复中焦受损脾土，助中焦之气运转。脾充胃健，中气十足，则升降复常，气机顺畅，痞结自消；其余中药对症治疗。纵观全方，其胃虚是根本，半夏泻心汤治疗寒热错杂痞以温补脾胃、益气助运为根本，兼调寒热。

三、利湿化浊，清热解毒法治痞满湿毒内生案

患者，女，47 岁。2018 年 1 月 10 日初诊。

主诉： 胃脘部胀满不适 1 个月余。患者诉 1 个月前无明显诱因出现胃脘部饱胀不适，前往娄底市中心医院完善胃镜检查提示：慢性浅表性胃炎伴胆汁反流。自服"双歧杆菌""肠炎宁"未见改善。现症见：胃脘部饱胀，嘈杂反酸，身重困倦，晨起口干、口苦，偶有头痛、眩晕，食少纳呆，寐差，入睡困难，小便短赤，大便略干，舌质红，苔黄腻，脉滑数。

西医诊断： 胆汁反流性胃炎。

中医诊断： 痞满（湿毒内生证）。

治法： 利湿化浊，清热解毒。

予甘露消毒丹加减，处方： 滑石 20 g，黄芩 15 g，茵陈 30 g，石菖蒲 15 g，川贝母 15 g，木通 15 g，藿香 15 g，连翘 15 g，白豆蔻 15 g，薄荷 15 g，射干 15 g，海螵蛸 10 g，白及 10 g。7 剂。水煎服，每日 1 剂，早晚温服。

2018 年 1 月 17 日二诊：患者脘腹痞满稍减轻，嘈杂反酸明显减轻，饮食欠佳，无口干、口苦，舌红苔薄黄，脉滑。前方去黄芩、茵陈、海螵蛸、白及，加入党参 15 g、茯苓 15 g、陈皮 15 g、半夏 15 g、鸡内金 20 g、神曲 20 g、麦芽 20 g。14 剂。水煎服，每日 1 剂，早晚温服。

按语：甘露消毒丹由清代医学家叶天士所创立，最早记载于清代医家魏之琇的《续名医类案》，后被清代温病学家王孟英收录于《温热经纬》。在《续名医类案》《医效秘传·卷一·瘟疫》中均提到"时毒疠气……病从湿化者……湿邪犹在气分，用甘露消毒丹治之"。朱莹教授基于自己多年临床经验，以此方为基础，围绕"湿热毒壅滞"为核心病机而立法处方。甘露消毒丹以用量大的滑石、茵陈、黄芩为君药，燥湿利湿、清热解毒，正合湿热毒壅滞之病机；以白豆蔻、藿香、石菖蒲为臣以芳香行气化湿，以射干、川贝母、薄荷、木通、连翘为佐使药，清热利湿，解毒利咽。诸药合用，利湿化浊，清热解毒，使湿热毒之邪俱除。此外，方中藿香芳香化浊，宣透上焦之湿；白蔻仁、石菖蒲宣化中焦之湿；茵陈、滑石、木通渗利下焦之湿，从而三焦分消以治湿。另用薄荷、连翘、射干、黄芩、川贝母清热解毒、清利咽喉、清热化痰以治热，达到上解、中化、下利之功，用于湿热毒弥漫三焦的治疗。纵观全方可知，该制方特点体现在集化湿、清热、解毒于一体，可用于湿热毒壅滞者。

第四节　　慢性萎缩性胃炎

一、疏肝健脾，和胃止痛法治胃痛脾胃虚弱、肝郁气滞案

患者，女，55岁。2021年10月13日初诊。

主诉：反复胃脘部疼痛1年余，再发半个月余。现病史：患者1年前无明显诱因出现胃脘部疼痛，半个月前无明显诱因胃脘部疼痛再发加重，在某中医药大学第一附属医院门诊完善胃镜检查提示：①萎缩性胃炎（C-2）；②幽门黏膜改变：炎症？其他；③胃底黏膜下隆起性质待定。病理检查结果：（幽门）黏膜中度慢性浅表性炎伴中度肠化；（胃窦、胃角）黏膜轻度慢性浅表性炎伴轻度肠化。未行特殊处理。现症见：胃脘部疼痛，隐痛为主，如蚂蚁啃咬，呈持续性，伴胃脘部饱胀感，进食后加重，头晕眼花，畏寒，易汗出，神疲乏力，口干口苦，口中异味，纳差，寐差，小便色稍黄，大便日解2~3次，色黄质稀。舌淡红，苔薄白，脉弦。既往有"焦虑症"病史，半个月前停药。

西医诊断：慢性萎缩性胃炎。

中医诊断：胃痛（肝郁脾虚证）。

治法：疏肝健脾、和胃止痛。

予柴芍六君子汤加减，处方：

醋柴胡5 g，白芍10 g，法半夏10 g，陈皮5 g，茯苓15 g，甘草5 g，炒麦芽10 g，炒莱菔子10 g，薏苡仁30 g，醋莪术10 g，土炒白术10 g，郁金10 g，贯叶金丝桃6 g，合欢皮20 g，炒酸枣仁10 g，姜厚朴10 g，麸炒枳实10 g，炒稻芽10 g，太子参20 g，醋延胡索10 g。14剂。水煎，每日1剂，分早晚温服。另嘱患者每日保持半个小时以上的锻炼时间。

2021年10月27日二诊：患者诉症状好转，胃脘部蚂蚁啃咬感消失，在上方基础上加补骨脂10 g，黄芩5 g，山药20 g。14剂，服法同前。

2021年11月10日三诊：患者症状进一步好转，口苦、口中异味明显减

轻，去黄芩，加建曲6 g，炒菟丝子6 g。14剂，服法同前。守方继服2个月，患者诉已无胃胀胃痛等症状。

按语： 中医学认为，胃痛以胃气郁滞、失于和降、不通则痛为基本病机，其病位在胃，与肝、脾密切相关。胃痛的治疗以理气和胃止痛为大法，旨在疏通气机，通而痛止，即所谓的"通则不痛"。然在使用理气和胃之法时，还必须根据不同证候，采取相应治法。如实证者，应区分寒凝、气滞、胃热、血瘀，分别给予散寒止痛、疏肝解郁、清泄肝胃、通络化瘀治法；虚证者当辨虚寒与虚热，分别治予温胃健中或滋阴养胃。朱莹教授认为，胃脘痛病位虽然在胃，但与肝、脾密切相关，情志因素是发病的诱因，脾胃亏虚是发病的根本，生滞生痰是疾病的发展过程，形气神受损是疾病的发展结果，故治疗时当以虚立论，酌加健脾益气之品，以补为通。本例患者病程1年余，脾胃亏虚，既往有焦虑症病史，半个月前停药，情志因素诱发，肝气郁结，脾虚肝乘，脾胃失于濡养，气机升降失司，出现胃脘部隐痛、胃脘部饱胀感、口苦、纳差、头晕眼花、大便质稀等一系列症状。脾胃亏虚，失于运化水湿，困阻气机，聚而生痰，胃镜下可见胃黏膜细颗粒状，病理组织学可见肠化。舌脉亦可佐证。治以疏肝健脾、行气止痛之法，选方柴芍六君子汤加减。太子参、白术、茯苓、甘草四药组成四君子汤以健脾益气；柴胡苦辛微寒，入肝胆经，条达肝气疏郁结，白芍酸甘，柔肝止痛，二者散中有收，合奏疏肝解郁柔肝止痛之功；陈皮苦辛温，入脾经，善理气健脾，行脾胃气滞，半夏辛温，入脾胃经，善降逆消痞，二者合用共奏健脾理气，和胃降逆之功。加用炒麦芽、炒莱菔子、炒稻芽以健脾益胃，厚朴、枳实理气消胀，太子参、白术健脾益气，延胡索理气止痛；选用郁金、贯叶金丝桃、合欢皮、炒酸枣仁解郁安神；选用薏苡仁健脾渗湿，莪术活血化瘀。全方共奏疏肝健脾、和胃止痛之效。另嘱患者锻炼，以增强形体，调畅气机，疏畅情志。随着生物-心理-社会医学模式及心身疾病概念的提出，心理因素逐渐受到各医家的重视。朱莹教授在治疗胃脘痛的过程中，尤其重视患者情志的调节。针对肝气郁结的患者，在投以柴胡、薄荷、合欢皮、佛手、郁金、香附等疏肝解郁药的同时，常常加以言语引导，耐心劝解，助其解开心结。在安抚疏导的同时，鼓励其积极参加锻炼，如饭后散步、跳舞等活动分散注意力，往往事半功倍。二诊考虑患者大便质稀，加用补骨脂温脾止泻、山药健脾止泻；考虑患者口苦、口中异味，加黄芩清热利湿。三诊患者口苦、口中异味明显缓解，去黄芩，加建曲消食健脾，菟丝子补益肝肾。经治疗后，患者形气神得以调整恢复，诸症减轻。

二、清热化湿，理气和中法治胃痞脾胃湿热案

患者，男，42 岁。2020 年 7 月 10 日初诊。

主诉： 胃痛、胃中灼热 2 年余，再发加重 1 周。患者诉近 2 年因饮食不规律出现胃脘疼痛、胃中灼热，未行检查，不适时自服奥美拉唑，初效尚可。1 周前大量饮酒后前症再发并加重，服奥美拉唑、铝碳酸镁无效，行胃镜检查示慢性萎缩性胃炎；病理检查示：（胃窦）黏膜萎缩（轻度），肠上皮化生（轻度），胆汁反流（－）。碳 13 呼气试验：Hp（－）。现症见：胃脘疼痛，胃脘灼热，偶伴胃胀，口干口苦口臭，纳少，寐安，大便黏滞不爽，小便可；舌质红，苔黄厚腻，脉滑数。

西医诊断： 慢性萎缩性胃炎。

中医诊断： 胃痞（脾胃湿热证）。

治法： 清热化湿，理气和中。

予黄连温胆汤加减，处方： 黄连 6 g，法半夏 10 g，竹茹 10 g，茯苓 15 g，麸炒枳实 10 g，白豆蔻 10 g，佩兰 10 g，薏苡仁 30 g，淡竹叶 10 g，炙甘草 6 g。14 剂。水煎，每日 1 剂，早晚温服。

2022 年 7 月 25 日二诊：服上方后胃脘疼痛程度及频次较前均减，饮食不慎时胃脘灼热发作，餐后常胃胀，口苦口臭减轻，食欲欠佳，大便较前成形，质偏黏；舌红，苔黄微腻，脉数。上方去淡竹叶，加炒麦芽、山楂、建曲各 10 g。14 付，服法同前。

2022 年 8 月 8 日三诊：胃脘疼痛明显减轻，余症基本消失，守上方续服 14 剂以善其后。嘱患者戒酒、规律饮食、调畅情志，半年后随访未再发作。

按语： 黄连温胆汤是在温胆汤的基础上加入黄连逐步发展而来的。温胆汤为唐代孙思邈所创，出自《备急千金要方》，书中言其主治证为："大病后虚烦不眠，此胆寒故也。"后世方书亦有论述，如《医方集解》曰："胆虚痰热不眠，虚烦惊悸，口苦呕涎。"清代王孟英《温热经纬》曰："温胆汤……是以虚烦惊悸者……热呕吐苦者。"陆子贤《六因条辨》曰："身热不壮，汗出不解，舌苔黄腻，烦闷欲呕，黄连温胆汤治之。"《医宗金鉴》曰："温胆汤治热呕吐、虚烦、惊悸不眠，痰气上逆。"温胆汤具有理气化痰、清胆和胃之功，主治胆

胃不和、痰热内扰证。而加入之黄连，具有清热燥湿、泻火解毒的功效，善去中焦湿热；半夏降逆和胃；陈皮燥湿化痰；竹茹清热化痰、止呕除烦；茯苓健脾渗湿。全方配伍以清热痰、畅气机，使受痰热内扰之胆胃得以清宁而和。将本方作为治疗肠上皮化生的经典方，主要抓住了本方具有清热化湿，理气和中功效的特点。朱莹教授强调临床诊疗应抓住主要病机，分清主次，明确虚实缓急，做到郁者行之，结者散之，滞者通之，虚者补之。疾病在发生、发展过程中的变化都应在加减用药中体现，应以证立法，方随法出，并因人而异，以求药达病所，病无所存。该患者虽病程较久，但病性为实，痰湿内阻，且热相明显，邪气阻滞气机，脾胃升降失调，故见胃痛、胃胀、灼热；脾运失常而纳差；痰热扰胆，上犯于口而见口苦，热可伤津故见口干；痰湿热内阻，可见舌红，苔黄厚腻，脉滑数，初诊痰湿热相较重，故以黄连温胆汤加减清热化痰；痰湿热内阻，脾胃运化不及，故二诊予炒麦芽、山楂、建曲助运脾胃。三诊结合症状、舌脉可见湿热减轻，脾胃运化功能恢复，诸症缓解，续予前方继续服用以巩固疗效。

三、健脾益气，理气开郁法治胃痛脾胃气虚案

患者，女，55 岁。2020 年 8 月 4 日初诊。

主诉：胃脘部不适伴反酸 5 年余。现病史：患者自诉曾于外院多次行胃镜检查及活检，结果提示慢性萎缩性胃炎伴肠化生，前往当地人民医院寻求西医治疗后症状缓解不佳。患者既往有高血压及焦虑症病史，因胃镜提示慢性萎缩性胃炎伴肠化生，故更为焦虑，长期服用降压药及黛力新。现症见：胃脘部疼痛，进食后腹胀明显，气短乏力，伴嗳气反酸，纳差，寐一般，大便少，成形，小便可；舌尖红，苔白腻，脉沉细。

西医诊断：慢性萎缩性胃炎。

中医诊断：胃痛（脾胃气虚证）。

治法：健脾益气，理气开郁。

予香砂六君子汤加减，处方：木香 6 g，砂仁 6 g，党参 15 g，延胡索 10 g，郁金 10 g，石菖蒲 15 g，茯苓 15 g，白术 15 g，法半夏 10 g，浙贝母 15 g，海螵蛸 20 g，甘草 6 g。7 剂。水煎，每日 1 剂，早晚温服。

2020 年 8 月 15 日二诊：患者仍觉上腹部腹胀，心情不舒，胸闷，口淡，纳差，眠差，大便少。碳 13 呼气试验提示阳性。予四联疗法治疗 14 日。中药

治疗以健脾益气、养血安神为法，用药在初诊方基础上去海螵蛸、浙贝母，加首乌藤 30 g、酸枣仁 10 g。7 剂，服法同前。

2020 年 9 月 7 日三诊：患者诉上腹部腹胀缓解，纳可，咽痛，眠差，易烦，大便少，仍十分担心疾病进展为胃癌。中药治疗用药在二诊方基础上加玫瑰花 10 g，合欢皮 20 g。7 剂，服法同前。并嘱患者清淡饮食，快走或慢跑以改善不良情绪。另予摩罗丹，以改善慢性萎缩性胃炎的胃黏膜炎症。

2020 年 9 月 28 日四诊：患者诉症状明显好转。嘱停四联药 1 个月后可复查碳 13 呼气试验，嘱停服中药汤剂，并继续服用摩罗丹。后随诊发现患者无上腹痛等不适，嗳气反酸减轻，纳可。

按语：脾胃者，土也；肝者，木也。五行之中，木克土，为承也。先天之本乃为肾，人体后天之本为脾胃之气，"内伤脾胃，百病由生"。气者，阳也；血者，阴也；气行则血行，气滞则血瘀。胃为水谷之海，多气多血，五脏六腑之升降出人，无器不有。脾主升清，胃主降浊，脾升胃降，则清气上升，浊气下降，反常则为腹胀、便秘。心火下降，肾水上升，水火既济。反常则失眠、心烦；肝气升于左，肺气降于右，反常则为咳喘、郁证。《黄帝内经》云"正气存内，邪不可干""邪之所凑，其气必虚"，其诸症蜂起，非气虚血瘀、肝胃不和、正虚邪实乎？香砂六君子汤中以党参生津益肺、健脾养血为君。臣以白术健脾利水、养气燥湿。佐以茯苓渗湿健脾；陈皮芳香醒脾，理气止痛；法半夏化痰湿；砂仁健脾和胃，理气散寒。甘草则具有补脾益气，清热解毒，祛痰止咳，缓急止痛，调和诸药的功效。全方扶脾治本，理气止痛，标本兼顾。该患者病程较长，初诊症状以上腹部疼痛为主，中医辨病辨证为"胃痛（脾胃气虚证）"。治疗以健脾益气为法，首诊予党参、茯苓等健脾益气，结合患者嗳气反酸等症状，加用浙贝母、海螵蛸药对制酸，酌情加入郁金、石菖蒲清心化痰，以求标本同治。治疗过程中患者胃痛、腹胀症状逐渐改善，出现寐差症状，予首乌藤、酸枣仁安眠；予摩罗丹改善慢性萎缩性胃炎的胃黏膜炎症，汤丸合用，长期调理。

朱莹教授认为中医药可以使该病症状减轻或消失，但缺乏客观的诊断和痊愈标准，胃镜的使用是中医望诊的延伸，因此朱莹教授衷中参西，参考内镜病理检查结果明确疾病所处阶段和治疗效果。朱莹教授认为蒲公英清胃而不伤胃，有很好的抗 Hp 作用，枳实、炒莱菔子促进胃肠蠕动，白花蛇舌草、半枝莲清热解毒，抗肿瘤。组织活检结果为肠上皮化生和不典型增生的，酌加活血化瘀之药，如莪术、三棱、三七、丹参、白花蛇舌草。因肠上皮化生为癌前病变，要知晓传变，运用中医治未病理论指导治疗，防止进展，逆转肠化。对于焦虑抑郁症状严重，短时间内难以用中药调整的，可配合抗焦虑、抗抑郁药。一方面，发挥西药作用迅速、起效快的优势；另一方面，中药的使用可以降低药物不良反应，改善机体的体质状态，采用阶梯疗法，逐步减药。

第五节 胃溃疡

一、疏肝和胃，行气泄热法治胃疡肝胃不和，郁热化火案

患者，男，65 岁。2022 年 10 月 12 初诊。

主诉：上腹部疼痛反复发作 10 余年，再发 1 周。现病史：患者 10 余年前无明显诱因出现上腹部隐痛，曾就诊于多家医院，胃镜检查提示：胃、十二指肠球部复合性溃疡（A2 期），予以抑酸、护胃等药物治疗后上症稍缓解。1 周前上症再发，未行特殊处理。现症见：胃脘部阵发灼热疼痛，多因饥饿或情绪激动时诱发或加剧，进食后可暂时缓解，伴胸胁胀满，嗳气泛酸，饮食减少，口苦而干，神情抑郁，大便稍结，小便色黄，夜寐欠安，形体消瘦，舌红苔黄少津，脉弦数。

西医诊断：复合型溃疡（A2）。

中医诊断：胃疡（肝胃郁热证）。

治法：疏肝和胃，行气泄热。

予肝胃百合汤加减，处方：百合 15 g，柴胡 10 g，川楝子 10 g，乌药 10 g，郁金 10 g，丹参 15 g，黄芩 10 g，合欢皮 15 g，白及 10 g，白芍 15 g，黄连 6 g，吴茱萸 2 g，甘草 6 g。7 剂。水煎，每日 1 剂，早晚温服。

2022 年 10 月 19 日二诊：胃脘痛已明显减轻，现仍口咽干燥，上方加沙参、麦冬各 10 g。7 剂，服法同前。

2022 年 10 月 26 日三诊：无明显上腹部疼痛，余症消失，守上方续服 7 剂以巩固疗效，服法同前。复查胃镜检查示：黏膜光滑，溃疡面消失，疾病痊愈。

按语：中医认为胃疡是由于胃络受损、气血失调所引起的胃脘部周期性、节律性疼痛。其病机在于胃气郁滞，胃失和降，不通则痛。病位主要在胃，涉及肝、脾。初起多为实证，病位主要在胃，间可及肝；日久常见虚证，病位主

要在脾，由气及血，致气血同病，亦有虚实夹杂，或脾胃同病，或肝脾同病。本例患者上腹部疼痛反复发作 10 余年之久，朱莹教授审证察机，患者疼痛日久，久病入络，脾胃受损；邪热犯胃，故见胃脘灼热疼痛，肝胆互为表里，肝热夹胆火上乘，故见口干口苦；气郁伤肝，肝失疏泄，故见肝经循行的胸胁之处胀满；肝胃郁热，逆而上冲，故见泛酸、烦躁易怒；热邪煎灼津液，故见大便秘结。舌红苔黄为里热之象，脉见弦数，乃肝胃郁热之证。治以疏肝和胃，行气泄热，运用"土得木而达"这一传统理论，选方肝胃百合汤加减。肝胃百合汤药仅柴胡、黄芩、百合、丹参、乌药、川楝子、郁金 7 味，却是由"金铃子散""百合汤""丹参饮"颠倒木金散""小柴胡汤"多方化裁而出。方选"颠倒木金散"去木香，选"小柴胡汤"不用法夏，选"丹参饮"去檀香、砂仁。因木香、法夏、檀香、砂仁均属辛香温燥之品，能收到暂时止痛之效，但久用则反而加重病情。乌药虽温，但不刚不燥，能顺气降逆，舒畅胸膈的逆气，与苦寒性降的川楝子为伍，相互抑其弊，而扬其长，于气阴无损。故取性平之柴胡，性寒之川楝子，微凉之郁金，微温之乌药以疏肝解郁、理气和胃。久病致虚，当以补之，但温补易伤胃阴，滋腻之药又碍脾，故重用百合、丹参清轻平补之品，以益气调中、生血、养胃阴。久病入络，气滞血瘀，络损血伤，故用丹参、郁金以活血通络，祛瘀生新。气郁久之化火，血瘀久之生热，本方又取黄芩以清解肝胃之热。合而为之，则标本兼顾，多方协调，不燥不腻，疏理调补相配。既达到较快缓解病情之效，又可久服，从而达到根治之目的。

二、健脾疏肝，和胃止痛法治胃疡肝郁脾虚案

患者，男，32 岁。2022 年 10 月 11 日初诊。

主诉： 反复腹痛 1 年余，再发加重 1 周。现病史：患者诉 1 年前因饮食不节、进食辛辣刺激食物出现腹痛，呈阵发性隐痛，伴腹泻，日解 4～5 次黄色稀水便，无黏液血便，于当地医院完善胃镜检查及 Hp 检测后诊断为"十二指肠溃疡、Hp 感染"。予抑酸护胃及四联抗 Hp 治疗后症状稍缓解，但上症无明显诱因反复发作，腹痛、腹泻较重时多次于当地西医院及中医院就诊，予抑酸护胃、中药汤剂口服等治疗后症状可稍缓解（具体处方用药不详）。1 周前无明显诱因上症再发、加重，为求诊治，遂来就诊。现症见：腹痛，以脐周为主，呈阵发性隐痛，上腹部胀满，进食后加重，反酸，无烧心，无恶心呕吐，腹泻，日解黄色稀水便 2~3 次，完谷不化，进食生冷食物后腹泻加重，无黏液血便，神疲乏力，畏寒肢冷，胸闷无胸痛，情绪紧张时胸闷尤甚，纳欠佳，喜热饮，寐差，多梦易醒，耳鸣，小便可。平素性情急躁易怒。舌淡红，苔薄白，脉弦。

西医诊断：十二指肠球部溃疡（S2 期）。

中医诊断：胃脘痛（肝郁脾虚证）。

治法：健脾疏肝，和胃止痛，化湿止泻。

予柴芍六君子汤合参苓白术散加减，处方：柴胡 6 g，白芍 12 g，法半夏 10 g，陈皮 6 g，茯苓 15 g，甘草 3 g，太子参 20 g，炒白术 10 g，白扁豆 15 g，山药 20 g，莲子 10 g，薏苡仁 30 g，砂仁 6 g，补骨脂 10 g，麦芽 10 g，延胡索 10 g，莱菔子 10 g，高良姜 5 g，郁金 10 g，合欢皮 20 g，白及 10 g，蜜远志 10 g。7 剂，水煎服，每日 1 剂，早晚温服，并嘱患者三餐有节，饮食清淡。

2022 年 10 月 19 日二诊：患者诉上症均改善，腹痛较前明显好转，腹泻缓解，但情绪紧张焦虑时仍有腹泻。现症见：大便色黄溏薄，日 1~2 次，紧张、受凉后腹泻，泻后痛减。舌淡红，苔薄白，脉弦。予上方去柴胡，加防风 10 g，佛手 10 g，贯叶金丝桃 3 g，共 7 剂。并予患者情志疏导，嘱患者调畅情志，适当运动。

2022 年 10 月 28 日三诊：患者诉腹泻好转，现症见：胸骨后梗阻感，伴胸骨后隐痛，嗳气，无反酸烧心，纳寐可，大便成形，色黄质软，每日 1 次，小便可。舌淡红，苔薄白，脉弦。予二诊方去薏苡仁、延胡索，加厚朴 10 g，枳实 10 g，木香 6 g，旋覆花 20 g。后随诊诸症愈。

按语：患者平素饮食不节，嗜食辛辣刺激之品，长此以往，损伤脾胃而致脾胃虚弱。《黄帝内经·素问·阴阳应象大论》云："怒伤肝，悲胜恐。"本病案患者平素急躁易怒，怒为肝之志，怒气盛，则最易伤肝，肝气郁滞，气机疏泄功能失调，而阻碍脾胃运化。肝气郁结，横逆犯脾，脾气本虚，又为肝气所犯，气机郁滞，运化失职。脾胃虚弱，气血生化乏源，正气充养不足，又逢 Hp 入侵，邪正相搏，邪胜正衰，最终发为溃疡。此案患者症状复杂，但其病机无外乎脾虚、肝郁、外邪三者。故其症见胸闷不舒，且受情绪影响等肝郁表现；脾胃虚弱，运化无力，故见上腹部胀满，进食后加重，纳差等食积之征，脾虚生湿，而见完谷不化，脾阳亏虚，温煦无力，故进食生冷则腹泻加重。脾虚久病，气血生化乏源，殃及它脏，心神失养，而见神疲乏力、多梦易醒，阳气不足，无以温煦四肢，无以卫表，故见畏寒肢冷等症。朱莹教授认为，治疗此证，当以恢复脾胃功能为要。四君子汤为补益脾胃基础方，《太平惠民和剂局方》中言及四君子汤："荣卫气虚，脏腑怯弱。心腹胀满，全不思食，肠鸣泄泻……宜服之。"佐以疏肝解郁，配合饮食情志调摄。故选柴芍六君子汤合参苓白术散加减。方中柴胡味苦、辛，性微寒，入肝、胆经，为疏肝解郁之要药；白芍苦酸，微寒，入肝、脾经，具有养血敛阴，柔肝止痛之效，二者配伍刚柔相济，相辅相成，除芍药之腻，又缓柴胡之性，体用兼顾，互为制约，颇符合肝的生理特性；麦芽健脾和胃之余又可疏肝行气；四君子汤中太子参益气但不升提、生津而不助湿、扶正却不恋邪、补虚又不峻猛，白术苦温，健脾燥湿，茯苓甘淡，健脾渗湿，茯苓、白术合用，健脾祛湿之效佳，甘草调和诸药；佐以理气散逆之陈皮，燥湿除痰之法半夏，与白扁豆、山药、莲子、薏苡仁、砂仁等配伍，又合参苓白术散之意。脾胃喜甘而恶秽，喜燥而恶湿，喜利而恶滞，太子参、白扁豆、甘草，味之甘者也；白术、茯苓、山药、莲肉、薏苡仁，甘而微燥者也；砂仁辛香而燥，可以开胃醒脾；桔梗甘而微苦，甘则性缓，故为诸药之舟楫，苦则喜降，则能通天气于地道矣。加以延胡索行气止痛，莱菔子健脾消食，合欢皮、蜜远志宁心安神，白及敛疮生肌，补骨脂止泻助阳，高良姜温通脾胃，诸药合用，达疏肝健脾，和胃止痛，化湿止泻之功。二诊时患者腹痛缓，以紧张、受凉后腹泻为主症，此为肝郁乘脾之征，脾虚肝旺，木乘脾土，脾失健运。吴昆云："泻责之脾，痛责之肝……脾虚肝实，故令痛泻。"治宜补脾抑肝，祛湿止泻。故以防风易柴胡，而成痛泻要方。方中白术苦甘而温，补脾燥湿以治土虚，为君药。白芍柔肝缓急止痛，与白术相配，于土中泻木，为臣药。佐以陈皮辛苦而温，燥湿健脾，理气和胃。升散之防风，与术、芍相伍，香能舒脾气，辛能散肝郁，又有燥湿而止泻之功，为脾经引经之药，故兼具佐使之用。四药合用，达补脾胜湿而止泻，柔肝理气而止痛之功，使脾健肝柔，痛泻自止。加以佛手，与郁金成对，助其行气解郁之功。情志疏导之余又以贯叶金丝桃抗焦虑抑郁。三诊时因湿去脾健，腹痛腹泻愈，故去薏苡仁、延胡索，又见胸骨后梗阻感，伴胸骨后隐痛、嗳气等症，此时为肝气郁滞之象，以厚朴、枳实宽中下气，配合木香、旋覆花下气降逆后诸症自愈。

三、温胃补脾，建中补虚法治胃疡脾胃虚寒、中气不足案

患者，男，50 岁。2020 年 6 月 5 日初诊。

主诉：胃脘隐痛 5 年余。现病史：患者自诉 5 年余前无明显诱因出现胃脘隐痛，反复发作，半年前在当地医院消化科就诊并行胃镜检查，胃镜诊断：糜烂性胃炎，胃溃疡多发 A2－S1 期。现症见：胃脘隐痛，喜温喜按，反酸，时觉心悸，精神差，手足冷，口干不欲饮，纳差，不欲食，食不慎则痛胀，入睡困难，大便溏，舌质淡暗，苔白水滑，舌下脉络轻度迂曲，脉弱，重按无力。

西医诊断：胃溃疡（A2－S1）。

中医诊断：胃疡（脾胃虚寒、中气不足证）。

治法：温胃补脾，建中补虚。

予黄芪建中汤加减，处方：黄芪 20 g，桂枝 10 g，白芍 10 g，红景天 10 g，茯神 10 g，煅赭石 20 g，煅龙骨 20 g，煅牡蛎 20 g，白及 10 g，桃仁 10 g，甘草 6 g，旋覆花 20 g，生姜 3 片，大枣 3 枚。7 剂。水煎，每日 1 剂，早晚温服。

2020 年 6 月 13 日二诊：药后症减，胃痛时轻时重，反酸减轻，精神状态改善，腹胀明显，手足冷，纳眠差，大便溏，舌淡苔水滑，舌下脉络迂曲，脉弦细。守方改黄芪 30 g，茯神 20 g，首乌藤 15 g，加木香 6 g，砂仁 6 g，高良姜 3 g，厚朴 15 g。

2020 年 6 月 22 日三诊：药后效显，胃中隐痛症减，腹胀仍作，手足冷改善，纳食增加，但仍难以入眠，大便成形，舌脉同前。诸症减故守方，减煅龙骨、煅牡蛎量至 10 g，继服 7 剂。

2020 年 7 月 1 日四诊：药后效显，诸症均减轻，胃痛偶发，腹胀基本消失，纳可，睡眠质量有改善，大便成形，舌淡苔白，脉弦。守方继服 14 剂，巩固疗效。

按语：《太平圣惠方·治脾脏冷气攻心腹疼痛诸方》："夫脏腑气虚，脾胃虚弱，阳气不足，阴气有余，邪冷之气内搏于足太阴之经……正气与邪气交争，上下相击，故令心腹疼痛也。"阐释了脾胃虚弱，阴阳相搏而致胃脘痛。《景岳全书》云："气血虚寒不能营养心脾者，最多心腹痛证，然必以积劳积损及忧思不遂者乃有此病，或心脾肝肾气血本虚。"脾胃虚寒，无以营养，则致

中气虚，气、血、津、液、精等生理物质的供应不足，症状表现以胃脘痛为主。《素问·举痛论》云："寒气客于肠胃之间，膜原之下，血不得散，小络急引故痛。"寒滞中焦而致胃脘疼痛。《圣济总录·虚劳心腹痛》云："虚劳之人，气弱胃虚，饮食伤动，冷气乘之，邪正相干……故令心腹俱痛也。"则强调脾胃虚弱的情况下，寒邪、饮食等皆可致痛。综上而言，致痛者，理当责于脾胃之虚寒，脾胃虚寒而无以荣，不荣则痛。黄芪建中汤出自汉代张仲景《金匮要略·血痹虚劳》"虚劳里急，诸不足，黄芪建中汤主之"，专用以治疗虚性病症，而就其症状，《金匮要略·血痹虚劳》云"男子脉虚沉弦，无寒热，短气里急，小便不利，面色白，时目瞑，兼衄，此为劳使之然""劳之为病，其脉浮大，手足烦，春夏剧，秋冬瘥，阴寒精自出，酸削不能行"，分别论述了脾胃虚弱、中焦不足所致腹痛里急、短气、小便不利、面白、目瞑等诸虚症。黄芪建中汤条文强调"里急"二字，提示此方所治为脾胃虚弱、中气不足所致"里急"为主症的疾病，脾胃虚弱，气血无以荣之，见腹中拘急不舒，痉挛疼痛。黄芪建中汤又于"里急"之后提及"诸不足"，原文互参，加之对黄芪功效的理解，指中气虚，气、血、津、液、精等生理物质的供应不足的症状。故《金匮要略心典》云："里急者，里虚脉急，腹中当引痛也。诸不足者，阴阳诸脉并俱不足。"黄芪建中汤由黄芪、饴糖、桂枝、白芍、生姜、大枣、甘草组成，方中黄芪性温味甘，温分肉，补元气，托疮疡，促进胃部肌肉气血运行而助溃疡之愈合，如李杲编撰《珍珠囊药性赋》总结性提出黄芪"其用有四：温分肉而实腠理，益元气而补三焦，内托阴证之疮疡，外固表虚之盗汗"。

本证患者胃溃疡5年余，期间反复治疗，未愈，时感隐痛，拘急不舒，喜温喜按，乃久病脾胃虚弱，肌肉不能禀水谷气，日久缺乏津液濡润所致，此即"气血虚寒不能营养心脾者，最多心腹痛证"；反酸、嗳气乃因气机运转失司，气无以通达行走，脾土虚弱，清者难升，浊者难降，谓之"阴不升阳不降"；心慌心悸，精神差，寐差，说明脾虚不运，无以"散精"于心肺，营养物质供应缺乏；便溏，手足冷，舌淡苔水滑，脉弱，说明脾虚无以运水湿，以致濡泻，水停中焦，阻滞气机，阳气无以外达以荣四末。辨证脾胃虚寒，中气不足，治当建中补虚、温阳益气为主，故选方以黄芪建中汤化裁，方中用甘温之黄芪建固中焦，补脾益气，芍药、甘草相和以止痛，桂枝温通助阳化气，红景天益气活血通脉，桃仁以祛瘀，茯神、首乌藤助眠。因患者为胃溃疡患者，加煅龙骨、煅牡蛎以制酸止痛，敛疮生肌。再加生姜、大枣为引，甘温缓急，调和诸药。患者二诊时，胃脘痛缓减，反酸减轻，其余诸症均有缓解，提示辨证用方无误，故守方加减，初诊药后胃脘痛时轻时重，故加大黄芪剂量，温分肉，益元气；苔水滑，便溏等症状，提示中焦气滞，水湿不运，故守方加木香、砂仁，以行气化湿；手足冷，加良姜以温中；眠差加大茯神、首乌藤剂量；腹胀明显，加厚朴。三诊时，药效明显，胃痛症减，腹胀仍发，恐煅龙骨、煅牡蛎收涩所致，故减煅龙骨、煅牡蛎用量；患者睡眠仍差，苦于难以入睡，故加大茯神、首乌藤用量。四诊时，诸症改善，无其他不适，故原方继服。

第六节　功能性便秘

一、补益肺脾，润肠通便法治便秘肺脾不足，肠腑失濡案

患者，女，68 岁。2019 年 9 月 23 日初诊。

主诉：大便难行 5 余年，加重 4 个月。现病史：患者 5 年前无明显诱因大便难解，常服用肠清茶、番泻叶等泻药后症状缓解，但病症仍反复，近 4 个月来服用以往药物并增大剂量后仍疗效不佳，于外院行肠镜检查未发现肠道明显器质性病变。现症见：排便费力，大便干燥如羊屎状，4～5 日一次，大便时常需手指辅助排便，形体偏瘦，腹部胀满不适，盗汗，偶有头晕自汗，神疲乏力，食欲欠佳，夜寐欠安；舌暗红，苔少，脉细数。

西医诊断：功能性便秘。

中医诊断：便秘（气阴两虚证）。

治法：补益肺脾，润肠通便。

予增液汤合补中益气汤加减，处方：玄参 15 g，麦冬 12 g，生地黄 10 g，黄芪 30 g，生白术 30 g，党参 12 g，紫菀 10 g，杏仁 10 g，火麻仁 30 g，陈皮 6 g，枳壳 10 g，炙甘草 6 g。7 剂。水煎服，每日 1 次，分早晚 2 次温服。

2019 年 9 月 30 日二诊：大便仍偏干，2～3 日一次，腹胀较前减轻，矢气频繁，饮食增加，夜寐好转。上方加肉苁蓉 15 g，再服用 14 剂。

2019 年 10 月 14 日三诊：排便通畅，2 日一次，质软量可，余症全消。嘱患者继服上方 14 剂，改为隔日服用，清淡饮食，多食粗纤维食物，不适随诊。随访 3 个月未复发。

按语：中医学认为，便秘的病位虽在大肠，但与诸多脏腑有关。五脏之中，肺主气、司呼吸，以宣发肃降为常；脾主运化，又与胃共司升降，是以肺脾二脏在大肠传导过程中起最为关键的作用，肺气宣发肃降与脾气健运是肠道推动功能正常的保证。肺脾气虚可致肠道推动无力，糟粕内结，排便不畅，因而补益肺脾法治疗便秘常获良效。且《石室秘录·脏治法》云"肺气之伤，必补脾气，脾气既伤，肺气亦困，故补肺必须补脾，而补脾必须补肺"，故肺脾同补较为常见。朱莹教授认为，便秘一病，常以脏腑虚损为病机本质，且临证时多见老年便秘患者兼有肠燥津亏等虚象，故治疗时当以虚立论，酌加补益肺脾之品，以补为通。本例患者长期排便困难，久病年老体虚，形体偏瘦，当定性为虚。虚人素体气血亏虚，气亏则津液亦不行，血亏则津液无化生之源，终至气、血、津、液皆虚。同时，患者长期久服泻药以助排便，虽解一时之急，然久泻必伤津，阴液随之耗损，令大肠干涩，肠失濡润，故见大便干燥，状如羊屎。患者食欲不佳、神疲乏力、头晕、自汗，为肺脾气虚之征，兼之阴血津液亏损，气阴俱虚，大肠传送无力，糟粕内积，不得下行，见排便费力、腹胀腹满、盗汗、口渴等症。舌脉亦可佐证。治以补益肺脾，润肠通便法，选方增液汤合补中益气汤。以补中益气汤中之黄芪、党参补肺脾之气，助脾胃运化功能得复。朱莹教授在补益脾气时，尤重用生白术，以"白术之功用在燥，而所以妙处在于多脂"，主张重用生白术以通便；《石室密录·腑治法》言"肺燥则清肃之气不能下行于大肠，而肾经之水仅足自顾，又何能旁流以润溪涧矣"，故在补肺气的同时应兼补肺阴，在润肺的同时亦顺应了老年患者"肠燥"的生理特性，上下同治。增液汤出自《温病条辨》"阳明温病，无上焦证，数日不大便，当下之，若其人阴素虚，不可行承气者"，本治阳明温病，阴液耗伤，或素体阴虚而肠失濡润者，本证属后者，取其增水行舟之用。故方中以增液汤之麦冬滋养肺胃津液，玄参、生地黄养阴生津；配合紫菀、苦杏仁宣降肺气、润肠通便，重用火麻仁以加强润肠通便之功；加用枳壳、陈皮行气除满、导滞通便；甘草调和诸药。全方共奏补益肺脾、润肠通便之效。二诊排便困难症状较前缓解，腹胀、纳差等症状有所好转，矢气增多，均为气机渐畅、阴液得复之象，然粪质仍然偏于干燥，故加肉苁蓉益精润肠通便。此方远期疗效稳定，停止服药 3 个月后，便秘诸症未见，说明患者气阴渐复，大肠传导正常，肠燥得润，其便自通。

二、疏肝解郁，行气导滞，健脾养血法治便秘肝郁脾虚，肠腑壅滞案

患者，女，36 岁。2020 年 12 月 16 日初诊。

主诉：大便难解 10 年余。现病史：患者 10 年余前无明显诱因出现排便困难，3~4 日一次，质偏干，症状反复，于我院行肠镜检查未发现明显异常，遂来就诊。现症见：大便 2~3 日一解，时干时黏，排便费力，唇周易生痤疮，双颊部黄斑，精神欠佳，四肢乏力，平素思虑较重，纳谷不香，寐浅多梦，小便黄；舌淡红，苔薄白，脉弦细。

西医诊断：功能性便秘。

中医诊断：便秘（肝郁脾虚证）。

治法：疏肝解郁，行气导滞，健脾养血。

予逍遥散加减，处方：当归 10 g，白芍 10 g，柴胡 6 g，茯苓 10 g，生白术 30 g，甘草 3 g，薄荷 6 g，莱菔子 10 g，柏子仁 10 g，槟榔 10 g，厚朴 12 g，决明子 10 g，野菊花 10 g。7 剂。水煎，每日 1 剂，早晚温服。

2020 年 12 月 23 日二诊：服上方后大便 2 日一次，排便费力感减轻，唇周易痤疮，双颊部黄斑，仍多虑，寐欠安。舌脉大致同前。守原方去槟榔，加合欢皮 20 g，玫瑰花 12 g。14 剂，服法同前。

2021 年 1 月 6 日三诊：排便通畅，1~2 日一次，质软不黏，余症消失。守上方续服 7 剂以巩固疗效，服法同前。嘱其调畅情志，适当加强运动，合理饮食。随访 3 个月未复发。

按语：中医认为便秘病位在肠，通降不利，传导失司是其主要病机。而肝之疏泄亦为影响肠道通降的重要因素之一，肝主疏泄，气机调达，大肠的传导功能正常，则大便排出顺畅；若肝疏泄失常，气机壅滞，大肠传导失职，则糟粕内停，秘结难解。如《金匮要略·浅注补正》所云："肝气既逆，则不疏泄，故大便难。"《金匮翼·便秘》亦曰："气秘者，气内滞而物不行也。"本例便秘 10 余年之久，朱莹教授审证察机，紧扣患者便秘日久，难以排出，伴有焦虑心理的主症。患者大便难解反复 10 余年，长期治疗未愈，一定程度上产生了心理负担，状态焦虑，久郁而伤肝。肝失疏泄，横逆克犯脾土，致肝脾失调，故大便溏结不调，排出费力，脉亦弦细，伴见精神欠佳、四肢乏力、纳差等脾失健运表现；肝气郁久化火，上攻头面则唇周生疮、双颊黄斑，扰动心神则寐差，波及下焦则小便黄。治以疏肝解郁，行气导滞，健脾养血，运用"肝与大肠相通"这一传统理论，选方逍遥散加减疏肝解郁、调和肝脾。方中柴胡、薄荷疏肝解郁，使肝气条达；当归、白芍养血柔肝，兼顾滋阴润肠以通便；白术、甘草、茯苓健脾益气运肠、升清降浊；加槟榔、莱菔子、厚朴顺气导滞，助肠道通降；肝郁易日久化火，火灼津液，更会加重大便燥结之态，故加决明子、野菊花清肝泻火，又以柏子仁养心安神、润肠通便。二诊患者症状改善，提示药中病机，但患者仍多虑、寐差，去攻下行气力强之槟榔，加玫瑰花、合欢皮解郁安神。三诊诸症好转，守原方续服以巩固疗效。方药对症，身心同调，取得良好疗效。

三、益气化湿，行气通便法治湿秘气虚湿盛，肠腑阻滞案

患者，男，35 岁。2022 年 7 月 6 日初诊。

主诉：排便不畅 1 年。现病史：患者自诉 1 年前无明显诱因出现排便不畅，起初未予以重视，1 个月前于中南大学湘雅附二医院完善肠镜检查，未见明显异常，自服乳果糖后疗效欠满意，遂来就诊。现症见：大便不畅，临厕努挣，1～2 日一次，质时干燥如羊屎状，时而稀黏，夹有黏液，自感口中黏腻，肢体困重，食纳尚可，夜寐可，小便正常；舌质淡红，苔白腻，脉濡软。

西医诊断：功能性便秘。

中医诊断：湿秘（气虚湿阻，肠腑阻滞证）。

治法：益气化湿，行气通便。

予香砂六君子汤合麻子仁丸加减，处方：木香 6 g，砂仁 6 g，法半夏 10 g，陈皮 6 g，茯苓 15 g，漂白术 30 g，芡实 10 g，山药 20 g，党参 10 g，火麻仁 30 g，厚朴 10 g，枳实 10 g，杏仁 10 g，白芍 10 g，炒麦芽 10 g。7 剂。水煎，每日 1 剂，早晚温服。

2022 年 7 月 13 日二诊：服上方后诸症好转，大便较前明显通畅，色黄质软，1 日 1 次，未见黏液，口中黏腻感减轻，舌苔白腻较前改善。守原方加山楂 10 g。7 剂。服法同前。

2022 年 7 月 20 日三诊：大便每日一次，成形，诸症悉除，守上方续服 14 剂以善其后。电话随访 3 个月未复发。

按语：《素问·至真要大论》云"太阴司天，湿淫所胜……大便难"，可见便秘可因湿邪阻滞，气机不畅而致。湿秘一词最早由南宋严用和《严氏济生方·大便门·秘结论治》正式提出，其言："秘凡有五，即风秘、气秘、湿秘、冷秘、热秘是也。"清代吴鞠通在《温病条辨·下焦篇·湿温》中提及"湿温久羁，三焦弥漫，神昏窍阻，少腹硬满，大便不下"，又言"湿凝气阻，三焦俱闭，二便不通"。朱莹教授强调，湿秘与气机升降失司密切相关，湿秘的产生，外因气候环境湿润感受湿邪秽浊，内因饮食不节、情志失调或体虚年老，

致脾胃受内外湿邪之困，气机升降失司，纳运失常，燥湿不济，导致津液转输、布散失常，浊邪壅滞，肠道传导失司，糟粕内停故大便排出不畅，秽浊蕴结不泄则黏腻不爽。本证患者病机系气虚脾弱，健运失司，湿邪内生，阻滞胃肠，传导受阻。湿邪重浊而趋下，患者大便时有稀黏，甚至夹有黏液，提示湿邪聚于肠道，阻滞大便，伴口中黏腻、肢体困重，亦说明中焦湿邪较重。脾气虚而湿气滞，脾气的推动作用弱，则大便不畅、临厕努挣。选方香砂六君子汤合麻子仁丸，其中香砂六君子汤以四君子汤加味而成，添行气之木香与化湿之砂仁，补气而不滞气，兼化中焦湿邪，党参、白术、茯苓益气健脾，而漂白术大剂量生用有较好的通便之功，山药、芡实辅助健脾化湿，陈皮、半夏理气燥湿，患者气滞较重，加枳实、厚朴行气通便，患者大便时有干燥难出，合入麻子仁丸，取其润肠之功，以火麻仁、杏仁润肠通便，白芍养阴敛津，柔肝理脾，脾胃久病之人消化功能不佳，加用炒麦芽消食导滞以助消化。二诊患者诸症改善，药中病机，守原方加山楂加强麦芽消食导滞之功。三诊嘱患者续服14 剂以巩固疗效，使中气充足，脾胃强健，湿邪化除，故大便通畅。

医话荟要

第一节　谈"四季脾旺不受邪"

《金匮要略·脏腑经络先后病脉证治第一》："夫治未病者，见肝之病，知肝传脾，当先实脾，四季脾旺不受邪，即勿补之；中工不晓其传，见肝之病，不解实脾，惟治肝也。""四季脾旺不受邪"，脾的主要生理功能为主运化与主统血，脾旺就是指脾的生理功能强盛，运化转输水谷精微，统摄气血，居中焦转气机，升清降浊，共同作用于人体所产生的一种综合作用。而上述所说"治未病者"，其理论来源于《黄帝内经》，如"是故圣人不治已病治未病，不治已乱治未乱""肝受气于心，传之于脾"等，确立了脾脏在未病防治及既病防变中的重要地位。《素问·刺法论》曰："正气存内，邪不可干。"《素问·热论》曰："邪之所凑，其气必虚。"疾病的发生与发展变化取决于人体正气和致病邪气相互斗争及其盛衰变化。而脾为后天之本，气血生化之源，脾气的强弱对疾病的变化发展及转归预后都起着非常重要的作用。

一、脾气健旺，机体强健

《素问·灵兰秘典论》曰："脾胃者，仓廪之官，五味出焉。"《素问·经脉别论》云："饮入于胃，游溢精气，上输于脾，脾气散精，上归于肺，通调水道，下输膀胱。水精四布，五经并行，合于四时阴阳，揆度以为常也。"《素问·厥论》云："脾主为胃行其津液者也。"五味饮食由口入胃，经脾气的运化，将水谷转化为精微，再将其输布转输至全身各处。《医宗必读》也说："一有此身，必资谷气，谷入于胃，洒陈于六腑而气至，和调于五脏而血生，而人资之以为生者也。"五脏六腑、经络、形体、官窍均有赖于水谷精气的滋润濡养，水谷精气充沛，则气血调和，故曰后天之本在脾。

运化水谷为脾脏的主要生理功能之一，其功能正常运转，机体所需的水谷精微才能得以正常输布吸收，反之，机体对营养物质的吸收则会受到影响，甚则出现腹胀、便溏及气血生化不足等病理变化。脾居中焦，以升为健，水谷精微通过脾气上输心、肺、头、目，若脾虚不运，气血生化乏源，机体无以充养则可见全身乏力，甚则出现泄泻、便溏等症，故《素问·阴阳应象大论》云："清气在下，则生飧泄。"

又《素问·八正神明论》曰："血气者，人之神，不可不谨养。"气血，是构成人体和维持机体生命活动的基本物质，脏腑、经络、形体、官窍的正常生理功能有赖于气血的支撑。气血的生化有赖于脾胃的运化，脾气健运，化源充足，气血旺盛，脏腑形体、四肢百骸得养，正气充盛，抗病力强，腠理固密，则生机勃勃；反之，则正气亏衰，抗病力弱，腠理疏松，不耐邪侵而患诸疾。

脾气虚弱，机体得不到充足的气血濡养，则可表现出一系列的病理变化。《丹溪心法附余·医指·附古庵方氏赋》曰："胃乃六腑之本，脾为五脏之源，胃气弱则百病生，脾阴足而万邪息。"指出脾为五脏生化之源，脾气的健运旺盛，是机体抵御外邪侵袭的重要屏障。《寓意草·论善后之法》也说："故理脾则百病不生，不理脾则诸疾续起。"说明在疾病的预防调护当中，当时时顾护脾胃，以增强机体正气，从而达到抵御外邪的目的。

《金匮要略编注·下血》提出："五脏六腑之血，全赖脾气统摄。"《薛氏医案》也指出："心主血，肝藏血，脾能统摄血液。"脾气统摄血液的功能，实际上是气的固摄作用的体现，脾气健运，生气充足，气足则能摄血，故脾统血与气摄血是统一的。病理上，脾不统血与气不摄血亦是统一的，若脾失健运，生气乏源，气衰而固摄作用减弱，血液失于统摄而溢出脉外，如便血、尿血、崩漏及肌衄等，并伴有气虚见证如倦怠乏力等。

二、生化有源，以资元气

元气是人体最根本、最重要的气，由肾中所藏的先天之精所化生，根于命门，《景岳全书·传忠录·下》载："命门为元气之根，为水火之宅，五脏之阴气非此不能滋，五脏之阳气非此不能发。"人体各脏腑经络必有赖元气的激发推动才能发挥其正常功能和抗御外邪。元气越充沛，脏腑就越强盛，抗邪功能也就越强，正如《医方集解》云："人之元气强壮，邪气焉能为害。"否则，病邪就容易侵入机体。故喻昌在《医门法律》中也载："气有外气，天地之六气也；有内气，人身之元气也。气失其和则为邪气，气得其和则为正气。"

充足的元气，必须得到脾胃运化的水谷之精的滋养补充。因此，元气的充盛与否，不仅仅与禀受父母的先天之精有关，而且与脾胃的运化、饮食营养及所化生的后天之精的充盛与否有关。《景岳全书·脾胃论》曰："故人之自生至老，凡先天之有不足者，但得后天培养之力，则补天之功，亦可居其强半，此脾胃之气所关于人生者不小。"说明先天之精不足而致元气亏虚者，可以通过后天的培育补充而使元气充实。《脾胃论》提出："历观诸篇而参考之，则元气之充足，皆由脾胃之气无所伤，而后能滋养元气。""真气又名元气，乃先身生之精气也，非胃气不能滋也。"说明元气的生成壮大与脾胃之气密切相关，若因外邪、饮食、情志等因素损伤脾胃之气，元气亦为之损，则诸病由生，故又说："元气之充足，皆脾胃之气无所伤，而元气亦不能充，而诸病之所由也。""损伤脾胃，真气下溜，或下泄而久不能升，是有秋冬而无春夏，乃生长之用陷于殒杀之气而百病皆起。"因此，脾胃之气充沛，则元气充盛，机体抗邪能力就强，病邪则无以生。正如《丹溪心法附余·调食》所说："人之一身，脾胃为主……人惟饮食不节，起居不时，脾胃损伤，胃损则不能纳，脾损则不能化，脾胃俱虚，纳化皆难，元气斯弱，百邪易侵。"《奇效良方·宿食内伤门》也记载："脾胃一伤，则真元之气败坏，致生诸虚百疾而夭人寿。"由上可知，脾脏与元气密切相关，脾旺则元气充，元气充则正气盛，正气盛则机体强健，贼邪难犯，故可利用调理脾脏以达到治疗或预防疾病的目的。

在临床上，很多因元气不足所导致的病理变化，均可以从脾进行论治。《脾胃论·脾胃虚实传变论》曰："饮食失节，寒温不适，脾胃乃伤。此因喜、怒、忧、恐损耗元气，资助心火。火与元气不两立，火盛则乘其土位，此所以病也。"又说："饮食不节则胃病，胃病则气短，精神少而生大热，有时而显火上行独燎其面。"其认为脾胃虚弱而致元气不充，阴火上乘，治以"惟当以辛甘温之剂，补其中而升其阳，甘寒以泻其火则愈"。

三、滋养卫气，护卫机体

卫气，是脾胃运化的水谷之精所化生的水谷之气中慓疾滑利的部分，循行于脉外而达全身。《素问·痹论》："卫者，水谷之悍气也，其气慓疾滑利，不能入于脉也。故循于皮肤之中，分肉之间，熏于肓膜，散于胸腹。"卫气布于肌表，可抵抗外来邪气，防御外邪入侵，故《医旨绪余·宗气营气卫气》云："卫气者，为言护卫周身……不使外邪侵犯也。"《灵枢·卫气行》亦说卫气"其始入于阴，常从足少阴注于肾，肾注于心，心注于肺，肺注于肝，肝注于脾，脾复注于肾为周。"说明全身各脏器都有卫气的循行，若遇病邪则与之抗争，从而起到抵御外邪的作用。因此，卫气充盛则肌腠致密，脏器得护，外邪不易侵袭，若卫气虚弱则常易感受外邪而发病。

《灵枢·营卫生会》指出："人受气于谷，谷入于胃，以传于肺，五脏六腑，皆以受气。其清者为营，浊者为卫，营行脉中，卫行脉外，营周不休，五十而复大会，阴阳相贯，如环无端。"饮食水谷由口入胃，经脾气的运化而成卫气，故卫气的盛衰和脾胃所化的水谷精气密切相关，卫气的充足与否，取决于脾气是否健运。脾气健运，水谷之精得以正常化生和输布，谷气得以充盛，为卫气的充实提供了足够的物质基础。《灵枢·邪客》云："出其悍气之疾，而先行于四末分肉皮肤之间。"《灵枢·本藏》亦云："分肉解利，皮肤调柔，腠理致密。"卫气充足，顾护四肢、分肉、皮肤、肌腠，抵御外邪的功能才能得到充分发挥，使病邪不易侵袭机体。

若脾气虚弱，水谷精微化生乏源，卫气得不到充养，防御外邪的机能减退，人体则易于受邪，即如《内外伤辨惑论·辨阴证阳证》所谓："卫者……卫护周身于皮毛之间也……饮食内伤，亦恶风寒，是荣卫失守，皮肤间无阳以滋养，不能任风寒也。"《成方便读》中也说："脾胃一虚，则阳气生化之源衰少，且所以为之敷布而运行者，亦失其权，于是阳气下陷，卫气不固，则外邪易感。"脾胃之气虚衰，阳气生化之源衰少，无权布输卫气而致其不固，则外邪极易趁虚而入，即所谓"邪之所凑，其气必虚"。此外，《难经·四十三难》载："安谷者昌，绝谷者亡，水去则营散，谷消则卫亡。""营消卫亡，神无所依。"说明营卫之气的产生和健旺离不开脾胃的运化，而同时又强调了营卫气血为机体抗御疾病能力的物质基础。可见，脾对于保持健康、抗御外邪起着至关重要的作用。因此，为了使卫气之源正常化生，则当时时补脾，维持卫气正常的生理功能。

《内外伤辨惑论·饮食劳倦论》载："胃中清气在下，必加升麻、柴胡以引之，引黄芪、人参、甘草甘温之气味上升，能补卫气之散解、而实其表也。"对于此类因脾气不足而致的卫气不固的病证，可从补益脾气以充卫气化生之源入手，以补中益气汤治之。若因感受外界之湿气，或因内生之湿浊，阻遏脾气升发而致卫气不固者，可用调卫汤以除湿健脾，以复运化之常，即如《脾胃论·阳明病湿胜自汗论》所谓："治湿胜自汗，补卫气虚弱，表虚不任外寒。"

四、肉腠闭拒，抵御外邪

《灵枢·经脉》云："人始生，先成精……肉为墙，皮肤坚而毛发长。"肉为墙，说明肌肉像防御敌袭的城墙一样，遍布于体表，保护五脏六腑免受外邪侵扰。肌肉遍布于体表各处，外邪如侵袭人体，则由肌表皮肤而入，故肌肉对人体防御外邪入侵也同样具有重要作用。《素问·生气通天论》谓："故风者，百病之始也。清静则肉腠闭拒，虽有大风苛毒，弗之能害。"指出风邪为百病之长，其性轻扬开泄，伤人多从皮毛而入，若腠理密闭，肌肉壮实，则可抵御邪气入侵，从而发生其他的病理变化，故《灵枢·五变》亦载："肉不坚，腠理疏，则善病风。"

《素问·痿论》曰："脾主身之肌肉。"《素问集注·五脏生成》所谓："脾主运化水谷之精，以生养肌肉，故主肉。"人身肌肉虽外布体表，内则合于脾胃，全身肌肉赖于脾胃运化的水谷精微的营养滋润。脾气健运，水谷之气化源充足，肌肉得以充养滋润，才能壮实丰满并发挥其功能，起到抵御外邪作用。

若脾失健运，水谷精微生成和输布障碍，肌肉失养而致消瘦，腠理疏松，则易受虚邪贼风而发病，如《灵枢·五变》所言："肉不坚，腠理疏，则善病风。"或因肌肉四肢无水谷精微充养而发废痿不用之病，如《素问·太阴阳明论》所记载："今脾病不能为胃行其津液，四支不得禀水谷气，气日以衰，脉道不利，筋骨肌肉，皆无气以生，故不用焉。"《幼科发挥·原病论》亦言："胃者主纳受，脾者主运化，脾胃壮实，四肢安宁，脾胃虚弱，百病蜂起。"进一步说明了脾胃的健运对于四肢肌肉充养及抵御病邪的重要意义。《脾胃论·脾胃胜衰论》也强调了脾胃之气于肌肉的关系："脾胃俱旺，则能食而肥；脾胃俱虚，则不能食而瘦……脾虚则肌肉削。"因此，为防止肌肉失养，邪气乘虚直入，当时时补脾以固护机体，抵御外邪。

第二节　胃气论

一、理论溯源

胃气思想是中医的重要思想之一，是脾胃共同生理功能的概括。并非一朝一夕，亦并非出自一人之手，而是经历了历代医家不断的实践和认识，才形成的一个重要思想。它起源于《黄帝内经》，弘扬于张仲景，至李东垣《脾胃论》而成一大流派。金元之后，众医家对胃气的发挥渐臻完善，胃气思想及其临床应用都得到了极大的丰富和发展。为后世医家对胃气在生理、病理、诊治、预后上的认识和发展奠定了基础。

"胃气"的含义有三种：

1. 胃经之气　即脾胃功能在脉象的反映，也就是脉有从容和缓之象。《素问·玉机真脏论》言："脉弱以滑，是有胃气。"《素问·平人气象论》指出："人以水谷为本，故人绝水谷则死，脉无胃气亦死，所谓无胃气者，但得真脏脉不得胃气也。"《景岳全书·论脾胃》亦写道："无论浮、沉、迟、数，皆宜兼见缓滑，方是脉中之胃气。"由此可见，胃气由中焦脾胃化生，具有中焦柔和之性，兼收蓄纳，秉承中庸之意，有从容和缓之形，其在脉象中的表现亦是柔和调稳之态。故胃气的盛衰有无，可以通过脉象表现。临床上有胃气之脉以和缓有力，不急不徐为其特点。

2. 胃腑之气　即指人体之精气。《脾胃论》曰："胃气者，谷气也，荣气也，运气也，生气也，清气也，卫气也，阳气也。"《灵枢·口问》曰："谷入于胃，胃气上注于肺"。又说："饮入于胃，游溢精气，上输于脾，脾气散精，上归于肺"。《素问·玉机真藏论》曰："五脏者，皆禀气于胃，胃者五脏之本也。"《中藏经·论胃虚实寒热生死逆顺脉证之法》亦写道："胃者，人之根本也，胃气壮，则五脏六腑皆壮。"可见，胃气在此即指脾胃所化生的水谷精微，人以胃气为本，五脏六腑皆禀气于胃。胃属戊，脾属己，以应坤元，万物因土而得以滋生。

3. 脾胃的生理功能及特性　脾胃互为表里，同居中焦，以膜相连，一脏一腑，一升一降，一纳一化。脾为脏，属阴，藏精气而不泄；胃为腑，属阳，传化物而不藏。胃主受纳，脾主运化。胃虚则不知饥纳，脾虚则肌肉削或虽肥而四肢不举。脾气以升为宜，胃气以降为顺。水谷入胃，其精气上注于肺，浊溜于肠胃，脾胃升清降浊使水谷之精气灌溉五脏，营养周身，同时排泄糟粕。若脾胃气虚，升降失常，则脏腑经络，四肢九窍病，所谓"胃虚则脏腑经络皆无所受气而俱病""脾虚则九窍不通"。

二、胃气在生理、病理上的重要性——人以胃气为本

脾胃同居中焦，上承阳而下联阴，为阴阳交接之冲要，一身气机之枢纽，升降平衡之所在。胃气为人生机之要，对人的生命和健康至关重要，人受水谷之气以生，脾胃之气运化水谷，故言"人以胃气为本"。在《玉机真脏论》有云："五脏者，皆禀于胃气，五脏之本也。"《素问·五脏别论》有云："胃者，水谷之海，六腑之大源也。五味入口，藏于胃，以养五脏气。"它是水谷化为元精的动力，是五脏六腑、经脉之气的源泉，胃气盛则荣卫充足，营卫气满则经脉畅通，经气恒通则六腑健运、五脏精满、元气充盛。可见，胃气在人体生命活动中的重要作用。

在病理上，胃气的盛衰对疾病的发生、发展始终起着决定性作用。历代医家也皆以胃气为要。《灵枢·五味》曰："水谷皆入于胃，五脏六腑皆禀气于胃……故谷不入，半日则气衰，一日则气少矣。"金元时期，李东垣创立"内伤脾胃，百病由生"理论，胃气衰败则胃受纳腐熟无权，脾气不运，气血化生乏源，脏腑失养，诸脏皆衰；或因中焦痞塞，上下不相续接，阴阳失于冲和，则外感内伤诸症蜂起。故也，在病理方面，胃气之强弱、有无，是导致疾病发生与否的重要因素。历代医家皆强调"有胃气则生，无胃气则死"，认识到胃气是判断疾病的轻重缓急及预后的重要指标。

三、胃气在辨证论治上的重要性

（一）凡欲察病者，必须先察胃气

《景岳全书·脾胃》曰："凡欲察病者，必须先察胃气；凡欲治病者，必须常顾胃气。胃气无损，诸可无虑。"此百病之大纲也，有助于判断疾病的轻重缓急及预后。《黄帝内经》中有关诊察胃气之论在望、闻、问、切四诊上都有。

望神察色是望诊中重要的内容。神是指人体生命活动的外在表现，是对人体生命活动的高度概括。如《灵枢·平人绝谷》说："故神者，水谷之精气也。"由此可知，人体胃气强，则精气充，形神俱旺，即使有病也多为轻浅，预后亦佳；反之，胃气衰，则精气虚，体弱神疲，有病多重。望色就是观察患者面部的颜色及光泽。《医原·望病须察神气论》云："盖以平人五脏既和，其色禀胃气而出于皮毛之间……盖有神气者，有胃气者也。"说明面部的色泽是脏腑精气的反映。如正常人面色红黄隐隐，明润含蓄，方称为"有神"，即胃气旺盛，精气内藏，容光外发之象。若面部五色毕现，或毫无黄润之色，即胃气衰败之象，多主预后不良。

又如望舌苔察胃气。舌苔的有无，可以反映胃气的存亡。《辨舌指南》中说："舌为心之外候，苔乃胃之明征，察舌可占正之盛衰，验苔以识邪之出入。"清代医学家周学海在《形色外诊简摩·舌质舌苔辨》中亦说："至于苔，乃胃气之所熏蒸，五脏皆禀于胃，故可借以诊五脏之寒热虚实也。"舌苔薄白而润泽，是胃气旺盛的表现，舌光无苔，为胃气虚衰，或胃阴耗伤的表现。

在疾病过程中，问患者食欲食量的变化是胃气盛衰的直接反映。若食量不减，说明病轻，尚未损及胃气；食量由少渐增，则表明胃气渐复，疾病趋向好转，预后良好；若食欲不好，食量渐减，说明脾胃功能衰退，病情日趋严重，预后多差；若久病不能食而突然暴食，则说明胃气将绝，属"回光返照"的假神之征，预示危在旦夕。《素问·玉机真藏论》指出：五虚证虽危重，而时有生者，乃"浆粥入胃，泄注止"之故。因水谷能入于胃，则可化生气血津液，使脏腑得养，功能渐复；腹泻停止，说明脾气能运，水谷精微可充养五脏。故曰"虚者活"。因此，通过问食欲、食量以了解胃气盛衰，判断疾病的轻重及转归、预后，是问诊不可忽视的重要内容。

诊脉察胃气，以脉有无胃气作为判断邪正盛衰及病变善恶的重要标志。《素问·平人气象论》指出："人绝水谷则死，脉无胃气亦死。"胃气的盛衰有无是判断疾病轻重转归及预后的重要标志，因此脉象有无胃气是判断疾病预后的重要依据。所谓脉有胃气，有指脉象柔和从容，节律整齐而言，如《景岳全书·脉神章·胃气解》中说："故凡诊脉者，无论浮沉迟数，虽值诸病叠见，而但于邪脉中，得兼软滑徐和之象者，便是五脏中俱有胃气，病必无害也。"胃气亏虚则见病脉，胃气绝则见死脉。凡病脉中只要见到从容柔和之象，尽管程度不一，但都主病情较轻，预后较好，反之则主病重，预后不良，因此有"脉以胃气为本"的说法。

（二）凡治病者，必须常顾胃气

判断疾病的预后和转归是临床判别胃气盛衰的重要原因。胃气对人体至关重要，胃气荣衰与预后关系密切。为此，张景岳在《景岳全书》中提出"胃气若失，便是凶候""胃强则强，胃弱则衰，有胃则生，无胃则死"，常把"保胃气"作为重要的治疗原则。

四、保胃气思想在临床上的应用原则

李东垣在《脾胃论·脾胃虚实传变论》中说："元气之充足，皆由脾胃之气无所伤，而后能滋养元气。若胃气之本弱，饮食自倍，则脾胃之气既伤，而元气亦不能充，而诸病之所由生也。"临床上诊治疾病，亦十分重视胃气，常把"保胃气"作为重要的治疗原则。对于疾病的治疗，张仲景也制定一条重要的原则——"保胃气"，也就是保护脾胃。百病皆可以因脾胃虚而生。脾胃受损，则使百药难以施用，五脏六腑难以荣养，而诸病丛生。因此，朱莹教授治病用药极为重视"保胃气，存津液"。不但视养阴保津为治疗外感热病的重要原则，同时在治疗内伤杂病时也极为重视"养阴存、保胃气"。朱莹教授临诊先辨"胃气"之有无，"有胃气则生，无胃气则死"。如患者食欲良好，二便正常，脉象从容缓和有力，是有胃气的表现，即使有病，也抵抗力强，预后良好。若患者厌食、食少、久泄、面黄、消瘦、久病出现呃逆频频，脉见无根等，均是胃气衰败的表现，预后差。其次朱莹教授选方用药注意时时处处顾护胃气。对体壮者，以祛邪为主，祛邪即是保护胃气，邪气去，胃气即可通畅。胃气虚弱，则宜补养，后天滋生有源，中气得复，疾病才有转机。不管五脏中何脏虚，都不忘以胃气为本。如中气虚弱者，常用参、芪、术、草、枣之味以补之，佐以神曲、陈皮使之补而不滞；中焦虚寒，老年人体肥，运化不足者，干姜温之，佐以山药、玉竹、石斛以防刚燥之性伤胃；湿盛者以薏苡仁、茯苓、苍术以燥之；中脘气滞者，以佛手、香橼、陈皮理气不伤阴；胃阴虚有热者，以沙参、石斛、知母清之；热去而胃燥者以玄参、麦冬、玉竹润之。

因时制宜，根据四时节令用药保护胃气，诸病或用温药，或用凉药，或用热药，或用寒药，都应根据时节气候加味。如春天有病多伴有风热邪气，宜在主治方药中加入适量的清凉散风药物如荆芥、防风、桑叶、菊花、薄荷之属；

夏天有病多伴有热邪，宜在主治方药中加入适量的寒凉药物如黄芩、黄连、生石膏、知母之属；秋天有病多伴有寒燥邪气，宜在主治方药中加入适量的温润药物如杏仁、紫苏叶、桔梗、前胡之属；冬天有病多伴有寒邪，宜在主治方药中加入适量的温热药物，如炮附子、干姜、肉桂、吴茱萸之属，以适应四时季节温热凉寒和升降浮沉的规律，也就是不绝生化的源泉。在治疗小儿疾病方面，宋代钱乙深谙其中奥妙。《吕氏春秋·尽数》云："天生阴阳，寒暑，燥湿，四时之化，万物之变，莫不为利，莫不为害。圣人察阴阳之宜，辨万物之利以便生。"在这种情况下，应灵活变通，采取灵活的治疗方法。

另外，在临床中也要注重患者的饮食调护，告诫患者应饮食有节，合理调护，有助保养胃气。饮食调摄的目的在于通过合理膳食，补益精气，维护生命活动，并利用食物的特性，顾护胃气，恢复正气，增进机体健康，或促进病体康复。若饮食不当，胃气受损，轻者初病复发，迁延难愈，重者旧病未除，新病又起。正所谓"所食之味，有与病相宜，有与身为害，若得宜则益体，害则成疾"。至于如何通过调理饮食，顾护胃气，恢复正气，促进康复，则要因人、因病、因时制宜，灵活掌握。

除了上述各方面，注意六淫、七情亦是保胃气所不可忽略的重要因素。六淫之邪尚可用药物治疗，七情则药物难于见功。现如今情志已经成为致病的重要因素，朱莹教授常言"百病皆可由气生"，所以在治疗疾病过程中，注重疏导和关怀，叮嘱患者保持情绪舒畅。药物治疗配合患者调理舒畅情志，调摄饮食，方能达到最佳效果，疾病不易复发。

综上所述，胃气代表了人体脾胃的功能状况，直接关系到整个机体的营养来源。因此，胃气的盛衰有无，关系到人体的生命活动和存亡，在人体生命活动中，具有十分重要的意义。朱莹教授认为"凡善调理脾胃之人，无不重视胃气"。疾病的治疗重在调理脾胃，鼓舞胃气，扶助后天之本。脾为太阴湿土，胃为阳明燥土，共为后天之本，气血生化之源，只有脾胃强健，方可生化无穷。

第三节 何为"阴火"

一、"阴火"理论概述

（一）"阴火"理论溯源

阴火一词最早见于晋代，西晋·木玄虚《海赋》："阳冰不冶，阴火潜然。"意为海中生物所发之光。唐宋诗词中也曾出现过阴火一词，如唐代元稹《有酒十章》："阴火燃兮众族沸渭，飓风作兮昼夜猖狂。"宋代苏轼曰："阳侯杀廉角，阴火发光彩。"此处的阴火是指自然界燃烧之火，与中医所讲的人体病理之火不同。关于中医"阴火"一词的记载，最早载于《黄帝内经·素问》："帝曰：阴虚生内热奈何？岐伯曰：有所劳倦，形气衰少，谷气不盛，上焦不巧，下脘不通，胃气热，热气熏胞中，故内热。"而最先使用完整"阴火"解释病机的是宋代医家庞安常，其言："有阴水不足，阴火上升，肺受火悔，不得清肃下行，由是津液凝浊，生痰不生血者，此当以润剂治之。"庞安常认为"阴火"为阴水不足导致的阴虚阳亢，阴虚化热之证，这与《黄帝内经》中所论述的阴虚内热具有相似之性。

王履在《医经溯洄集·内伤余议》中认为"夫阴火二字，《素问》《灵枢》《难经》未尝言，而东垣每每言之"，并说"是则名为阴火者，其东垣始欤"，由此观之，中医"阴火"理论的正式命名及广泛论述源于金元时期医学家李东垣。李东垣在《脾胃论·脾胃虚实传变论》中论述："调经篇云，病生阴者……又云阴虚则内热，有所劳倦……热气熏于胸中，故为内热。"在《内外伤辨惑论·序》中直书"仆幼自受《难》《素》于易水张元素先生，讲诵既久，稍有所得""著论处方已详矣，然恐或者不知其源，而无所考据，复以《黄帝内经》、仲景所论脾胃者列于左"，李东垣对《黄帝内经》有着深刻的研究，并且作为自己立论的理论基础，但在内涵阐述上扩大了其理论范围。

（二）"阴火"理论内涵

李东垣对"阴火"理论的认识最为全面深刻，其关于阴火的论述散在于《内外伤辨惑论》《脾胃论》《兰室秘藏》等著作中，是其脾胃内伤理论的重要组成部分。李东垣认为"内伤脾胃，百病由生"，"阴火"的产生亦不例外，"阴火"即是指在脾胃内伤虚损基础上所产生的一种火热邪气。李东垣的"阴火"概念是相对"阳火"而言，李东垣《内外伤辨惑论》中开篇即为"辨阴证阳证"，开篇记载："曰甚哉，阴阳之证，不可不详也。"李东垣学说立足点即在于分辨外感和内伤，强调临床分辨内伤、外感的重要性，其学说核心部分在于内伤学说。《脾胃论·脾胃虚实传变论》引用《黄帝内经》原文："夫饮食失节，寒温不适，脾胃乃伤。此因喜怒忧恐，损耗元气，资助心火。火与元气不两立，火胜则乘其土位，此所以病也。"以此阐释"阴火"之形成。《素问·调经篇》云："病生阴者，得之饮食居处，阴阳喜怒。"《灵枢·百病始生》曰："三部之气各不同，或起于阴或起于阳，请言其方。喜怒不节则伤脏，脏伤则病起于阴也；清湿袭虚，则病起于下；风雨袭虚，则病起于上，是谓三部。""生于阴"是"得之饮食居处，阴阳喜怒"，而"生于阳"是"得之风雨寒暑"，李东垣认为"阴火"是由于饮食劳倦或情志所伤的内伤之火，非从外感受之火，从发病的角度论述"阴火"，是"阴火"概念中最为广泛的含义。

另一方面李东垣"阴火"理论的具体内涵存在歧义内容，如李东垣在《脾胃论》中指出"心火者，阴火也""膀胱主寒、肾为阴火""肝经阴火上溢走于标"，认为"阴火"对应"心火""肝经之火"与"肾火"，此为理解李东垣阴火理论的难点之一。李东垣在《脾胃论·饮食劳倦所伤始为热中论》对"阴火"又做了进一步的限定，书中记载："既脾胃气衰，元气不足，而心火独盛，心火者，阴火也……脾胃气虚，则下流于肾，阴火得以乘其土位。"《内外伤辨惑论·辨阴证阳证》："惟阴火独旺，上乘阳分，故荣卫失守……其中变化，皆由中气不足。"李东垣认为脾胃为五脏之本，气血生化之源，气机升降之枢，内伤实指代人体中气衰弱，认为阴火是建立在脾胃气衰基础上的内伤之火，内伤之火可波及心、肝、肾成为阴火之源，化为"下流之谷气"，故"阴火"实为以脾胃亏虚并见火热之象的总称。

二、"阴火"理论的本质探究

（一）"阴火"为离位之相火

李东垣在其著作中提及："心火者，阴火也，起于下焦，其系于心，心不主令，相火代之；相火，下焦包络之火，元气之贼也。火与元气不两立，一胜则一负。"李东垣首次将阴火与相火概念相融合，认为妄动的相火可上扰于心，是谓心之阴火。相比心寄居之"君火"，心之阴火似病理相火燃灼于上。朱丹溪认为："动而为火者也，此皆谓之相火。"并在《金匮钩玄》指出："游行乎三焦虚实之两途：曰君火也，犹人火也；曰相火也，犹龙火也……龙火一妄行，元气受伤，势不两立。"二者均认为阴火与相火均起于下焦，相火离位，则阴火上乘，而二火均与元气相互对立，继而耗烁元气。正如李东垣曰："脾胃之气不足，而反下行，极则冲脉之火逆而上，是无形质之元气受病也，系在上焦，心肺是也。"李东垣曰："脾胃气虚，则下流于肾，阴火乘其土位……盖阴火上冲……此皆脾胃之气不足所致也。"脾胃为中焦枢纽，主升清降浊之能。《四圣心源》曰："戊土与辛金，同主降敛，土降而金敛之，相火所以下潜也。"脾虚气陷，清阳不升，浊阴不降，相火无以沉潜下焦，气郁不得伸，郁火充斥，故相火妄动上乘，离位燃灼，占夺五脏，消耗中焦元气，故阴火某种角度上与离位的相火具有病理相似性。

（二）"阴火"为阴血亏虚之火

《素问·经脉别论》："饮入于胃……上输于脾。脾气散精……下输膀胱。"脾胃居于中焦，为升降之枢纽，为后天之本，气血生化之源。《内外伤辨惑论·饮食劳倦论》："脾胃既虚不能升浮，为阴火伤其生发之气，营血大亏，营气伏于地中，阴火炽盛，日渐煎熬，血气亏少；且心包与心主血，血减则心无所养，致使心乱而烦，病名曰悗。"心主血脉，脾胃虚弱，生化乏源，营血亏虚，致血中之阴火失却濡润，阴血不足则阴火炽盛，阴火炽盛则阴血愈不足，最终致心烦意乱。《脾胃论·脾胃胜衰论》中云："夫脾胃不足，皆为血病。是阳气不足，阴气有余，故九窍不通。诸阳气根于阴血中，阴血受火邪则阴盛，阴盛则上乘阳分，而阳道不行，无生发升腾之气也。"龚廷贤指出："脾胃气虚不能升浮，为阴火伤其生发之气，营血大亏……故加辛甘微温之剂以生阳光，阴升阳长。""饮食劳倦伤脾，则不能生血，故血虚则发热，热则气散血耗而无力。"脾失健运则津血生成减少，致津枯血燥，血虚气少，血能载气，若阴血不足便导致正常之气不能融于阴血之中，外越而为火，血虚火旺。

（三）"阴火"为脏腑气虚之火

《内外伤辨惑论》言："饮食失节，寒温不适，则脾胃乃伤。"《脾胃论》

载："有所劳倦，形气衰少，谷气不盛，上焦不行，下脘不通，胃气热，热气熏胸中，故曰内热。"李东垣认为脾胃为饮食劳倦所伤导致气衰，气虚则无以通行三焦，故而发为内热。吴谦释其："至若劳倦形衰气少，阴虚而生内热者，表证颇似外感，惟东垣知其为劳倦伤脾，谷气不胜，阳气下陷阴中而发热，制补中益气之法。"吴谦指出"热"是源于元气不足而致阴火上冲。《脾胃论·肺之脾胃虚论》言："为脾胃虚，则肺最受病。"《脾胃论》曰："夫脾胃虚弱，必上焦之气不足……皆天气之热助本病也，乃庚大肠、辛肺金为热所乘而作。当先助元气，理治庚辛之不足。"又《脾胃论》云："脾始虚，肺气先绝。"由此观之，五脏之元气亏虚，始于脾胃，而最易累及肺脏，若脾胃虚弱导致肺虚不能降敛，阳气失去收敛，则散入阴分，继而成为阴火。

综上，"阴火"的本质虽涉及离位相火、阴血亏虚、脏腑气虚等，但均不离开脾胃这一核心枢纽。现代研究中常将"阴火"概念范畴进一步扩大，认为"阴火"也包含脾胃亏虚导致的气滞化热之郁火、湿浊下流之湿热、脾失统血之血瘀化热等改变，为"阴火"理论提供了更广泛的病机范畴。

三、"阴火"理论治则与代表方剂

（一）甘温除热法——补中益气汤

《内外伤辨惑论·饮食劳倦论》："《难经》云：'实实虚虚，损不足而益有余……惟当以甘温之剂……甘寒以泻其火则愈。'《内经》云：'劳者温之，损者温之，盖温能除大热，大忌苦寒之药泻胃土耳。'"李东垣针对阴火之特性开创了"益气升阳，甘温除热"之治则，代表方剂为补中益气汤。补中益气汤所治之内伤发热为中气既虚、清阳下陷、郁遏不运、阴火上乘所致。方中黄芪为君，尤善补肺气、固腠理而防自汗之伤元气；人参、甘草为臣，补脾益肺，共用不仅能"泻火热而补脾胃中元气"，还能改善阴火证短气喘促症状。李东垣认为，黄芪、人参和甘草为"除湿热、烦热之圣药也"，佐以白术益气健脾除胃中之湿热，以资气血生化之源；当归长于补血，切中本证：其气已虚，营血易亏，更重要的是"血为气之宅"，使所补之气有所依附；陈皮理气健脾和胃，使诸药补而不滞。以升麻、柴胡为佐使药，升阳举陷，配伍黄芪、人参可提升下陷之清阳之气，脾胃清阳之气升发则元气充足，阴火自潜。

（二）升阳散火法——升阳散火汤

《内外伤辨惑论·暑伤胃气论》："升阳散火汤。治男子、妇人四肢发困热，肌热，筋骨间热，表热如火燎于肌肤，扪之烙手。"李东垣根据"火郁发之"的原理开创了"升阳、散火、除热"之治则，代表方剂为升阳散火汤，本方主治中焦火郁证。《脾胃论·脾胃胜衰论》："泻阴火以诸风药，升发阳气以滋肝胆之用，是令阳气生，上出于阴分，末用辛甘温药接其升药，使大发散于阳分，而令走九窍也。"李东垣运用柴胡、升麻、葛根、羌活、独活这类味薄气轻的升阳祛风药治疗内伤火郁证，又是其创新之处。其中柴胡为君，可泻少阳之火；升麻、葛根善发阳明之火，羌活、防风重散太阳之火，独活泻少阴之火，此五药同为臣药；配伍人参、甘草之类甘温补脾泻热，芍药敛阴缓解以泻脾火。

（三）升阳泻火法——补脾胃泻阴火升阳汤

《脾胃论·补脾胃泻阴火升阳汤》："脾胃虚则火邪乘之，而生大热，当先于心分补脾之源……兼于脾胃中泻火之亢甚是先治其标，后治其本也。"方中黄芪为君药，性甘温，其味轻，善补益脾肺之气；苍术为臣健脾渗湿，佐以柴胡、羌活、升麻、人参、黄芩、黄连、石膏之类升阳燥湿、清热泻火，配伍炙甘草调和诸药。黄芪、炙甘草、人参合用有补中益气之功效；黄芪与柴胡、羌活、升麻皆属性味轻薄之药，其配伍能升举阳气、清阳自升而浊阴自降；黄芩、黄连为清热泻火之品，"兼于脾胃中泻火之亢甚"；石膏则"长夏微用，过时去之，从权"。补脾胃泻阴火升阳汤为《脾胃论》中第一方，可见其地位之重要。脾胃为后天之本，阴火证的根本病机为脾胃虚损、气血生化不足，属阴证。温补脾胃是李东垣治疗阴火证的核心法则，在此基础上使用性味轻薄之药，使脾胃下陷之气得以升发，从而进一步清泻阴火。

四、"阴火"理论的临床运用

（一）消化系统疾病

"阴火"理论常运用于治疗消化类疾病，如胃食管反流病、溃疡性结肠炎及功能性便秘等。有医家认为胃食管反流病与"阴火"关系密切，脾胃虚弱，元气不充，痰气交阻，日久则阴亏火亢，此亢盛之火同血中伏火与胃中津液相互搏结，致使胃阴夹火邪上逆，最终导致胃食管反流疾病的发生，因此对于该病的治疗可以甘温益气、甘寒泻火之法，佐以清热化痰、潜阳益阴之品来治疗。有医家认为溃疡性结肠炎病位虽在大肠，但究其病因则为脾胃亏损、阴火扰肠所致，该病以脾胃气虚为本，湿热血瘀为标，与阴火脾胃虚衰，阴火独亢相似，均属虚实夹杂，故可运用阴火理论对溃疡性结肠炎进行论治，以甘温升阳为主，甘寒、苦寒泻火为辅，参用风药发散，随证权变进行治疗。

（二）内分泌系统疾病

《脾胃虚实传变论》曰："脾胃之气既伤，而元气亦不能充，而诸病之所由生也。"脾胃为五脏之本，气血生化之源，气机升降之枢，因而脾胃内伤，不仅可引起元气失充易衰，气血生化不足，也会导致机体代谢紊乱，导致内分泌疾病的发生，其中糖尿病及其并发症为阴火理论临床运用的热点。糖尿病属中医"消渴病"范畴，部分医家受《兰室秘藏·消渴论》中三消之论的启发，从阴火理论入手，以脾胃元气亏虚，阴火鸱张作为消渴发病的主要病机，并以补益脾胃为本，将调畅气机、清泻阴火作为糖尿病的治疗原则；更有医家认为"阴火"是贯穿消渴发病始终的重要病因，控制血糖应重视顾护脾胃，补益中焦元气，以恢复脾胃升降之功。另一方面，有医家认为痛风性关节炎多由"脾虚"而致阴火内生，痰瘀热毒痹阻于关节筋脉故而发为"痛风"，在临床辨证施治中当以脾胃为本，以"益气健脾、升阳降火"为治则。有医家倡导从后天之本"脾"入手认识"瘿病"，以"补气健脾升阳"为基本原则，将补中益气汤广泛应用于甲状腺疾病的治疗中，使正胜邪自去，气盛则痰消，气旺则血行，可达到"益气消瘿"之功效。

（三）心血管系统疾病

"心火者，阴火也，起于下焦，其系系于心"提示我们"阴火"理论可用于心血管疾病的临床诊疗。《内外伤辨惑论·辨阴证阳证》云："谓脾胃之气不足，而反下行，极则冲脉之火逆而上，是无形质之元气受病也，系在上焦，心肺是也。"脾胃内伤，中气不足，元气损伤，最先受影响的即是上焦心肺。常燕等提出室性期前收缩的发病基础为"脾胃虚损、阴火内生"，其重要病机为"相火妄动、升降失调"，其临床试验也证实了阴火相关方药治疗心律失常的有效性。有医家指出气虚是动脉粥样硬化轻度炎症的基本病机，而火热则是导致动脉粥样硬化斑块不稳定的核心，气虚亦是动脉粥样硬化火热之邪形成的重要基础，这种气虚之火即李东垣所谓之"阴火"。有学者将"阴火"学说与快速性心律失常联系起来，认为阴火上冲、阴火浮越可引起快速性心律失常，治疗应以益气为本，泻火为辅。

（四）发热类疾病

对于发热类疾病，研究多集中于癌性发热，也涉及四肢烦热及不明原因的发热。中医认为，癌性发热多由机体阴阳失调、虚瘀湿毒内聚、蕴久化火所致。而阴火为病则因脾胃元气不足，阴火独亢出现发热，二者同属内伤发热范畴，因此癌性发热中因手术、化疗损伤脾胃，亦或是病程迁延日久，正气渐弱所导致的气虚发热，与阴火所致内伤发热病机基本一致，故依据阴火理论，运用李东垣甘温除热之法，亦可取得不错的疗效。有研究认为四肢烦热可由阴火内盛所致，即饮食劳倦损伤脾胃导致脾胃气虚，谷气下流，郁遏下焦，郁热上冲，伏于四肢肌肉，蒸蒸化热，从而出现四肢烦热症状。而临床不明原因的内伤发热，临床常见起病缓慢，病情反复，表现为低热和高热交替，其中属气虚型发热应首参"阴火论"，以补益脾胃为治疗之本，脾胃健运则阴火自消。发热类疾病病因繁多，"阴火理论"及甘温除热法的应用为内伤发热提供了理论基石及诊疗思路，其中补中益气汤作为治疗气虚型内伤发热的首选方剂已获得了广泛的运用。

综上所述，"阴火"理论溯源于《黄帝内经》，确立并发扬于李东垣的脾胃学说，"阴火"以"脾胃内伤"作为中心环节，囊括了广泛的病机，其中关于"阴火"这一概念的理解不乏包括离位相火、阴血亏虚、脏腑气虚等，以及中焦亏虚导致的气、血、痰等病理产物的复杂变化等，但究其根本始终离不开中焦脾胃枢纽这一核心。同时，李东垣立足"阴火"理论，以"甘温除热""升阳散火""升阳泻火"为遣方用药之准绳，创制补中益气汤、升阳散火汤汤、补脾胃泻阴火升阳汤等方补其脾胃、升发其阳、消泻阴火，这些方中注重运枢机而助升降，以求升散阳气、潜泻阴火。"阴火"理论已广泛运用于消化系统、内分泌系统、心血管系统及发热类疾病的临床治疗中，疗效显著。

第四节 浅议"阳道实，阴道虚"内涵

"阳道实，阴道虚"首见于《素问·太阴阳明论》："黄帝问曰：'太阴阳明为表里，脾胃脉也，生病而异者，何也？'岐伯对曰：'阴阳异位，更虚更实，更逆更从，或从内或从外，所从不同，故病异名也。'帝曰：'愿闻其异状也。'岐伯曰：'阳者，天气也，主外；阴者，地气也，主内。故阳道实，阴道虚。'"原文描述的是黄帝与岐伯讨论太阴阳明互为表里而发病不同的机制。历代医家对此句注解不一，理解各有侧重。

一、历代医家的注解

历代各医家对"阳道实，阴道虚"的理解各不相同，主要可归纳于以下几种。杨上善认为阴阳指代自然界天地之阴阳，注曰："阳为天气主外，故阳道实也。阴为地气主内，故阴道虚也。"张介宾认为此为外感内伤病之阴阳，外感之邪侵犯人体，多见邪实证，内伤病多耗伤人之正气，多见虚证，其曰："阳刚阴柔也。又外邪多有余，故阳道实；内伤多不足，故阴道虚。"马莳从阴阳六经气解，认为此句阐述了人体正常的阴阳和六经运动之气的表现，注曰："人身本与天地相参，故天在外主包夫地，地在内主承于天。人身六气，犹天气也，主运于外；人身六阴气，犹地气也，主运于内。阳运于外者为实，阴运于内者为虚。"后世医家均在此基础上，各有诠释发挥。

（一）朱丹溪：阳有余、阴不足

朱丹溪基于"阳道实，阴道虚"立论，首先从天地、日月为例，提出"阳有余、阴不足"是自然界的普遍现象，整个自然界都处在阳有余阴不足的状态中："天大也为阳，而运于地之外；地居于天之中而为阴，天之大气举之。日实也，亦属阳，而运于月之外；月缺也，属阴，禀日之光以为明者也"。天大涵地，天为阳，地为阴；日月运行，恒日无缺，为阳，月晦朔弦望，依赖日光始明，为阴；"人受天地之气以生，天之阳气为气，地之阴气为血，故气常有余，血常不足""人身之阴气，其消长视月之盈缺"，丹溪从自然中取象比类，将人的生理变化与阴阳联系，人身也同样是阳有余而阴不足。朱丹溪在《格致余论》中论述："人之生也，男子十六岁而精通，女子十四岁而经行。是有形之后，犹待于哺乳水谷以养，阴气始成。""阴气之成，止供给得三十年之视听言，动已先亏矣。"结合《黄帝内经》中"年至四十阴气自半""男子六十四岁而精绝，女子四十九岁而精断"，提出在人的生命过程中，青壮年时期阴精相对充盛，至四十岁后阴气已亏虚自半，至七七、八八之年阴精亏耗，人之一生多处于阳有余阴不足的状态。此外，"人之情欲无涯，此难成易亏之阴气，若之何而可以供给也"，在外界环境刺激下，欲望过多而致使阴气过用，"心动则相火亦动，动则精自走"，相火妄动则阴精易亏，阳有余，非人之真阳，实为相火，阳有余而阴不足，实为相火妄动所致阴虚。

（二）张介宾：阳非有余，阴常不足

张介宾在《类经附翼·大宝论》中指出阴阳同样重要，"盖阴不可以无阳，非气无以生形也；阳不可以无阴，非形无以载气也。"阳是阴的化生动力，阴是阳的物质基础，生理状态下，阴阳互为根本，相互为用。张氏提出支持重阳理论之三辨，从形气、寒热、水火三个角度阐明阳气的重要性：第一，"形本属阴而凡通体温者，阳气也；一生之活者阳气也；五官五脏之神明不测者，阳气也；及其既死，则身冷如冰灵觉尽灭，形固存而气则去。"阳气的存在使人维持体温，各个脏腑官窍得以正常运行，当人一死，便身冷如冰，这因为阳气已消亡。第二，"寒热者，热为阳，寒为阴；春夏之暖为阳，秋冬之冷为阴。当长夏之暑，万国如炉，其时也，凡草木昆虫，咸苦煎炙；然愈热则愈繁，不热则不盛。"夏季万物生长繁茂，秋冬草木枯竭，夏季气温虽高，却更适合万物繁衍，热愈盛而长愈繁，自然界阳气达到鼎盛。第三，"水火者，水为阴，火为阳也。造化之权，全在水火，而水火之象有四：日为太阳，火为少阳，水为太阴，月为少阴。此四象之真形而人所未达也……故阳唯畏其衰，阴唯畏其盛，非阴能自盛也，阳衰则阴盛矣。"水的存在是因为要藏阳，如果过分地补阴会伤到阳气的生发，而水的功能也是因为水中有阳，如果没有阳气的存在，水是没有功能的，水的滋阴营养功能是因为阳气藏于其中。张氏强调阳气，同样重视真阴的存在。"不知此一阴字，正阳气之根也。盖阴不可以无阳，非气无以生形也，阳不可以无阴，非形无以载气也，故物之生也，生于阳，物之成也，成于阴，此所谓元阴元阳，亦真精真气也。"真阴，一名元阴，是存于肾中最基本的物质。真阴与元阳，互为其根，不可分割。所以，张景岳认为人之阳非有余，阴亦不足。

二、"阳道实，阴道虚"的理论内涵

"阳道实，阴道虚"是阴阳理论中的重点理论之一，其理论内涵可用于认识并掌握人体规律，从而指导生活及临床，为我们所用。

（一）阴为脾，阳为胃

结合《黄帝内经》原文，"阳道实，阴道虚"这一重要的理论，实则是用"阳道实，阴道虚"最贴近于脾胃发病规律的高度总结：脾病多由内伤所致，或由劳逸失常，或久病正虚，脾脏发病多虚，寒湿不化，故以虚证、寒证多见。胃为谷道，外邪易侵，胃病多由外邪引起，或饮食不节，或寒热犯胃，胃腑发病，多为实证；《伤寒论》中，太阴为病，症见腹胀满、大便溏、喜温喜按、苔白脉缓，为太阴之里虚寒证；阳明为病，症见身大热、大汗出、烦渴欲饮、脉象洪大等，此为阳明经之里热证；邪入于胃腑，或与肠中燥屎互结，症见腹胀满、便秘、舌黄厚干燥、脉象沉迟等，此为阳明腑实证。正因脾病多虚，胃病多实，故中焦之病有"实则阳明，虚则太阴"之说。

（二）阴为脏，腑为阳

脏腑分阴阳，"阳道实，阴道虚"为脏腑生理特性和病理演变规律的概述："五脏者，藏精气而不泻也，故满而不能实，六腑者，传化物而不藏，故实而不能满也。"五脏藏精气，六腑泻水谷，五脏贮藏精气，以藏为主，不得外泻，所以五脏以精气保持盈满充盛为正常生理状态；六腑主传导、消化水谷饮食物，以通为用，不得滞留水谷饮食，六腑以水谷充实及排空交替为正常生理状态。五脏属阴，主化生，贮藏精气，藏而不泻，静而主内，易于耗伤，故为病多不足而见虚证，六腑属阳，主传导，传导下输，变化清浊，易于壅实，故病多为排泄障碍而见实证。

（三）阴邪虚，阳邪实

《素问·调经论》："夫邪之生也，或生于阴，或生于阳。其生于阳者，得之风雨寒暑；其生于阴者，得之饮食居处，阴阳喜怒。""自然界气候异常变化，六淫中风邪、暑邪、燥邪"犯于人体，伤于肌表为外因所伤，致病多为邪实证。饮食不节，起居不时，情志失宜，为内因所伤，性质为阴，耗伤内在脏腑精气，致病多为正虚证。

三、"阳道实，阴道虚"在临床中的应用

（一）认识疾病

"阳道实，阴道虚"认识疾病，是以脾胃为切入点。《脾胃论·脾胃虚实传变论》："元气之充足，皆由脾胃之气无所伤，而后能滋养元气，若胃气之本弱，饮食自倍，则脾胃之气既伤，而元气亦不能充，而诸病之所由生也。"脾胃能够补养先天，化生能量，若脾胃病则元气虚，人身之原动力不足，诸病由生；《太平圣惠方·治妇人血风攻脾胃不能食诸方》道："脾与胃为表里，脾主化谷纳食，胃为水谷之海，故经言四时皆以胃气为本也。妇人血气不调，脏腑劳损，风邪冷气蕴蓄在内，攻于脾胃。脾胃既虚，为邪所乘，则不能摧伏五谷，故令不能食也。"脾失健运，水谷不化，血无以生，发为妇科经病，此乃脾胃内伤，气血生化乏源；《小儿药证直诀》中，钱乙把常见的内科疾病"虚羸、积、疳、伤食、吐泻、腹胀"从脾胃论治，如虚羸是"脾胃不和，不能食乳致肌瘦，亦因大病，或吐泻后，脾胃尚弱，不能传化谷气也"。"疳，皆脾胃亡津液之所作也"。而且认为"疹为脾所生"，"疮疹"此类外科病也与脾胃有关。脾气虚则影响全身之气血，变生它疾，诸病丛生。

（二）治疗疾病

"阳道实，阴道虚"中蕴含着对脏腑、邪气的认识，我们可根据其理论内涵，掌握疾病的发病规律从而治疗疾病：治疗慢性萎缩性胃炎时，实证多从阳明胃腑而泻，虚证多从太阴脾脏而补，虽然病位在胃时亦有虚证，但治疗时也多从脾脏而补，根据"阳道实，阴道虚"理论，治疗时大多要顺应脾胃的生理功能。"阴道虚"，虚则补之，以补脾为主，主要分为健脾益气、健脾消食、健脾利湿；"阳道实"，实者泻之，以降胃为主，有理气降胃，清热降胃，胃以降为润，亦可以通过滋胃阴以降胃；糖尿病表现为脾虚失运或胃阴亏虚的证候，同时兼夹气郁、湿浊或痰浊、燥热、瘀血等因素，治疗上以益气运脾、和胃养阴为基本大法。凡是机体阴阳失调、脾胃失运所引起的病证，无论类别，均可治之；脾胃功能正常是维系皮肤健康的主要因素，肌肤营养离不开脾胃功能正常，胃不降浊，阳明积热，易伤津液，多从燥化、热化，脾不升清，精微不布，脂液不循常道，壅于皮肤，发为脂溢性皮炎，可见瘙痒、皮屑等湿疹样表现。治疗上，若皮肤秽浊兼见脾虚升清无力的症状，治疗重点在温补脾阳，恢

复脾之升清功能，若皮损红肿兼见胃经实热的症状，治当通腑降浊，病机虚实夹杂者，治当除湿健脾和胃。

（三）预防疾病

《素问·生气通天论》中记载"阴平阳秘，精神乃治"，人体内阴气平和，阳气固密，二者互相调节保持人体处于健康平衡状态，而"阳道实，阴道虚"提示，外邪侵袭，病发势高，症状多实，性质为阳；内生邪气，精气虚损，病从内生，来势较缓，性质为阴，故预防疾病，首先要避外邪，慎起居，避免外邪侵袭，使体内阴阳平衡，以防阴阳失调之病理变化。《素问·刺法论》曰"正气存内，邪不可干"，正气是机体健康，有抵御外邪能力的体现，脾胃之气旺盛又是养生防病的关键所在。其次，日常生活就要顾护脾胃，气血化生，精气得生。若机体已处于阴阳失调状态，我们应根据疾病各自的传变规律，及时采取适当的防治措施，截断其传变途径，同时对尚未受邪而可能即将被传及之处，给予调养、充实以安抚之，则可以阻止病变传及该处，达到防止其传变，中断其发展的目的。

四、"阳道实，阴道虚"在养生中的应用

阳气贯穿养生的始终。《素问·生气通天论》有言："阳气者，若天与日，失其所，则折寿而不彰。"强调阳气对于人体的重要性，"阳者卫外而为固也"，阳气能够抵御外邪入侵，因此在日常生活中我们要注意顾护阳气：适应自然节气的变化，及时增添衣物，避免外感邪气；"春三月……早卧早起……夏三月……夜卧早起……秋三月……早卧早起……冬三月……早卧晚起"，与自然规律相适应，安排适宜的作息时间，保持阴阳协调；养成健康的饮食习惯，以清淡易消化的饮食为宜，不暴饮暴食，饥饱不均，避免进食寒凉、辛辣刺激之物，以防寒热湿等外邪犯胃。养生，重点要养精神。《素问·上古天真论》："恬淡虚无，真气从之，精神内守，病安从来。"人体生命活动过程中，各种生理功能都受到神经的支配和调控，神经常处在"动"的状态，故精神极易耗伤而受损。故"恬淡虚无"的重点就是清静养神，通过调神以保持志意、情志活动的正常状态。精神情志活动是脏腑功能活动的体现。突然强烈的精神刺激，或反复的、持续的刺激，可以使人体气机紊乱，气血阴阳失调而发病；外界各种客观事物刺激人体，势必引起不同的心理活动和相应的情志、情绪变化，但日常生活中要调控过激情志、情绪，以维护心身健康。养生，必要是动静结合，《吕氏春秋·达郁》："形不动则精不流，精不流则气郁。"《寿世保元》亦有言："养生之道，不欲食后便卧及终日稳坐，皆能凝结气血，久则损寿。"动则生阳，静则神藏。心神欲静，形体欲动，只有把形与神、动和静有机结合起来，才能符合生命运动的客观规律，有益于强身防病。

第五节　从"左肝右肺"谈中医诊疗思维

"肝生于左，肺藏于右"首见于《黄帝内经》，《素问·刺禁论》有云："黄帝问曰：愿闻禁数。岐伯对曰：藏有要害，不可不察，肝生于左，肺藏于右，心部于表，肾治于里，脾为之使，胃为之市……"后世简称为"左肝右肺"。然根据医学解剖知识可知，"左肝右肺"并非解剖学位置的描述，而是中医藏象学说中论述肝肺的生理功能及相互关系的体现。

一、理论渊源

历代医家对"左肝右肺"的认识可分为三类，第一类主要是将四时特性比类"左肝右肺"，隋代杨上善在《黄帝内经太素·知针石》注释到："五脏之气所在，须知针之为害至要，故欲察而识之。肝者为木在春，故气生左。肺者为金在秋，故气藏右也。肝为少阳，阳长之始，故曰生也。肺为少阴，阴藏之初，故曰藏也。"唐代王冰亦继承了此类观点："肝象木，王于春，春阳发生故生于左也。肺象金，王于秋，秋阴收杀，故藏于右也。"第二类，以天地之气升降比类肝肺气机升降，以明代张景岳为代表，他在《类经·针刺类》中提出："肝木旺于东方而主发生，故其气生于左。肺金旺于西方而主收敛，故其气藏于右。"以左表示肝的升发向上之气，以右表示肺的清肃降下之气；第三类，将肝肺的生理特点与"左肝右肺"相联系，强调两脏对人身气机的调节作用。清代张志聪在《黄帝内经素问集注》有言："曰生曰藏，谓脏体藏于内，脏气从左右而出于外也。肝为阳中之少阳，其性主升主动，主疏泄气机，调畅气血，故从左而升；肺主阳中之太阴，其性主降主杀，以肃降为主，故从右而降。"认为左右乃阴阳气机升降的道路，肝肺协调人体气机升降，使得清升浊降，阴阳自和。

二、"左肝右肺"的理论实质

（一）"左肝右肺"非解剖位置

《灵枢·经水第十二》明确提出了解剖的概念，"若夫八尺之士，皮肉在此，外可度量切循而得之，其死可解剖而视之。其脏之坚脆，腑之大小，谷之多少，脉之长短，血之清浊，气之多少……"虽然无具体文字记载各脏腑位置描述，但由此可推知同时期已经对脏腑位置有所掌握。后世《难经》中："肝重四斤四两，左三叶，右四叶，凡七叶，主藏魂。""肺重三斤三两，六叶两耳，凡八叶，主藏魄……"至清代王清任的《医林改错》中，对于脏腑位置的认识已与现代医学解剖基本一致："肺管至肺分两杈，入肺两叶，直贯到肺底皆有节。管内所存皆轻浮白沫，如豆腐沫有形无体……肝四叶，胆附于肝右边第二叶，总提长于胃上。"可见，古人对脏腑的解剖位置有清晰的认知，"左肝右肺"并非描述具体的脏腑位置。另一方面，《黄帝内经》成书于秦汉时期，其成书晚于《易经》，《黄帝内经》中的阴阳、运气、藏象等内容均有受到《易经》的影响，有学者认为，"左肝右肺"是受河图洛书中五脏之五行定位的影响。肝肺居河洛左右，在洛书中肝数 8 位于左下部，肺数 9 位右上部脏象，因之确认"肺气从右而降，肝气从左而升"。因此，"左肝右肺"理论的提出与发挥，并非古人对人体解剖知识的无知，而是从哲学的角度把握人体生命运动规律和疾病发展规律。

（二）总结肝肺生理功能

"肝生于左，肺藏于右"是对肝肺两脏功能的高度概括，"肝生于左"实质上是对藏象肝生理特性的高度概括，是指肝气具有从左升发的生理功能。考其"生"字的本义，《广雅》："生，出也。"《考工记》玉人注："向上谓之出。""生"，意为生发、上升。因此，"肝生于左"的"生"，有肝气升发向上之意。"肺藏于右"之"藏"，与肝之"生"对举，其意为与肝之升发相反，肺属金，金曰从革，其性肃降。《素问·阴阳应象大论》指出："左右者，阴阳之道路也。"表明"左右"是阴阳升降的基本路径：阳从左升，阴从右降；左升为阳，右降为阴。人体脏腑之生理规律，亦遵循天地升降之理——日出于东，日落于西。《类经·针刺类》："肝木旺于东方而发生，故其气生于左；肺金旺于西方而主收敛，故其气藏于右。"肝主疏发，应木性而上，肝气从左升，阳气升发，气机条达，血行无碍，如春生发陈，万物以荣；肺主宣降，通调水道，应金气而下行，肺气从右降，浊气下行，水道通调，如秋收肃降，万物垂实；由此形成了肝气从"左"升，肺气从"右"降的理论。从这个意义上来看，"肝生于左，肺藏于右"蕴含着肝肺气机升降理论，肝肺气机升降相合，条达人体一身之气，清升浊降，气血畅达，阴阳调和。

（三）指导诊断病位

《素问·刺热论》云："肺热病者，右颊先赤……肝热病者，左颊先赤。"指出右颊属肺，左颊属肝。《幼幼集成·面部形色赋》继此阐述道：小儿之"左颊配肝""以候脏气之强弱耳"。后世医家将此作为诊断、辨证、治疗肺病、肝病的重要依据之一。《难经·五十六难》："肝之积，名曰肥气，在左胁下如覆杯……肺之积，名曰息贲，在右胁下，覆大如杯。"《难经》讨论积证的具体表现，肝之积气在左侧胁下；息贲，指肺之积气见气急上奔，右胁下有块，二者均表现为如覆杯状；隋代巢元方据此发挥，于《诸病源候论》曰："肺之积气在于右胁，肝之积气在于左胁。二脏虚实不和，气蓄于内，故胸胁支满。"论述肺与肝之积气分别分布在右胁、左胁，而且可相互影响，共同为病。清代医家吴澄在《不居集》中，将"左肝右肺"理论运用到了辨别失眠所在病位方面，他提出："肝生于左，肺藏于右……左不能贴席眠者，肝也，血也。右不能贴席眠者，肺也，气也。此痰挟瘀血凝滞，阻塞道路。"吴澄认为，失眠患者的不同卧位可以推断病性：不能左侧卧而眠者，为肝血瘀积之病；不能右侧卧而眠者，为肺气阻滞之病。根据失眠患者不得卧的不同部位，来判断疾病的不同脏腑病机。可见"左肝右肺"不仅是对肝肺两脏生理功能的总结，亦是其病变部位体现的概括，可以指导诊断病位，对临床具有一定指导意义。

三、中医诊疗思维在"左肝右肺"的体现

（一）重功能，轻结构

"左肝右肺"之说是坚持其功能性配属，重点强调五脏之气的运动属性，而非实体脏器。即肝虽在右，但主血为阴，阴气左行，当升，其气向左；肺虽在上，但主气为阳，阳气右行，当降，其气向右。提出左肝右肺其实并不是在讨论一个解剖的问题，而是在讨论我们人体气的运动与变化的问题。气化是一切自然现象的根本特征，其内涵是气的运动及其所产生的各种变化，气的运动又称为气机。对人体而言，气通过升、降、出、入运动完成精、气、血、津液等精微物质的相互资生、转化和输布，生、长、壮、老、已生命进程的发展变化，汗、尿、便等代谢废物的产生和排泄，对外邪的防御、修复和调整作用，对药物、针灸等治疗做出反应等。气化是不断地进行自我更新、自我复制的物质和能量的转化过程，与现代生物学所论述的"新陈代谢"的意义相一致。"左肝右肺"的本义是对肝肺两脏功能的高度概括，并将肝左和肺右的功能分开论述，肝主升发，犹春发万物，东升日月，在人体生命活动中起着升阳发阴、启陈从新的重要作用，并具有以下功能：助肺降，统贯气机；济心火，相以发君；启肾藏，升发元气；达中土，协脾运化。而"肺藏于右"乃指肺之降敛之特性而言。

（二）天人相应

《灵枢·岁露》载："人与天地相参也，与日月相应也。"此即天人相应。天人相应是指自然界、人以及微小生物在天地之间是相互感应、互相关联的，其理论核心是"顺应四时"，即顺应自然，顺应四时季节气候的变化，顺应昼行夜伏的作息规律等，体现在人体所需的物质都来源于人赖以生存的自然界，人与自然环境联系紧密，表现在人与天地万物共同遵循着阴阳五行的运动变化规律，并且人体能够感知环境因素的变化并对环境因素的变化做出相应的反应。《素问·五运行大论》云："上者右行，下者左行。"张介宾在《类经二十三卷·运气类四》注："上者右行，言天气右旋，自东而西以降于地；下者左行，言地气左转，自西而东以升于天。""左"又代表东方春温之气；"右"又代表西方秋凉之气。"人与天地相应也"，只因肝之特征与"左"之特性相应，故以"肝"应"左"也；因肺之特征与"右"之特性相应，故以"肺"应"右"也。《临证指南医案·咳嗽》明确解释为："人身气机合乎天地自然，肺气从右而降，肝气由左而升。"

（三）取象比类

《素问·五运行大论》曰："天地阴阳者，不以数推，以象之谓也。"中医的整个思维正是以这种"以象之谓"为基础，以取象比类的思维方式贯穿整个思维过程，其内涵是指由直观的感性认识，通过类比与象征的方式探求世界内在规律，从而上升到理性认识的高度。取象比类思维多取象于自然、生活之理类比于医理，应用于中医的理论与临床。取象比类是古代中医先贤们对人体生理病理规律的认知工具，比如日升日落、潮涨潮退、满则溢的自然现象，从而类推、解释脏腑、气血津液等的生理功能。"左肝右肺"即是将脏腑与自然之特性相类比，将肝之生发、肺之肃降之性与所观察到的天地之气相应，也是取象比类的表现。"取类比象"可以说是"天人合一"理论的具体应用。

四、"左肝右肺"在临床指导意义

（一）调节人身气机

清代吴达《医学求是》言："土位于中，而火上，水下，左木，右金。左主乎升，右主乎降。五行之升降，以气不以质也。"肝脏与肺脏共同调节人身气机，气化过度或气化不足，精、气、神转化障碍、升降出入紊乱都可导致疾病，如《素问·举痛论》曰："百病生于气也。"肝气郁结会直接影响气机的升降。肝气郁结，气郁化火，肝火灼肺，肺失清肃，常见胁痛、易怒、咳逆、咯血等肝火犯肺的症候，即"左升太过，右降不及"，治疗上以泻肝清肺为主法，黛蛤散合黄芩泻白散为代表，方中青黛、海蛤壳清肝以降气逆；黄芩、桑白皮、地骨皮清泻肺热以肃降气机，二方相合，使气火下降，肺气得以清肃，咳逆自平；反之，肺失清肃，燥热下行，亦可累及肝阴，肝失条达，疏泄不利，肝阳上逆，可见胸胁引痛胀满、头痛头晕、面红目赤等肺燥伤肝的症候，治疗以润肺柔肝为主，随证治之，可选用川贝母、杏仁、白芍之品。肺气的宣发与肃降对于肝气的疏泄作用起着重要的调节作用，在治疗时应同时兼顾。张锡纯在《医学衷中参西录》中提到类中风是因"肝木失和风自肝起，又加以肺气不降，肾气不摄，冲气、胃气又复上逆"，治内中风证之名方镇肝熄风汤为肝肺升降理论的代表方，镇肝熄风汤中用龙骨、牡蛎、龟板、白芍以镇熄肝风，赭石以降胃平冲，玄参、天冬以清肺气，肺之清肃之气下行，自能镇制肝木。可见人体脏腑气机升降正常均有赖于肝升肺降之相互制约与统一协调。

（二）左血右气分治

人之气血，周流一身，如环无端，无处不到，而人之患病有偏左、偏右之分，"左肝右肺"为气血偏胜说之源流。"肝生于左，肺藏于右"，左属肝主血，右属肺主气，病在左侧多为血病，病在右侧多为气病。肝藏血，主疏泄，以血为体，以气为用，血为气之母，血病气难行。肺主气，对全身之气的升降出入运动起着重要的调节作用，气为血之帅，气病则血病。以胁痛为例，胁痛是肝络失和所致的以一侧或两侧胁肋部疼痛为主要表现的病症，朱丹溪治疗胁痛分左右论治，如《丹溪心法·胁痛七十一》言："左金丸治肝火，有气郁而胸胁痛者……右胁痛，用推气散，出严氏方。左胁痛，用前药（左金丸）为君加柴胡或小柴胡亦可治。"清代吴亦鼎《神灸经纶·中身证略》论胁痛亦云："胁痛，有左右之分。左右者，阴阳之道路也。左为肝，肝主血，血留止滞，则左痛；右为肺，肺主气，肝邪入肺，气不流通，则右痛。"同样，叶天士在《临证指南医案》也采用"左肝右肺"思想进行辨证用药。以"虚劳"为例："由病患及乎元虚，攻补未能除病。思人身左升属肝，右降属肺。当两和气血，使升降得宜。"他认为虚劳所致气血痹阻，是由于肝之气血与肺之气血左右升降失宜，在治疗时当采用活血化瘀之法，两和气血，采用"旋覆花汤加桃仁归须蒌皮"进行治疗。"左血右气"与"左肝右肺"理论本质是一致的，因此左血右气分治法乃源于《黄帝内经》，经历代医家在临床实践中不断总结发展和完善，有效地指着中医临床实践。

总之，"左肝右肺"理论在临床应用主要体现在肝肺两脏疾病的辨证、气机运动、气血学说等方面，"左肝右肺"并非字面之意，非解剖位置，而是更多强调肝肺二脏的生理功能及临床应用，不应片面理解而忽视其实践应用价值。

第七章

方药琐谈

第一节　　谈柴胡的用药体会

柴胡，味苦、辛，性微寒，归肝、胆经，药用部位为伞形科植物柴胡（北柴胡）、狭叶柴胡（南柴胡）等的干燥根。春、秋采挖，去净泥土，晒干。以根条粗长，无茎苗、须根少者为佳。生用或醋炙用。具有和解退热、疏肝解郁、升举阳气之功效。用于外感发热、寒热往来、胸胁胀痛、头痛目赤、月经不调、疟疾、黄疸、耳聋口苦、脏器下垂、脱肛阴挺等。临床上若能掌握好柴胡的功能特点，其应用范围为之广泛，临床疗效获之颇丰。

一、和解退热

《滇南本草》谓柴胡为"伤寒发汗解表要药，退六经邪热往来"。《名医别录》中云其："除伤寒心下烦热。"柴胡之所以能退热，是因为其味辛，功能辛散疏解，能使半表半里之邪，最终出表而解，即"和解少阳"或"发表和里"。邪在半表半里的典型症状为寒热往来、胸胁苦满、口苦咽干、心烦喜呕等。张仲景所创之小柴胡汤即是用作治疗少阳往来寒热的主方。又柴胡加芒硝汤条中，张仲景言"先宜服小柴胡汤以解外"，可见小柴胡汤不仅可作为少阳病的主方，还可用于解除太阳、阳明、厥阴等经外邪所致发热的主方。其中柴胡作为方中主药，透邪外出，可解伤寒温病之表里热邪。风寒之邪在太阳表分，以解表达邪，可用柴胡配麻黄、桂枝等；温热之邪在肌表卫分，以透表泄热，可配金银花、连翘、薄荷、青蒿、牛蒡子等；邪居表里之间，以和解表里，可配黄芩、薄荷、芦根等；邪入阳明，以清解达邪，可用柴胡配伍石膏、知母等，如此上焦得通，津液得下，胃气因和而解；邪伏膜原，以透邪外出，可配厚朴、枳实、白芍、黄芩等；湿热邪气蕴于厥阴见发热，以退热解毒，可配茵陈、土茯苓等。因此，临床上运用柴胡，和解退热，却又不拘于半表半里之论，于伤寒则用退少阳、太阳、阳明三阳经及厥阴经之热，于温病则用散卫分、气分之邪。

二、疏肝解郁

疏肝解郁，是柴胡的另一个重要功效。寒热失调、情志抑郁，或忧思过度、痰饮湿浊等均可致枢机不畅，肝气郁结。气滞郁结，人身之阴阳、气血不得正常输布运行，在上可致头痛、胸胁胀痛；在下可致腹中结气、脐腹痛、经闭等。柴胡入手足少阳、厥阴（肝、胆、心包、三焦）诸经，因经脉循行之关系，在脏主血以达阴气，在经主气以达阳气，可宣畅气血，旋转枢机，畅郁阳而化滞阴，乃能疏肝解郁，对于胸闷、胁痛、小腹胀痛、双肩不适等确有疗效。此时常与当归、香附、郁金、青皮、枳壳、佛手、川楝子等同用。肝气郁滞或脾胃气滞者，柴胡能够顺其条达之性，发其郁遏之气，既能疏肝又能和脾而解郁结。常用的方剂如：逍遥散（柴胡、当归、白芍、白术、茯苓、甘草、生姜、薄荷）、柴胡疏肝散（柴胡、白芍、枳壳、甘草、川芎、香附）等，均以柴胡为君药，以条达肝气，开郁闭，通结滞，主治因肝气不畅所导致的情志不舒、急躁易激惹之症。

三、升举阳气

金元四大家之一的张元素在《医学启源》中最先认为柴胡具升举阳气之功，书中云柴胡为"少阳厥阴引经药"，并指出其"引胃气上升"。其后李东垣师古而不泥，将柴胡用于清阳不升或清阳下陷诸证，由此开启了柴胡升阳举陷之先河。在补中益气汤中，李东垣谓其中所用之柴胡能"引清气行少阳之气上升"，并称全方功擅"补其气而升其阳"。再如《脾胃论》中补脾胃泻阴火之升阳散火汤、升阳汤等，皆尊此用法。柴胡升阳功效在后世更得到了广泛运用，如张锡纯的升陷汤、《顾松园医镜》中的升阳除湿汤、《仙拈集》的升气汤等。清阳（气）不升，既可见于实证（邪实阻遏），亦可见于虚证（无力升举），对于此两类清阳（气）不升，柴胡均可治之。但在升举阳气时，柴胡只可作为佐使药而不可用作君药。对于邪实阻滞不能升举者，当以祛邪药为主，对于气阳虚弱无力升举者，则以补气药为主，其中柴胡只为引导气机上升，且用量不宜过大，否则会适得其反。

许多头面之疾如头痛、目疾、耳疾等，在治疗上运用柴胡，取其升举之功效。《五十二病方》最早载柴胡治疗头痛病症。《医学入门》之清空膏治风热上壅头痛、《仁术便览》苍术复煎汤治风湿头痛、《卫生宝鉴》之乳香盏落散治偏头风等，均为柴胡用于风邪上袭之头痛头晕。又如柴胡治疗目疾，《本草纲目》谓柴胡"治目昏、赤痛障翳"；《神农本草经》中云其可"明目"；《千金要方》中则以柴胡与决明子相伍为末，用乳汁调和敷目上，治眼目昏暗。再如柴胡治疗耳疾，耳聋、耳鸣之发病关乎少阳相火，柴胡功能疏畅气机，和肝胆之经，升清开窍，为治耳聋、耳鸣之要药。《杂病源流犀烛》中之聪耳芦荟丸，以柴胡配伍大黄、芦荟、龙胆等，治肝胆火盛，耳内蝉鸣；《幼幼新书》所载之通鸣散，以柴胡与远志、菖蒲、磁石、细辛等同用，主治窍闭不通之耳聋。另外，对于口鼻咽喉之疾，柴胡也可为导引之药，与他药同用配伍。

四、其他功效

《药性论》中载柴胡可治"骨节烦疼""肩背疼痛"，《名医别录》亦言其"除湿痹拘挛"，这可能与柴胡之宣郁滞、开结气、散风邪，即"宣畅气血"之功效有关。如《症因脉治》之柴胡独活汤，以柴胡与独活、防风、川芎等配伍，治风湿腰痛；《辨证录》之双解风湿汤，以其与薏苡仁、防风、茯苓等配伍，治风湿相搏、身体烦疼、不能自转侧。柴胡亦具升散除湿之功效。湿为阴邪，重浊黏腻。外湿多侵犯肌表、经络而为病，内湿则以脏腑功能失调为主；外湿重则影响脏腑，内湿重则亦可涉及肌表。湿邪为病有在内、在外、在上、在下、热化、寒化之别。"其在皮者，汗而发之"，在上、在外者，宜宣解而散之；"其下者引而竭之"，在下、在内者，宜健脾行水以利之。柴胡升散脾胃之阳，使之运化正常，湿邪得散则无以为患。如完带汤（柴胡、白术、白芍、茯苓、甘草、山药、党参、车前子、苍术、陈皮、荆芥穗），方中加用柴胡、荆芥穗以增其升散除湿之力。柴胡也是治疗疟疾的良药，前人治疟多以柴胡剂随证加减。若为先寒后热，寒热发有定时者，可以小柴胡汤加减；发时寒多热少，或但寒不热者，可以小柴胡汤与桂枝汤合用；发时热多寒少，或但热不寒者，可以小柴胡汤与白虎汤合用，随证加减。

五、柴胡应用的争鸣

关于"柴胡劫肝阴"，该论点是由温病大家叶天士所提出，对后世有着巨大的影响，各个医家态度不一，赞成反对皆有。根据《神农本草经》中所记载的内容，书中将柴胡列为上品，且有"明目益精"之功，如此，劫肝之阴血难以定论。再如张仲景临证之柴胡用量，常至于八两，却也不似有劫肝阴之弊。因此可以推断，"柴胡劫肝阴"之论应与临床所治疗之证候有关。如临证之时患者确有肝血大伤，真阴不足，此时用柴胡，恐其升发之性，偏燥之质，若用之或有不当之处，则雪上加霜，但对于平素肝阴血不亏者，则当无劫伤肝阴之说。至于肝阴不足，确需用柴胡解热、疏肝郁或升举者，应注意佐以补肝血之药，如地黄、白芍、黄精之类，可取其长而避其短。

关于柴胡用量，若用于和解退热，透表达邪，用量宜大，如小柴胡汤治少阳往来寒热及少阳阳明合病时，书中载其用至八两之多，现今虽不及古之量效，至少亦需 9～12 g。若用于疏肝解郁，消散郁滞，用量宜适中，如四逆散用作散剂，量小自不必言，而逍遥散、柴胡疏肝散中，也作如是用量。若是气郁甚重，至胸胁胀痛者，也不宜超过治外感退热之量。若用于升举阳气，升散宣发，更不能用大量柴胡，此时用量宜少而不宜大，3～5 g 已足，量过大则药过病所，失其佐使之功，反而无效。临证药物之用量大小，对功效之影响，甚为重要。

综上所述，柴胡一药，在临床上的用途甚是广泛。不管是在内科、妇科还是其他类别疾病上，均有较多使用的机会。临证之时当需很好掌握其药性、功能、配伍、剂量等，使用得当，不难奏效。

第二节 白术用药心得

白术为菊科多年生草本植物白术的干燥根茎，性味苦、甘、温，归脾、胃经，具有补气健脾、燥湿利水、止汗、安胎之功。白术为土部专经之药，为"脾脏补气第一要药也"。白术始载于《神农本草经》，《神农本草经》将其列为上品。自古以来，医家就喜用白术治疗胃肠道疾病，但因其性燥，《中药学》指出阴虚内热或津液亏耗燥渴者慎用，且便秘常见原因是大肠津液不足、传导迟滞，故白术通便之功效在教材中鲜有记载。最早记载白术治便秘可追溯到《伤寒论》，云："伤寒八九日……若其人大便坚，小便自利者，去桂加白术汤主之。"成无己《注解伤寒论》注解："此小便利，大便坚为津液不足。"由此可见大便坚硬是使用白术的重要指征，且去桂加白术汤中用白术 2 两，为此方用药量之最，意在生津、润肠、通便，故张仲景可谓使用白术通便之鼻祖。

20 世纪 70 年代，魏龙骧《医话四则》中明确提出"白术通便秘"。白术治疗胃肠道疾病时可双向调节，既能抑制，又能刺激肠管。朱莹教授喜用白术治疗胃肠道疾病，如便秘、功能性消化不良、慢性阻塞性肺疾病、胎动不安及癌症等。临床上白术单用很少，多与其他药物配伍使用。

一、老年功能性便秘

便秘是一种常见的临床症状，多表现为排便困难和（或）排便次数减少、粪便干硬，前者包括排便费力、排出困难、排便不尽感、肛门直肠堵塞感、排便费时和需辅助排便，后者指每周排便少于 3 次。便秘已然成为老年人群中的常见病症，且随着年龄的增长，其发病率也会随之升高。朱莹教授认为引起老年性便秘内因责之于气血阴阳虚衰，外因不外饮食、情志、邪热蕴结。如平素多进食辛辣刺激食物或肥甘膏脂之品，并喜饮酒食者，多导致肠胃积热，热耗津液；如忧思郁闷或少动久坐者，容易引起气机不畅，堵塞肠道，使肠道气机失于和降；若平素体质较弱，或者患病日久体质较虚之人，阴血不足，血虚不能濡润肠道，阳虚不能温煦，导致气血阴阳皆不足，大便艰涩难出。白术，其味甘苦，性温，为健脾益胃之佳品，又是振奋脾阳、化生津液之要药。《本草求真》云："既能燥湿实脾，复能缓脾生津。且性最温，服之能健脾消谷，为脾脏补气第一药也。"重用大剂量生白术，能健脾阳、助运化，后天之本脾脏健运，则可补肺、肾等脏腑气机。《医学启源》记载："除湿益燥，和中益气，温中，去脾胃中湿，除胃热，强脾胃，进饮食，安胎。"《本草经读》云："以白术之功用在燥，而所以妙处在于多脂。"治疗便秘，白术多生用。李东垣所谓"治病必求其源，不可一概用牵牛巴豆之类下之"，源者何在，曰在脾胃。便干结者，阴不足以濡之。若单纯从事滋润，而不健运脾土，则脾亦不能为其行津液，终属治标。重用白术，运化脾阳，实为治本之图。生白术苦温能燥，但富含脂膏，功偏健脾、润燥通便，且常配伍莱菔子，《医学衷中参西录》谓："莱菔子，无论或生或炒，皆能顺气开郁，消胀除满，此乃化气之品，非破气之品。"加之此二药皆归脾胃经，二药合用达健脾和胃、行气消胀之效。临床上朱莹教授对于肠燥便秘伴腹痛、腹胀、呕吐者，尤其是老年功能性便秘及虚证便秘，每取生白术 30 g、莱菔子 10 g 治疗，究其病机则多以精亏、血枯、气弱、液少为主。

二、功能性消化不良

消化不良指源于胃十二指肠区域的一种或一组症状，其特异性症状包括餐后饱胀、早饱感、上腹痛或上腹烧灼感，经检查排除了可引起这些症状的器质性、全身性或代谢性疾病时，这一临床症候群便称为功能性消化不良。中医学将功能性消化不良归为"胃脘痛""嘈杂""痞满"等范畴，而白术多以中药复方（如枳术丸、参苓白术散等）的形式，通过调节脑肠轴、胃肠动力、肠道菌群、精神状态及胃肠黏膜修复等发挥改善功能性消化不良临床症状的作用。朱莹教授认为其主要病机在于情志所伤，日久化火，肝火克伐脾土。临床上对于功能性消化不良中医应分期辨证论治，中后期木乘土，均有不同程度的脾虚表现，故在中后期常用白术以健脾。常与枳实配伍。二药同属脾胃二经，枳实辛烈，白术甘补。枳实破气消积、化痰散痞、白术健脾益气、燥湿利水。枳实与白术配伍，一消一补，使补而不滞，"健脾"之中寓有"运脾"。

三、慢性阻塞性肺疾病

慢性阻塞性肺疾病（chronic obstructive pulmonary disease，COPD）是以

咳嗽、咳痰为主要症状，或有喘息、活动时气促，每年发病至少持续 3 个月并延续 2 年以上，以不完全可逆的气流受限为特征的疾病。属中医学"咳嗽""喘证""肺胀"等范畴。正气亏虚是其发病的内在因素，外邪侵袭是发病的外在条件，此即《黄帝内经》中"正气存内，邪不可干"和"邪之所凑，其气必虚"之说。因此虚是肺胀发病的主因，而虚又责之于肺、脾、肾，但关键是脾。肺为脾之子，脾为肺之母；脾属土，肺属金，调补脾胃也符合五行学说中"补其母，泻其子"之说，体现了"培土生金"的指导思想。在临床上，COPD 的患者一般分为急性发作期和稳定期，亦可分为早、中、晚三期，朱莹教授在临床实践中发现通过"补肾"治疗 COPD 见效甚微，盖先天肾气难补，后天脾气易复，而脾胃虚弱贯穿于 COPD 疾病全程，故临床上常以健脾益气化痰为 COPD 的主要治疗方法，白术作为诸方主药，功能益气健脾、燥湿化痰，常合用党参、茯苓、陈皮、半夏等治疗 COPD。

四、胎动不安

"白术为安胎圣药"最早由朱丹溪提出，《丹溪心法·产前》云："产前安胎，白术、黄芩为妙药也。条芩，安胎圣药也。"后世医家多宗此法，如《宋氏妇科秘书·妊娠门》《济阴纲目·胎前门》《女科正宗·保胎》等。《本草纲目·十三卷·草部·黄芩》明确记载"白术乃安胎圣药"，今之《中华人民共和国药典》亦载白术的功能与主治为"安胎，用于胎动不安"。《金匮要略·妇人妊娠病脉证并治第二十》最早使用白术安胎，朱莹教授认为妊娠与肝脾二经关系甚密，肝主藏血，血以养胎，脾主运化，脾气健旺，则气血生化有源，肝血充足，则可濡养胎元。若肝血不足，血虚生热；脾虚不健，失运生湿，湿热郁滞，胎失所养乃成胎动不安，故提出常服当归散以养血调肝益脾，清化湿热安胎，其中重用白术。临床应辨证使用白术，《医宗金鉴·妇科心法要诀·嗣育门·安胎审宜调治》载："形瘦之人多火，过用温热则伤阴血。肥盛之人多痰，过于补气，恐壅气动痰。白术消痰健脾，条芩清热养阴，二味为安胎要药。若有他证，则以药佐之，或减白术加条芩，或加白术减条芩，任其抽添。如火盛，则当倍芩以清火；痰盛，则当倍术以消痰；血虚，则合四物汤以补血；气虚，则合四君汤以补气；胎不安稳，更佐以杜仲、续断、阿胶、艾叶以安之；若气盛胎高，则加紫苏、大腹皮、枳壳、砂仁、陈皮以舒之。"

五、癌症

癌症晚期患者常表现为神疲乏力、纳差、形体消瘦等恶病质，在中医中可归类为"虚劳"的范畴。"虚劳"病名首见于《金匮要略·血痹虚劳病脉证并治第六》，主要是指五脏六腑、气血阴阳的亏虚、劳损，多因邪气旺盛，正气损耗日久，以致体虚难复。朱莹教授认为"虚"是指气血阴阳的亏虚，"劳"是指五脏六腑的衰竭，总的来说，癌症恶病质病位主要责之于脾、肺、肾三脏，后期病及五脏。虚久则易生瘀毒、痰湿等，故本病在治疗时当"扶正培本"为主，兼具化痰、祛瘀，解毒，《灵枢·本神》有云："脾气虚则四肢不用，五藏不安。"脾气健运，方能将饮食物之中的精微物质输布于五脏六腑、形体百骸，因此朱莹教授治疗虚劳久病尤其注重健脾，常用健脾益气法、运脾化湿、益气养阴法诸法。其中白术为常用药，既健脾益气，又可燥湿利水，去病久之痰湿。

第三节　　应用葛根的点滴经验

葛根，《神农本草经》云："味甘平，无毒。主消渴，身大热，呕吐，诸痹，起阴气，解诸毒。"其味性甘、辛、凉，归脾、胃、肺经，主要功效为解肌退热、透疹、生津止渴、升阳止泻、通经活络、解酒毒。常用于外感发热、头痛、项背强痛、口渴、消渴、麻疹不透、热痢、泄泻、眩晕头痛、中风偏瘫、胸痹心痛、酒毒伤中、葛根入阳明经，为足阳明引经药，足阳明胃经行于体前，从头走足，以降为顺。葛根入阳明大肠经，有固肠止泻之效。葛根属风药，风药质轻、气淡、味辛，具有升散、善行特性，能够激荡气机，张元素言葛根"气味具薄，体轻上行，浮而微降，阳中阴也"。

《本草汇言》："葛根，清风寒，净表邪，解肌热，止烦渴。泻胃火之药也。尝观发表散邪之药，其品亦多，如麻黄拔太阳营分之寒，桂枝解太阳卫分之风，防风、紫苏散太阳在表之风寒，藁本、羌活散太阳在表之寒湿，均称发散药也，而葛根之发散，亦入太阳，亦散风寒，又不同矣，非若麻、桂、苏、防，辛香温燥，发散而又有损中气之误也；非若藁本、羌活，发散而又有耗营血之虞也。"

葛根芩连汤出自《伤寒论·辨太阳病脉证并治中》第34条："太阳病，桂枝证，医反下之，利遂不止，脉促者，表未解也；喘而汗出者，葛根芩连汤主之。"本方功效为清泄里热、解肌散邪，主治表证未解，邪热入里证。身热，下利臭秽，胸脘烦热，口干作渴，喘而汗出，舌红苔黄，脉数或促为本方辨证要点。方中重用葛根，以其辛甘而凉，主入阳明经，外解肌表之邪，内清阳明之热，兼升发脾胃清阳而止泻升津，一药三用，使表解里和，为君药。柯琴谓其"气轻质重"，原方先煎葛根后纳诸药，则葛根"解肌之力优而清中之气锐"。黄芩、黄连苦寒清热，燥湿止利，为臣药。甘草和中，调和诸药，为佐使药。四药合用，外疏内清，表里同治，使表解里和，身热下利自愈。

溃疡性结肠炎病机多为湿热之邪下迫大肠。葛根芩连汤化裁常用于治疗本病，若赤多白少、脓血便明显者，可加白头翁、白及、黄柏、秦皮清热解毒、凉血止血；若血便较多，可加地榆、槐花收敛止血；若白多赤少，可加茯苓、苍术、厚朴、陈皮健脾燥湿；若兼饮食积滞，腹部胀满者，可加莱菔子、神曲、山楂消食导滞；若腹痛剧烈难耐，肠鸣亢进，可加乌梅、木香、木瓜行气止痛、舒筋缓急；大便稀薄兼白冻黏液较多，可加白术、薏苡仁、冬瓜仁、藿香等健脾利湿利水；若大便久泻不止，滑肠不固，可用石榴皮、五倍子、乌梅等涩肠止泻；神疲乏力，面色少华，可加黄芪、党参等补气止血。若兼有脾肾阳虚，出现五更泻者，可合用四神丸加减温补脾肾；若兼见中阳不足者，多合用理中汤加减，加用益智仁等温中健脾。

《伤寒论》第 33 条：“太阳与阳明合病，不下利，但呕者，葛根加半夏汤主之。”葛根加半夏汤功效为发汗解表，降逆止呕。以发热、恶风寒、无汗、头痛、胃脘疼痛、呕吐、舌淡、舌苔薄白、脉紧或浮为辨证要点。本方由葛根汤合小半夏汤化裁而来，用葛根汤以解表散寒而和中，加半夏以降逆止呕涤饮而安胃气。《注解伤寒论》：“邪气外甚，阳不主里，里气不和，气下而不上者，但下利而不呕；里气上逆而不下者，但呕而不下利，与葛根汤以散其邪，加半夏以下逆气。”《伤寒论类方》：“此条乃太阳阳明合病，故用葛根汤全方，因其但呕加半夏一味以止呕，随病立方，各有法度。”《古方选注》：“葛根汤，升剂也；半夏辛滑，芍药收阴，降药也；太阳、阳明两经皆病，升阖失机，故以升降法治之。麻、葛、姜、桂其性皆升，惟其升极即有降，理寓于其中。又有芍药、甘草奠安中焦，再加半夏以通阴阳，而气遂下，呕亦止，是先升后降之制也。”《伤寒今释》：“葛根汤虽能运输消化管中之水液，然水在胃而不下降者，因胃无吸收水分之能力，必加半夏以止呕降逆，使水液下达于肠，然后葛根汤能成其运输之功也。”

葛根加半夏汤方配伍特点，取葛根汤解太阳在表之邪，兼解两经之邪。《神农本草经》“葛根除大热”，而大热乃阳明之证，故用之耳。又葛根“升津止渴利相当”，葛根甘凉生津，体轻而升，能引胃中清气上行，故凡口渴下利多用之，加入半夏一味以降逆止呕。方中葛根味甘辛性微凉，可升发脾胃清阳与津液；配伍麻黄辛温发汗解表，开发腠理，祛除外邪，可清解阳明之热，又可彻太阳未彻之邪；芍药、桂枝相配，调和营卫，收敛营阴，桂芍相合，一治卫强，一扶营弱，起解表和中之用；大枣、炙甘草补益中焦，顾胃气而滋化源，调和诸药；半夏与生姜，属相畏配伍，生姜能佐制半夏之毒性，然其药性相须，起协同作用，二者合用共奏散寒止呕，和胃降逆之功效。

七味白术散出自宋代钱乙《小儿药证直诀》，为儿科临床经典之方，其载："人参（切去头，二钱五分），白茯苓（五钱），白术（五钱，炒），藿香叶（五钱），木香（二钱），甘草（一钱），葛根（五钱，渴者加至一两），上咬咀，每服三钱，水煎。热甚发渴，去木香。治脾胃久虚，呕吐泄泻，频作不止，精液苦竭，烦渴燥，但欲饮水，乳食不进，羸瘦困劣，因而失治，变成惊痫，不论阴阳虚实，并宜服。"明代儿科医家万全《幼科发挥》中称"白术散乃治泄作渴之神方"，其应用体会：一是倍用葛根以鼓舞胃气；二是大剂量代茶饮，使脾胃生生之气渐复。本方具有健脾益气、和胃生津之效。方中取人参甘温之性为君，健脾益气、生津养胃；炒白术，其性苦温，健脾燥湿，加强人参益气助运之力，为臣药；茯苓甘淡，健脾渗湿，利小便而实大便；辛甘之葛根，生津止渴，升阳止泻；藿香辛中微温，醒脾化湿止呕，辛苦之木香，行气止痛，健脾消食，三药同为佐药，奏健脾祛湿理气之功；甘草为使，性味甘温，益气和中、调和诸药。全方融补、运、升、降为一体，补中有散，补而不滞，消中有补，消而不伐。考虑到小儿本身脏腑娇嫩等生理特性，本方所用药味，药性柔和，对于小儿脾虚泄泻的治疗疗效颇佳。

小儿腹泻属"泄泻"范畴，病因复杂，以感受外邪、伤于饮食、脾胃虚弱多见，病位主要在脾胃，其病机关键为脾困湿盛，升降失司，水反为湿，谷反为滞，清浊合而下降，形成泄泻。小儿脾虚泻常见大便稀溏，色淡不臭，多见食后作泻，时轻时重，面色萎黄，神疲倦怠，食欲不振，形体消瘦，舌淡苔白，脉缓弱，指纹淡。小儿生理状态较之成人，更为特殊，其中脾常不足就是其一大特点，脾胃虚弱，运化失职，则见大便稀溏，色淡不臭。脾胃已虚，进食后负担加重，故而食后作泻更甚。加之失治误治，迁延不愈，则病情益重，古有"因虚易泻，因泻愈虚"之说。朱莹教授提倡在抓住主因主症的前提下，应该依据不同的兼症、并症，灵活加减方药，其效更显。如泄久兼有滑脱，症见大便量、次均多，散泄不化，可加炒淮山药、白扁豆、煨诃子、炒石榴皮、肉豆蔻等健脾收涩之药；若兼有余热未尽，症见大便稀糊不化，伴有酸味，可加炒金银花、荷叶、白扁豆衣等清肠利湿以升清；若兼有积滞不清者，症见口臭、便泄不化、纳谷不香、舌苔稍腻者，可加焦山楂、炒麦芽、厚朴等消运之品；若兼脾胃不和，症见呕吐明显者，可加半夏、黄连辛开苦降以止吐；若肢冷倦怠、大便清稀不化者，可加炮姜、益智仁温中散寒止泻。

第四节　谈谈花药

花类药是指以植物的花、花蕾、花序或花的局部，鲜用或者经过中药炮制入药。花类药物气味沁人心脾，发展历史悠久，目前最早可追溯至战国时期，当时已有以花入药疗疾的相关记载，如《五十二病方》中记载了以辛夷、芫花入药。至于秦汉时期，《神农本草经》中有关于旋覆花、菊花、款冬花、桃花等20余味花类药的记录，在《伤寒论》中，张仲景所论之"旋覆代赭汤"，可治"心下痞硬，噫气不除"，方中就以旋覆花为君药，功能降气化痰止呕。此外，具有攻逐水饮功效的"十枣汤"中也包含了芫花，还有能疗"妇人六十二种风，及腹中血气刺痛"的"红蓝花酒"。到了明代，李时珍所著之《本草纲目》中就有130多种花类药物，不仅详细录入了其生长、属地、鉴别、用法等内容，还对其性味、归经、功能、主治等方面进行了详细的记载，是对花类药论述最全面、最丰富、最具特点的古代医药学典籍。近现代时期，随着各地广泛考证、整理和研究，花类药物在本草专著中收载的数量较前大幅度提升。《中华人民共和国药典》中花类药总数达27种，《中药大辞典》（2006年版）收录了花类药物共计307种，其中包含了170余种可食用的花类药。《中华本草》和《中华药海》中均收载了375种花类药，《花类本草》中还对花类药按照功效进行了详细的归类。花类药物及由花类药所制之中成药至今仍广泛应用于临床各科疾病的治疗。

《神农本草经》中言："香者，气之正，气之正则除邪避秽。"清代名医徐灵胎有云："药之用，或取其气，或取其味，或取其形，或取其色，或取其所成之时，或取其所成之地。"花类药物凝天地之精华，颜色鲜艳，质轻芳香，极少有毒，其性上扬，清灵活泼，其气清宣，其味以辛甘居多，多数为苦，具有辛以发散、甘缓不补、苦泄清热等特点，善入中上二焦，可醒脾开胃，理气而又善畅达气机，能升脾清气而降胃浊气，且无峻猛伤正之嫌，无辛温刚燥之弊，常将之用于脾胃病的治疗。

一、调理气机

脾胃五行属土，同居中焦，交通上下，为人体气机升降之枢纽。"脾气益升则健，胃气益降则和"，脾胃气机升降失司，皆会引发疾病。因此，在治疗时当重视调节中焦气机升降，维持脾胃的升清降浊平衡，花类药可助脾胃健运恢复，为调理脾胃气机的佳品。如旋覆花，上入肺经，下入大肠经，能开结气、降痰气，又能除水气、润大肠，《神农本草经读》中陈修园云其："借咸降之力，上者下之，水气行，痰气消，而中焦自然受补矣。"《药性论》谓："旋覆花主胁肋气……开胃，止呕逆不下食。"故而用之旋覆代赭汤，具降逆祛痰、益气和胃之力。又如葛花，《滇南本草》言其"治头晕，憎寒，壮热，解酒醒脾，酒痢，饮食不思，胸膈饱胀，发呃，呕吐酸痰，酒毒伤胃，吐血，呕血，消热"。故而解酒名方葛花解醒汤中以葛花为君，"饮食自倍，肠胃乃伤"，湿热蕴结，气机失调，葛花解酒醒脾和胃，配伍他药，以复脾升胃降，缓解胃肠不适症状。

二、疏肝解郁

肝属厥阴风木，其气升发，喜条达而恶抑郁。《素问·宝命全形论》中云"土得木而达"，脾胃升降纳化的功能与肝主疏泄，调畅气机密切相关。《医碥》曰："百病皆生于郁，郁而不舒，则皆肝木之病矣。"《类证治裁》云："肝木性升散，不受遏郁，郁则经气逆，为嗳，为胀，为呕吐，为暴怒胁痛，为胸满不食，为飧泄，为疝，皆肝气横决也。"肝郁不疏，失于疏泄，克伐脾土，则脾失健运，胃气失和。花类药物其性通达，可疏肝气，其气芬芳，能升脾津。如绿萼梅，在《随息居饮食谱》中，王孟英言"梅花入药舒肝解郁，以绿萼白梅为佳"，《饮片新参》载之具"平肝和胃，止脘痛、头晕，进饮食"功效，《药性纂要》言其能"助胃中生发之气，清肝经郁结之热"，《本草备要》中云之"开胃散郁，止渴生津，解热涤烦。得先天气，助清阳上升"，可见其善疏肝和中，调治中焦气机。又如佛手花，其味辛苦，辛能开，苦能降，可"平肝胃气痛"，能疏肝理气，醒脾开胃。绿萼梅与佛手花二者配伍合用，疏肝又可和胃，理气而不伤阴，轻清疏导，悦脾开胃，疏肝解郁，尤适用于女性肝郁气滞所致之胃脘痞满、嗳气呕恶、不思饮食、胸胁不舒者。

三、芳香化浊

"诸湿肿满，皆属于脾"，在脾胃病中，湿邪为其中一个重要的致病因素。

《温病条辨》中有言："脾主湿土之质，为受湿之区，故中焦湿证最多。"湿邪侵袭，脾易受损，失于健运，水谷津液无以运化，更生内湿。在《四圣心源·六气解》中更指出："己土之湿为本气，戊土之燥为子气，故胃家之燥不敌脾家之湿，病则土燥者少而土湿者多也。"即中焦常因脾为湿困而病。"土爱暖而喜芳香"，花类药物可入脾以助脾运，散脾湿以畅中焦，芳香而化浊。如厚朴花，又名调羹花，《本草问答》曰"厚朴花性轻，利膈上气"，《四川中药志》言之可"宽胸理膈，降逆理气"，《饮片新参》中云其"温香微苦，宽中理气，治胸闷"，其性温燥，味辛苦，善入中上焦，有宣化湿浊，宽中行气之功效。又如白扁豆花，《本草便读》中言"扁豆花赤入血分而散瘀，白入气分而行气，凡花皆散"，取其白者，其性平，味甘淡，可芳香化湿，健脾和中。《四川中药志》言"扁豆花清热除湿"。《本草便读》中载之能"消暑散邪，以治夏月泄痢"。《温病条辨》有言"解暑，惟扁豆花为最"，可见其善化夏月脾湿。又如代代花，《饮片新参》言其能"理气宽胸，开胃止呕"，《浙江中药手册》载其有"调气疏肝，治胸膈及脘宇痞痛"之功，临床代代花常用于缓解食积不化、腹满胀痛、恶心呕吐等症状，以芳香宽中、化浊消食、化痰行气。

四、平调寒热

"寒热中适，故气将持"，太阴脾土常虚，阳明燥土易实，脾喜温，病则多寒，胃喜凉，病则多热，脾寒则清阳不升，胃热则浊阴不降，升降失调，中焦不通，常见"脾寒胃热"之象。花类药物柔和轻灵，清泻实热不致苦寒太过而损脾阳，温暖中焦不致辛燥太过而伤胃阴，平调脾胃寒热，燮理中焦阴阳。如丁香，辛能散，温能通，善行脏腑，温里祛寒，《本草正》载其有"温中快气，治上焦呃逆，除胃寒泻痢"之力，《玉楸药解》言其"辛烈温燥……暖中扶土，降逆升陷"，能"治冷气腹痛"（《药性论》），"暖胃、去中寒"（《医林纂要》），对于中焦虚寒、胃脘冷痛、呃逆呕吐者疗效尤佳。又如金银花，其味甘性寒，《本草纲目拾遗》载"可宽中开胃，清热解毒"，《本草通玄》曰"主胀满下痢"，常用于阳明热盛之腹胀、便秘，风热邪盛而致阳明经受邪，热毒内结所致泻痢便血等，可疏风散热、清热解毒、凉血止痢。

五、安神舒心

《脾胃论·阴病治阳阳病治阴》载："皆先由喜怒悲忧恐，为五贼所伤，而后胃气不行。"情志失和，脾胃乃伤，迁延日久，气血不足，心神失养。花类药物其气味芳香，沁人心脾，能入心舒心以安神。如百合，《本经逢原》载其"能补土清金"，《神农本草经》曰"主邪气腹胀、心痛。利大小便，补中益气"，归心肺胃经，可补中益气、养阴润肺、清心安神。《时方歌括》中陈修园所著之百合乌药汤，主治"心口痛，服诸药不效者，亦属气痛"者，其中百合甘寒，滋养胃阴，合辛温散寒之乌药，寒温并举，润燥得宜，适用于诸气郁所致之心胃疼痛，和胃祛湿以清心安神。又如合欢花，归心、肝经，《饮片新参》载其可"调和心志，开胃，理气解郁，治不眠。"《神农本草经》云"合欢安五脏，畅心志，久服轻身明目，得所欲"。《四川中药志》载："合欢花消风明目，治疗心虚失眠，调肾气虚"，可安神宁心、理气解郁、疏肝和胃，"胃不和则卧不安"，适用于脾胃病伴心神不宁、失眠者。

第五节　　贯叶金丝桃的用药体会

　　贯叶金丝桃，又名贯叶连翘、千层楼、圣约翰草等，为藤黄科金丝桃属植物，全草可以入药，但用药部位主要为根部。其性寒，味辛，归肝经，具有疏肝解郁、清热利湿、消肿通乳等功效，适用于肝气郁结、情志不畅、心胸郁闷等病证。贯叶金丝桃具有悠久的药用历史，由于种属的原因，在古籍中的记录往往置于连翘等药物的名下，至唐朝，才开始明确提出连翘的分类。据《唐本草》记载："此物有两种，大翘，小翘……其小翘生冈原之上，叶花实皆似大翘而细，山南人并用之，今长安惟用大翘子。"宋代《本草图经》亦提及："连翘……有大翘、小翘两种。"据考证此处所提小翘即目前之贯叶金丝桃。药理研究发现，贯叶金丝桃具有较好的抗炎止痛、抗焦虑抑郁、改善睡眠作用，是目前治疗抑郁症合成药物的唯一替代草药。脾胃疾病多具有病情复杂、缠绵难愈、易于复发等特点，患者常具有焦虑、抑郁等情志失调的表现，现代研究表明消化系统心身疾病的病种和发病率位居所有心身疾病之首。临床上治疗焦虑抑郁的药物副作用明显，而贯叶金丝桃治疗焦虑抑郁状态的效果良好，且副作用小，所以我们临床上可灵活运用贯叶金丝桃治疗情志相关的脾胃病。

一、胃痛

　　胃痛是指上腹部近心窝处疼痛为主症的病症，肆食肥甘厚味，或由忧思恼怒，或由外邪客胃，可导致胃气壅滞，胃失和降，不通则痛；脾胃素虚，纳谷难运，谷精失化，胃失濡养，不荣则痛。《黄帝内经》曰："木郁之发，民病胃脘当心而痛……盖木气被郁，发则太过，故民病有土败木贼之候也。"现代社会，人们的生活压力普遍增大，情志内伤致肝气郁滞，肝失疏泄，致脾升胃降失调，气机不畅则发为胃脘痛，故临床上常见肝气犯胃所引起的胃脘痛。贯叶金丝桃尤其适宜与疏肝健脾、和胃止痛之品合用。可配伍柴胡、郁金、佛手等疏肝之品共达疏肝和胃之效；配伍延胡索、木香等行气之品共奏理气止痛之效；配伍炒麦芽、炒莱菔子、炒稻芽等消食之品以达疏肝健脾之效。朱莹教授在胃脘痛的临床治疗中常配合使用贯叶金丝桃，这样既能发挥贯叶金丝桃的抗炎止痛作用，又能改善患者的精神焦虑，疗效非常好。

二、腹胀

腹胀在中医属于"腹满""痞证"等范畴，西医上多见于功能性消化不良。《素问·阴阳印象大论》中提出："浊气在上，则生䐜胀。"《素问·太阴阳明论》云："饮食不节、起居不时者，阴受之，阴受之则入五脏，入五脏则䐜满闭塞。"腹胀是脾胃气机失调的表现，若病位主要在胃，则上腹胀满，兼见脘痞，嗳气反酸等；病位主要在肠，则发为下腹满闷，常伴肠鸣矢气。临床上，由于症状持续难解，不少患者同时伴有失眠、焦虑等精神症状。本病主要病机在于情志所伤，日久化火，肝脾同病。腹胀常伴随其他胃肠道以及精神症状出现，其治疗上常从肝论治，贯叶金丝桃擅长疏肝解郁，故可与枳实、厚朴等行气除满之品合用，配以与茯苓、白术等健脾之品，辅以合欢皮、玫瑰花共达行气消胀，疏肝健脾之效。同时重视对患者进行心理疏导及生活方式上的指导。

三、便秘

《诸病源候论·大便难候》曰："大便难者，由五脏不调，阴阳偏有虚实，谓三焦不和则冷热病结故也。"引起便秘的原因有很多种，五脏不调，阴阳虚实寒热均可诱发本病。朱莹教授临床结合现代人作息、饮食不规律，生活压力大的特点，在临床上治疗便秘重视从气机论治。气实者，多由情绪不佳或生活方式引起，腑气郁滞，津失输布，肠燥津伤。气虚者，精血津液生成与运行乏力，而老年人伴随不同程度的血虚精亏，久之气血阴阳俱亏，肠道失濡大便艰涩。脾胃为后天之本，治疗上要重视养护脾胃，用药轻柔。气虚者在补气的基础上酌加疏肝理气，或化痰浊，或化瘀滞，或消食导滞之品，补中有通。便秘患者适当应用贯叶金丝桃，能在清解肠道之热的同时理气疏肝，一定程度上调节患者的焦虑状态。

总之，贯叶金丝桃临床上常用量为 3~6 g，多灵活配伍佛手、郁金等疏肝解郁、和胃止痛之品以治疗多种脾胃病，尤其适用于出现了焦虑、失眠的患者。贯叶金丝桃性寒，在应用时应仔细询问患者的大便情况，若大便质偏干者可用至 9 g，大便溏薄者慎用。脾胃为后天之本，为气血生化之源，《脾胃论》曰："内伤脾胃，百病由生。"因此用药上要顾护脾胃，同时注重教导患者清淡饮食，并保持一定的运动量。在诊疗过程中朱莹教授非常重视脾胃身心治疗，关注患者的心理状况，诱导患者说出自己的心结所在，并加以安慰、适当引导，强调保持愉悦心情以及乐观心态的重要性，以便更好地促进患者恢复健康。

图书在版编目（CIP）数据

脾胃传薪 / 朱莹，喻斌，徐寅主编. -- 长沙 ：湖南
科学技术出版社，2024. 11. -- ISBN 978-7-5710-3142-8

Ⅰ. R256.3

中国国家版本馆 CIP 数据核字第 2024NN5631 号

PI WEI CHUANXIN

脾胃传薪

主　　编：朱 莹 喻 斌 徐 寅
出 版 人：潘晓山
责任编辑：张叔琦
出版发行：湖南科学技术出版社
社　　址：长沙市芙蓉中路一段 416 号泊富国际金融中心
网　　址：http://www.hnstp.com
湖南科学技术出版社天猫旗舰店网址：
　　　　　http://hnkjcbs.tmall.com
邮购联系：0731-84375808
印　　刷：湖南省汇昌印务有限公司
　　　　（印装质量问题请直接与本厂联系）
厂　　址：长沙市望城区丁字镇街道兴城社区
邮　　编：410299
版　　次：2024 年 11 月第 1 版
印　　次：2024 年 11 月第 1 次印刷
开　　本：710 mm×1000 mm 1/16
印　　张：15.75
彩　　插：2 页
字　　数：254 千字
书　　号：ISBN 978-7-5710-3142-8
定　　价：70.00 元